眼科診療
ビジュアルラーニング ③

緑内障

シリーズ総編集　大鹿哲郎 筑波大学
　　　　　　　　大橋裕一 愛媛大学
　　　編集　　　相原　一 東京大学

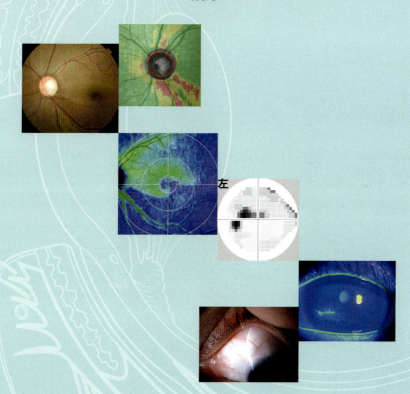

中山書店

シリーズ刊行にあたって

　学術知識の入手ルートはインターネットや DVD, さまざまな電子媒体などと多様化しているが, 一覧性のよさと使い勝手において, 書籍の価値はまだまだ揺るがない. きちんと編集された学術書であれば, 内容の正確性と信頼度は折り紙つきである. 学問をじっくりと咀嚼して吸収するという目的にも, 書籍という形態が最もよくマッチしている.

　2010 年 11 月に刊行を開始した『専門医のための眼科診療クオリファイ』は, 増え続ける眼科学の最新知識を整理し, 日本眼科学会専門医認定試験の過去問題とリンクさせることによって, 情報を深く掘り下げて提示した. このシリーズは幸いにも好評を得, 2016 年 5 月までに全 30 巻を刊行し, 多くの眼科専門分野をカバーすることができた. しかしながら, シリーズが続き巻数を重ねるほど, 読者が知りたい情報がどの巻にあるのか探すのが難しくなるという側面, またテーマが細分化することで記述が詳しくなりすぎるという面もあった.

　そこで今回, このシリーズをサブスペシャリティ別に再編し, 関連分野を統合整理した形でのあらたなシリーズ『眼科診療ビジュアルラーニング』を企画した. 各巻を "1. 基礎編", "2. 診断編", "3. 診療編" に分けて構成し, 前二者においては長い解説を避けて, 短時間で把握できるように図表を中心にレイアウトした. 図表の多くを『専門医のための眼科診療クオリファイ』から引用転載しており, 出典元の解説を合わせて読むことで, より理解を深めることが可能である. "3. 診療編" では, よくあるコモンな疾患について, その分野の第一人者が現場で手と頭をどのように動かして診療を組み立てているのかを誌面で再現している. 診療ガイドラインに沿った診療で解決する症例もあれば, その範囲を超えて専門家ならではの知識と経験を駆使する場面もある. 実際の臨床の場での多様性を反映した構成となっていよう. また, 各巻を編集される先生には, 練達の臨床家が蓄えた結晶化した知識を, "Editor's note" として要所要所に加えていただいた. 読者の理解の幅が広がることを確信している.

　忙しい先生がたの座右に置かれ, 必要な際にすぐ当たっていただけるレファレンスとして, また時間のある時にはじっくりとケーススタディをしていただく症例集として, 本シリーズが活用されれば, 編者の喜びとしてそれに優るものはない.

大鹿　哲郎

大橋　裕一

序

● ● ●

　眼は本当におもしろい！興味のつきない臓器である．視るための臓器を自分で観ることができ，それを通して人を診る，また人として看るのである．高度に発達した解剖組織の一つ一つが統合されて機能し，視覚の認知を司る．その，どの一つを欠いても障害が起きるが，原因をとらえるとなると見る限界があり，見えない生理活動の一つに眼圧，房水動態がある．眼圧は脊椎動物に特有の生理機能で，房水を恒常的に循環させながら眼球形状を保ち，光をとり入れて受けとる構造と情報を伝える視神経軸索を維持するために最も重要である．緑内障は，視る機能の源である眼圧の制御異常である．

　さて，本巻は緑内障の"1. 基礎編"，"2. 診断編"，"3. 診療編"で構成されている．"1. 基礎編"，"2. 診断編"には，私の日頃の思いをあちこちに呟きとして書いた．少しでも共感していただければ幸甚である．

　まず，眼圧の基礎は謎だらけだ．高ければ緑内障に，また低くても低眼圧網膜症とうっ血乳頭となり，いずれにしろ見えなくなる．しかし，眼圧を維持する機能を担う房水動態をはじめ，産生流出の分子機構も残念ながら解明されていない．OCT の導入で網膜および乳頭構造障害は十分研究されてきたが，根本である眼圧のことをもっと考えるべきである．そう思って"1. 基礎編"をみてほしい．

　また最近は，眼科の所見は何でも画像化あるいは数値化できる．そのうちに AI 診断システムも導入されれば答えまで出してくれるかも知れない．しかし，デジタル化は眼科医の目を退化させそうだ．アナログであるヒトの視る力が，われわれのつくった器械に負けてはならない．特に緑内障の網膜視神経構造障害は個体差が大きく，本質は自分の目で確かめる意識を失わないようにしたい．そう思って"2. 診断編"を読んでほしい．

　そして"3. 診療編"は新進気鋭の緑内障専門家にさまざまな側面からの診療に役立つ情報を寄せていただいた．折しも，2018 年 1 月に『緑内障診療ガイドライン（第 4 版）』が公表された．本編は，その行間あるいは肉づけとなる情報が満載であり，日常診療に大いに役立つものと自負している．

　本巻が，ぜひとも眼の生理機構として最も重要な眼圧と，それに伴う緑内障の病態，慢性疾患の治療の難しさとその奥深さについて考える機会になれば望外の喜びである．

　2018 年 2 月

東京大学大学院医学系研究科眼科学／教授

相原　一

眼科診療
ビジュアルラーニング **3** 緑内障

目次

1 基礎編

網膜視神経の構造と機能
視神経乳頭と網膜神経線維 ……………………………………………… 2
黄斑部と網膜神経節細胞 ………………………………………………… 9

緑内障性視神経症 …………………………………………………………… 14
眼圧にかかわる解剖と生理・機能
隅角と毛様体の構造 ……………………………………………………… 25
房水の産生と流出 ………………………………………………………… 32
角膜剛性と中心角膜厚 …………………………………………………… 35
日常生活でみられる眼圧変動 …………………………………………… 39
眼圧上昇のメカニズム …………………………………………………… 42

治療薬
作用と分類 ………………………………………………………………… 46
プロスタグランジン関連薬 ……………………………………………… 53
交感神経 β 遮断薬 ………………………………………………………… 56
炭酸脱水酵素阻害薬 ……………………………………………………… 59
配合薬 ……………………………………………………………………… 62

2 診断編

発症の危険因子と初期診断 ………………………………………………… 64
検査とその所見
主訴の聴取と検査手順 …………………………………………………… 69
眼底 ………………………………………………………………………… 70
視野 ………………………………………………………………………… 88

"1. 基礎編","2. 診断編" の内容は，本巻編集の先生に校正いただきました.
ほかの書籍から引用転載した図表は，それぞれに出典元を記載しています.
凡例 **①**：専門医のための眼科診療クオリファイ　1. 屈折異常と眼鏡矯正. 東京：中山書店；2010.
小社既刊シリーズ『専門医のための眼科診療クオリファイ』の巻構成を，"1. 基礎編" の前に掲載しています.

| | 隅角 ……………………………………………………… | 120 |

| 目標眼圧の設定と再評価 ……………………………… | 131 |

病型の診断

病型の判定と有病率 ……………………………………… 136

高眼圧症 …………………………………………………… 140

前視野緑内障（preperimetric glaucoma）………………… 141

原発開放隅角緑内障（広義）……………………………… 144

原発閉塞隅角緑内障 ……………………………………… 155

小児緑内障 ………………………………………………… 161

ステロイド緑内障 ………………………………………… 169

落屑緑内障 ………………………………………………… 170

血管新生緑内障 …………………………………………… 176

悪性緑内障（毛様体ブロック緑内障）…………………… 185

外傷性緑内障 ……………………………………………… 188

症状進行の評価と長期管理

眼圧下降治療の開始と効果判定 ………………………… 190

視野障害の進行評価と視神経乳頭変化 ………………… 196

薬剤毒性と眼表面の管理 ………………………………… 206

周術期の管理 ……………………………………………… 218

3 診療編

所見，症状／狭隅角 ……………………………………………… 三嶋弘一 226
瞳孔ブロックの関与する原発閉塞隅角症疑いの症例とプラトー虹彩を疑う原発閉塞
隅角緑内障の症例

所見，症状／急性原発閉塞隅角症 ……………………… 古藤雅子，酒井 寛 232
急性原発閉塞隅角症の症例

所見，症状／乳頭陥凹拡大 ……………………………………… 大久保真司 236
乳頭陥凹は，乳頭径に注意！

所見，症状／網膜神経線維層欠損 ……………………………… 溝上志朗 241
検診で網膜神経線維層欠損を指摘され受診した症例

所見，症状／乳頭出血 …………………………………………… 新田耕治 246
頻発する乳頭出血がみられ，視野障害がゆっくり進行した症例

所見，症状／乳頭所見と視野所見の不一致 …………………… 栗本拓治 252
視神経乳頭陥凹拡大はあるが視野障害のみられない前視野緑内障の症例

所見，症状／OCT 所見の評価 ………………………………… 齋藤 瞳 259
OCT 所見を鵜呑みにすると誤診してしまう可能性のある症例

所見，症状／高眼圧 ·· 臼井審一 265
学校健診を契機に高眼圧症を指摘された症例

初期の診断治療／前視野緑内障の管理 ···················· 相澤奈帆子，中澤　徹 268
経過観察する症例と治療を始める症例

初期の診断治療／ベースライン眼圧と危険因子の把握 ···················· 森　和彦 273
アトピー性皮膚炎へのステロイド軟膏使用中に視神経乳頭陥凹拡大がみられた症例

初期の診断治療／1本目の開放隅角緑内障点眼治療 ···················· 大鳥安正 278
極早期緑内障の所見がみられる患者への点眼治療を開始した症例

長期点眼治療での注意点／開放隅角緑内障での点眼治療の評価・変更
·· 雲井美帆，三木篤也 284
右眼に視野障害の進行を認め，配合薬点眼に変更した症例

長期点眼治療での注意点／眼圧正常でもみられる症状進行 ············· 坂田　礼 287
点眼での眼圧が15mmHg以下でも進行する正常眼圧緑内障の症例

長期点眼治療での注意点／強度近視の緑内障 ···························· 山下高明 292
強度近視（病的近視）の緑内障症例

長期点眼治療での注意点／充血 ··· 庄司拓平 298
両眼の充血悪化と眼圧上昇傾向がみられた長期点眼治療中の症例

長期点眼治療での注意点／瞼の赤い腫れ ···················· 須田謙史，赤木忠道 303
緑内障点眼治療中に眼瞼腫脹を訴えた症例

長期点眼治療での注意点／目のゴロゴロ感 ···················· 丸山悠子，池田陽子 307
緑内障点眼により角膜上皮障害が出現した症例

長期点眼治療での注意点／点眼指導 ····································· 内藤知子 313
処方した点眼薬が妙に減る症例

長期点眼治療での注意点／アドヒアランスの向上策 ········· 末武亜紀，福地健郎 320
検査入院でアドヒアランスを修正した正常眼圧緑内障の症例

長期点眼治療での注意点／ステロイド緑内障 ···························· 生杉謙吾 327
手術治療を必要としたステロイド緑内障の症例

長期点眼治療での注意点／落屑物質の出現 ······························ 井上俊洋 329
線維柱帯切除術中に水晶体亜脱臼をきたした症例

長期点眼治療での注意点／血管新生の出現 ······························ 石田恭子 333
糖尿病に併発した開放隅角期の血管新生緑内障例

手術と周術期管理／レーザー虹彩切開術のコツと注意点 ················· 新垣淑邦 338
原発閉塞隅角症疑いと診断し，レーザー虹彩切開術を施行した症例

手術と周術期管理／流出路再建術の術式と適応 ·················· 谷戸正樹 343
白内障による視力低下を伴う高齢者の開放隅角緑内障

手術と周術期管理／濾過胞漏出 ·························· 小竹　修，丸山勝彦 351
線維柱帯切除術後5年で房水漏出をきたし，低眼圧黄斑症により視力が低下した
ため濾過胞再建術を行った症例

手術と周術期管理／濾過胞感染症 ……………………………有村尚悟，稲谷　大　355
偽水晶体眼の線維柱帯切除術後にみられた濾過胞感染症の症例

Editor's note ………………………………………………………………… 相原　一

① 上下対称にはなっていない ……………………… 3
② 眼圧と脳脊髄圧のはざま ………………………… 4
③ 篩状板の圧変形 …………………………………… 6
④ 乳頭部の血流障害 ………………………………… 8
⑤ 黄斑部に障害が及ぶ場合，及ばない場合 …… 9
⑥ ellipsoid zone …………………………………… 10
⑦ 概日リズムと緑内障 ……………………………12
⑧ 網膜だけでなく視路，視中枢も障害を受ける ……… 13
⑨ 網膜の循環障害が原因となる視神経症 …………14
⑩ 変形した篩状板はもとに戻らない ……………… 14
⑪ 器械だけでなく自分の目で所見をとろう！ ……17
⑫ 本当に緑内障？ …………………………………… 18
⑬ カラー眼底所見から視野検査結果を予測する ………20
⑭ 緑内障ではないことを祈りつつ… ……………… 21
⑮ SSOH の患者さんに注意…………………………23
⑯ 毛様体の観察に UBM あり ……………………… 25
⑰ 診よ！隅角を ……………………………………26
⑱ Schlemm 管の位置をイメージする ……………… 27
⑲ 後房から周辺網膜にかけての観察 ………………28
⑳ 線維柱帯切除術のときに必要な解剖 …………… 29
㉑ レーザー毛様体光凝固 …………………………30
㉒ 線維柱帯と Schlemm 管の緑内障性組織変化 …… 31
㉓ 房水動態の研究に思うこと ………………………34
㉔ 角膜剛性と視神経障害 …………………………… 35
㉕ 新しい測定機器も魅力だが… …………………… 35
㉖ メラノプシンと概日リズム …………………… 39
㉗ 眼圧上昇のバイオマーカーを見つけよう！ ………45
㉘ 隅角所見の評価はしっかりしよう！ …………… 45
㉙ 隅角鏡と UBM …………………………………… 45
㉚ 緑内障診療のカオス①　眼圧下降の怪…………… 47
㉛ プロスタグランジン関連薬に思うこと …………53
㉜ 診断の基本所見はやはり眼底写真 ……………… 79
㉝ 視野測定時の手順と考えかた …………………90
㉞ 高眼圧症をみて思うこと ……………………… 140
㉟ 悩める症例，前視野緑内障 ……………… 142
㊱ 眼圧って何？ …………………………………… 145
㊲ 閉塞隅角は早期診断が重要 …………………… 155
㊳ 手術のリスクが高い Sturge-Weber 症候群 ……… 168
㊴ 緑内障診療のカオス②　ステロイドと緑内障 ……… 169
㊵ 最も手こずるのが落屑緑内障 ………………… 172
㊶ 悪性緑内障の手術治療 ………………………… 187
㊷ 外傷既往の探索は念入りに …………………… 189
㊸ 永遠されど喫緊の課題アドヒアランス ……………194
㊹ 視野障害進行評価時の手順と考えかた …………… 197
㊺ 眼表面の点眼毒性 ……………………………… 207
㊻ 低侵襲緑内障手術 ……………………………… 218
㊼ 線維柱帯切除術後の患者さんにしてはならないこと ………………………………………………218

索引 ………………………………………………………………………………… 359

編集者と執筆者の紹介

シリーズ総編集	大鹿　哲郎	筑波大学医学医療系眼科
	大橋　裕一	愛媛大学
編集	相原　　一	東京大学大学院医学系研究科眼科学
執筆者 （執筆順）	相原　　一	東京大学大学院医学系研究科眼科学
	三嶋　弘一	公立学校共済組合関東中央病院眼科
	古藤　雅子	琉球大学大学院医学研究科眼科学
	酒井　　寛	琉球大学大学院医学研究科眼科学
	大久保真司	おおくぼ眼科クリニック
	溝上　志朗	愛媛大学大学院医学系研究科視機能再生学講座
	新田　耕治	福井県済生会病院眼科
	栗本　拓治	神戸大学大学院医学系研究科外科系講座眼科学
	齋藤　　瞳	公立学校共済組合関東中央病院眼科
	臼井　審一	大阪大学大学院医学系研究科脳神経感覚器外科学眼科学
	相澤奈帆子	東北大学大学院医学系研究科神経感覚器病態学講座眼科学分野
	中澤　　徹	東北大学大学院医学系研究科神経感覚器病態学講座眼科学分野
	森　　和彦	京都府立医科大学大学院医学研究科視覚機能再生外科学（眼科学教室）
	大鳥　安正	国立病院機構　大阪医療センター眼科
	雲井　美帆	国立病院機構　大阪医療センター眼科
	三木　篤也	大阪大学大学院医学系研究科脳神経感覚器外科学眼科学
	坂田　　礼	東京大学大学院医学系研究科眼科学
	山下　高明	鹿児島大学大学院医歯学総合研究科先進治療科学専攻感覚器病学講座眼科学分野
	庄司　拓平	埼玉医科大学眼科
	須田　謙史	京都大学大学院医学研究科眼科学
	赤木　忠道	京都大学大学院医学研究科眼科学
	丸山　悠子	京都府立医科大学大学院医学研究科視覚機能再生外科学（眼科学教室）
	池田　陽子	御池眼科池田クリニック， 京都府立医科大学大学院医学研究科視覚機能再生外科学（眼科学教室）
	内藤　知子	岡山大学大学院医歯薬学総合研究科機能制御学講座（眼科学教室）

末武　亜紀	新潟大学大学院医歯学総合研究科生体機能調節医学専攻感覚統合医学講座視覚病態学分野
福地　健郎	新潟大学大学院医歯学総合研究科生体機能調節医学専攻感覚統合医学講座視覚病態学分野
生杉　謙吾	三重大学大学院医学系研究科臨床医学系講座眼科学
井上　俊洋	熊本大学大学院生命科学研究部眼科学分野
石田　恭子	東邦大学医療センター大橋病院眼科
新垣　淑邦	琉球大学大学院医学研究科眼科学
谷戸　正樹	松江赤十字病院眼科部
小竹　　修	東京医科大学臨床医学系眼科学分野
丸山　勝彦	東京医科大学臨床医学系眼科学分野
有村　尚悟	福井大学医学部眼科学教室
稲谷　　大	福井大学医学部眼科学教室

中山書店『専門医のための眼科診療クオリファイ』 巻構成

シリーズ総編集：大鹿哲郎（筑波大学），大橋裕一（愛媛大学）

本巻記載の記号	巻数	巻タイトル	編集	初版刊行
1	1	屈折異常と眼鏡矯正	大鹿哲郎（筑波大学）	2010 年 11 月
2	2	結膜炎オールラウンド	大橋裕一（愛媛大学）	2010 年 11 月
3	3	緑内障診断ガイド	相原　一（東京大学）	2011 年 2 月
4	4	加齢黄斑変性：診断と治療の最先端	瓶井資弘（愛知医科大学）	2011 年 4 月
5	5	全身疾患と眼	村田敏規（信州大学）	2011 年 6 月
6	6	コンタクトレンズ自由自在	大橋裕一（愛媛大学）	2011 年 7 月
7	7	視神経疾患のすべて	中馬秀樹（宮崎大学）	2011 年 8 月
8	8	網膜血管障害	白神史雄（岡山大学）	2011 年 10 月
9	9	子どもの眼と疾患	仁科幸子（国立成育医療研究センター）	2012 年 2 月
10	10	眼付属器疾患とその病理	野田実香（慶應義塾大学）	2012 年 2 月
11	11	緑内障薬物治療ガイド	相原　一（東京大学）	2012 年 4 月
12	12	角膜内皮障害 to the Rescue	大橋裕一（愛媛大学）	2012 年 7 月
13	13	ぶどう膜炎を斬る！	園田康平（九州大学）	2012 年 8 月
14	14	網膜機能検査 A to Z	近藤峰生（三重大学）	2012 年 9 月
15	15	メディカルオフサルモロジー 眼薬物治療のすべて	村田敏規（信州大学）	2012 年 12 月
16	16	糖尿病眼合併症の新展開	白神史雄（岡山大学）	2013 年 2 月
17	17	裂孔原性網膜剝離―How to treat	瓶井資弘（愛知医科大学）	2013 年 6 月
18	18	眼底 OCT のすべて	飯田知弘（東京女子医科大学）	2013 年 8 月
19	19	ドライアイ スペシャリストへの道	横井則彦（京都府立医科大学）	2013 年 11 月
20	20	眼内レンズの使いかた	大鹿哲郎（筑波大学）	2014 年 1 月
21	21	眼救急疾患スクランブル	坂本泰二（九州大学）	2014 年 4 月
22	22	弱視・斜視診療のスタンダード	不二門　尚（大阪大学）	2014 年 6 月
23	23	眼科診療と関連法規	村田敏規（信州大学），鳥山佑一（信州大学）	2015 年 8 月
24	24	前眼部の画像診断	前田直之（大阪大学）	2014 年 10 月
25	25	角膜混濁のすべて	井上幸次（鳥取大学）	2014 年 11 月
26	26	ロービジョンケアの実際	山本修一（千葉大学）	2015 年 2 月
27	27	視野検査とその評価	松本長太（近畿大学）	2015 年 7 月
28	28	近視の病態とマネジメント	大野京子（東京医科歯科大学）	2016 年 3 月
29	29	眼形成手術	嘉鳥信忠（聖隷浜松病院，大浜第一病院），渡辺彰英（京都府立医科大学）	2016 年 4 月
30	30	眼の発生と解剖・機能	大鹿哲郎（筑波大学）	2016 年 5 月

1

基礎編

網膜視神経の構造と機能
視神経乳頭と網膜神経線維

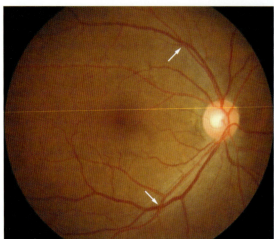

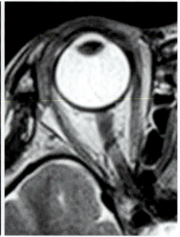

a. 健常成人の眼底写真（右眼）．一般的に，視神経乳頭上では，網膜静脈が動脈より鼻側にあることが多いとされる．黄斑部には視神経乳頭から直接細い細動脈と細静脈が走行することが多いが，ヒト眼では約25％で毛様動脈が直接黄斑部の血流を支配するとされる．矢印は動静脈交叉部で，網膜静脈分枝閉塞症の好発部位となる．
（長岡泰司：網膜の血管と血流. 30 p.319. 図1.）

b. 視神経のMRI画像．MRIでは正常視神経はやや弯曲して描出される．これは，眼球後方から眼窩先端部までは約20mmであるのに対し，眼窩内視神経は25mmで，視神経は約5mmの余裕があるためである．眼球運動に際して，視神経の動きが制約されないようになっている．
（敷島敬悟：視神経. 30 p.353. 図3.）

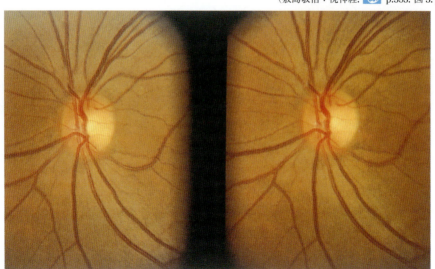

c. 正常眼の立体眼底写真．視神経乳頭中央部にほぼ乳頭形と同形の陥凹がみられる．網膜血管も乳頭中心部に入る．蒼白部も陥凹とほぼ同じ大きさである．
（難波克彦：眼底. 北澤克明ら編. 眼科学大系 3A 緑内障. 東京：中山書店；1993. p.122. 図1.）

図1 眼底と視神経乳頭

網膜視神経の構造と機能　3

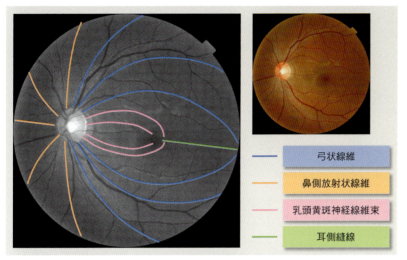

a. 網膜神経線維の配列
（宮本和明：視神経疾患の視野の特徴. [7] p.11. 図1.）

凡例:
- 弓状線維
- 鼻側放射状線維
- 乳頭黄斑神経線維束
- 耳側縫線

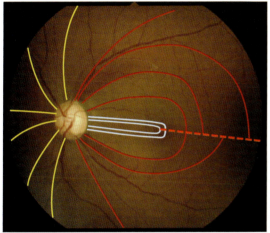

b. 左眼眼底写真と神経線維走行の関係. 網膜神経線維の走行パターンは，乳頭黄斑神経線維束（水色線），弓状線維（赤色線），放射線維（黄色線）の三つに分類される．赤点線は水平縫線．
（大久保真司：画像診断と視野の関係. [27] p.196. 図2.）

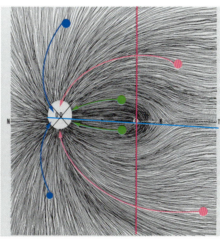

c. 網膜神経線維の眼内走行
→ 中心窩を通る垂直経線より耳側網膜からの神経線維の走行.
→ 乳頭黄斑神経線維束の走行.
→ 中心窩を通る垂直経線より鼻側網膜からの神経線維の走行.
（中村　誠：緑内障性視野異常と鑑別疾患. [3] p.101. 図1.）

図2　網膜神経線維

Editor's note ❶

上下対称にはなっていない

網膜神経線維は黄斑乳頭ラインが水平より下方に位置することで，水平線で上下対称ではない．視野のセクタ分類も同様に上下対称ではない．乳頭の何時の位置のどの神経線維束が網膜上でどこに投射しているかを常に頭に入れておくことが重要である．

（相原　一）

4　1. 基礎編

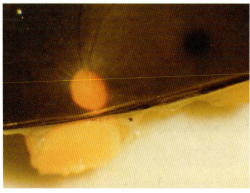
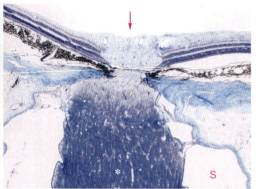

a. 摘出眼球の視神経乳頭付近での半割像．髄鞘化のため，眼球外の眼窩内視神経は視神経乳頭の約2〜3倍の太さとなっている点に注目．

b. 視神経乳頭から眼窩内視神経の組織像（髄鞘染色，×50）．視神経は眼球内では無髄であるが，眼球を出ると髄鞘化（＊）される．矢印：視神経乳頭，S：くも膜下腔（死後変化のため拡大している）

眼内視神経（intraocular optic nerve）：視神経乳頭（optic nerve head, optic papilla）に相当する部位で，表層の直径は約1.5mmである．なお，optic discは検眼鏡的な視神経乳頭の呼称である．眼内視神経はさらに，① 表在性神経線維層，② 前篩状板部，③ 篩状板部，④ 後篩状板部に分かれる．

1. 表在性神経線維層（superficial nerve fiber layer）：神経線維層が集簇する部位で，Bruch膜より前方の網膜部である．中央部は陥凹し，乳頭陥凹を形成している．
2. 前篩状板部（prelaminar portion）：篩状板の前方部で脈絡膜レベルである．
3. 篩状板部（laminar portion）：視神経線維は強膜孔（scleral canal）を通過して，眼球外に出る．強膜孔には結合織の密な網目構造が存在し，篩状板（lamina cribrosa）と呼ばれている．篩状板は強膜の内層に連続している．
4. 後篩状板部（retrolaminar portion）：篩状板直後で眼窩内視神経に連続する．ここから髄鞘化が始まり，中枢性髄鞘の形成細胞である乏突起膠細胞が出現する．有髄神経のため視神経の直径は約2倍になり，約3mmに増大する（a, b）．

（敷島敬悟：視神経．30 p.352, 353. 図1, 2.）

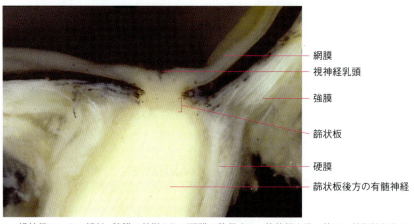

c. 視神経のマクロ解剖．強膜の外側2/3が硬膜に移行する．篩状板を通り抜けた神経節細胞の軸索は，篩状板後方で有髄神経となる．白色の網膜と黄白色の篩状板後方の有髄神経の色の違いに注目．

（小幡博人：強膜．30 p.155. 図3.）

図3　視神経乳頭から眼窩内視神経への移行部

Editor's note ❷

眼圧と脳脊髄圧のはざま

視神経周囲にはくも膜下腔が存在することを忘れてはならない．脳脊髄圧亢進によるうっ血乳頭はこの解剖学的特徴による．しかし，視神経部の脳脊髄圧を測定することはできないし，生体眼で個々の細かい解剖の相違は可視化できない．網膜神経節細胞の軸索は篩状板を通して眼内からは眼圧，眼外からは脳脊髄圧の影響を受ける．篩状板前後の絶妙の圧バランスで乳頭構造と軸索流が維持されていることは，緑内障性視神経症の病態解明に重要である．　（相原　一）

網膜視神経の構造と機能　5

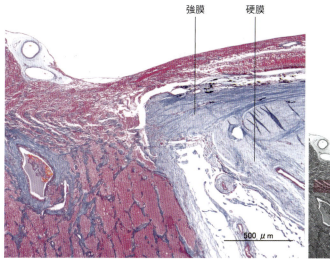

d. 強膜と篩状板の組織像（右図の■は篩状板）．強膜の内側 1/3 が篩状板に移行する．コラーゲン線維が青く染まるアザン染色．
（小幡博人：強膜．30 p.155. 図 4.）

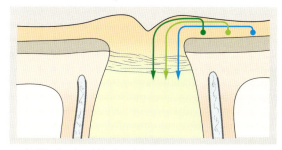

e. 視神経乳頭部の神経線維走行
（敷島敬悟：視神経．30 p.355. 図 5.）

（図 3 のつづき）

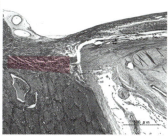

視神経乳頭表層部の特殊なグリア組織	眼内視神経と周囲組織との境界部を形成する特殊なグリア組織
Elschnig の内境界膜	Kuhnt の中間グリア組織
乳頭表層部を覆い，網膜の内境界膜と連続	視神経周囲と網膜の境界
Kuhnt の中心陥凹	Elschnig の境界組織
中心陥凹部にあるグリア組織	視神経周囲と脈絡膜の境界
Elschnig の挿入組織	Jacoby の境界組織
網膜中心動脈・静脈を包むグリア組織	視神経周囲と脈絡膜・強膜の境界

（敷島敬悟：視神経．30 p.355. ＊1，＊2.）

6　1. 基礎編

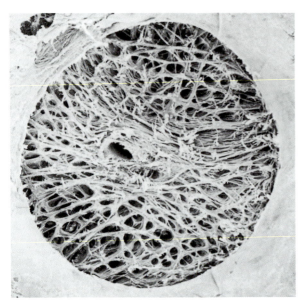

> **Editor's note ③**
>
> **篩状板の圧変形**
> 篩状板の圧変形が緑内障性視神経症の本態である．上下耳側辺縁部の神経線維束が傷害されやすいが，その理由として上下の篩状板孔が大きいため変形しやすいのではないかといわれている．要は支柱が多いほうが圧変形に頑丈で，少ないと圧変形に弱いということである．しかし，近視眼，傾斜乳頭，小乳頭，巨大乳頭などでは，いったいどんな形状の篩状板なのだろう．生体眼での篩状板を可視化してみたいものである．　　　　　（相原　一）

a．ヒト正常眼の篩状板の横断面
（Quigley HA：緑内障性視神経障害．あたらしい眼科 1992；9〈suppl 1〉：11．）
（北澤克明：原発開放隅角緑内障．北澤克明ら編．眼科学大系 3A 緑内障．東京：中山書店；1993．p.169．図 5．）

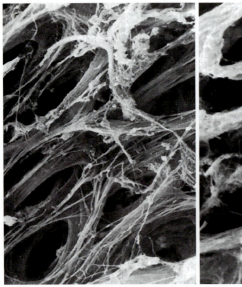 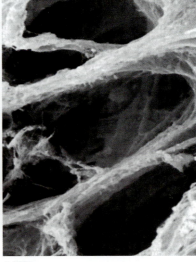

耳側部　　　　　　　　　　　　上側部

b．篩状板孔の部位による大きさの違い．走査電子顕微鏡所見において，篩状板孔は，耳側部（左図）に比べて，上側部（右図）のほうが大きいことがわかる．
（Quigley HA, et al：Regional differences in the structure of the lamina cribrosa and their relation to glaucomatous optic nerve damage. Arch Ophthalmol 1981；99：137．）
（富田剛司：緑内障診断の基本指針．③ p.5．図 3．）

図 4　篩状板

網膜視神経の構造と機能　7

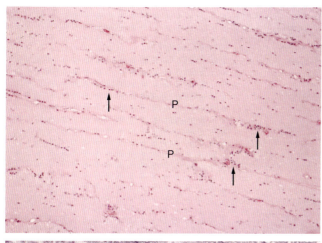

a. 視神経組織像（縦断面，ヘマトキシリン-エオジン染色，×100）
P：軟膜中隔，矢印：星状膠細胞
（敷島敬悟：視神経．30　p.356．図6．）

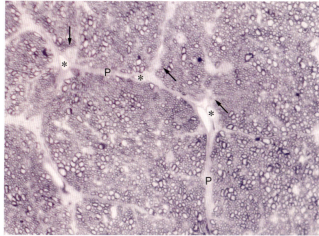

b. 視神経組織像（横断面，トルイジンブルー染色，×400）
P：軟膜中隔，矢印：星状膠細胞，＊：血管
（敷島敬悟：視神経．30　p.353．図4．）

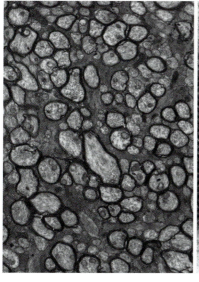 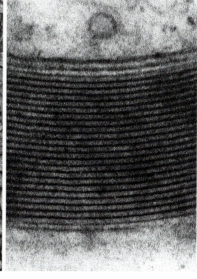

c. 眼窩内視神経の電子顕微鏡像（左図：×1,900，右図：×71,000）．視神経軸索は髄鞘で覆われており（左図），髄鞘は規則正しい層構造を呈している（右図）．
（敷島敬悟：視神経．30　p.356．図7．）

図5　視神経組織像

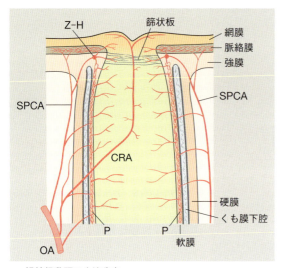

a. 視神経乳頭の血流分布
OA： 眼動脈
SPCA：短後毛様動脈
CRA： 網膜中心動脈
P： 軟膜血管叢
Z-H： Zinn-Haller動脈輪
(敷島敬悟：視神経. 30 p.358. 図9.)

Editor's note ④

乳頭部の血流障害

乳頭部の血流は複雑である．篩状板の毛細血管流は，圧変形に伴い途絶するのは容易に想像できよう．また，加齢に伴う血管障害も影響する．残念ながら乳頭血流は表層しか測定できない．軸索は光ファイバーのようなもので，軸索が垂直に並んでいる辺縁部に乳頭血流があれば，薄く赤く，辺縁部に軸索が残っていても血流が途絶えると蒼白にみえる．緑内障も血流障害が関係しているといわれているが，一度構造的に変形し途絶した血管は，軸索同様に回復困難と思われる．近視による乳頭変形も，篩状板の変形とともに乳頭周囲の血管構造を大きく傷害させることが近年のOCT, OCTA (OCT angiography) により判明しており，乳頭部の軸索障害を惹起させる．血流を維持するには，やはり乳頭部の変形を抑制する眼圧下降しかないと思う．
(相原 一)

b. 視神経乳頭周囲の短後毛様動脈（矢頭）．視神経乳頭周囲では，短後毛様動脈・神経が強膜を貫通して眼内に入る．HE（ヘマトキシリン-エオジン）染色．
(小幡博人：強膜. 30 p.156. 図5.)

c. ヒト眼における視神経乳頭部の灌流様式

視神経乳頭の篩状板後部，篩状板部←後毛様動脈由来の軟膜動脈枝	
視神経乳頭の篩状板前部，篩状板部←毛様動脈あるいはZinn-Haller動脈輪からの分枝	
視神経乳頭表層←網膜中心動脈からの分枝，一部は短後毛様動脈由来の毛様網膜動脈	

(間山千尋：眼血流測定には，どんな意義がありますか？ 3 p.47. 表2.)

図6　視神経乳頭部の血流

網膜視神経の構造と機能
黄斑部と網膜神経節細胞

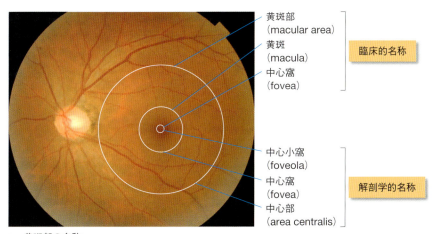

a. 黄斑部の名称
（大谷倫裕：黄斑部の解剖. ④ p.2. 図1.）

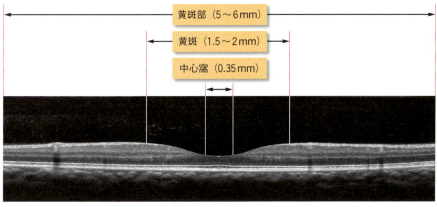

b. OCTによる黄斑部の断層像である（縦横比は1：1）. 黄斑は, なだらかな傾斜をもつ陥凹を示す.
（大谷倫裕：黄斑部の解剖. ④ p.4. 図4.）

図1 黄斑部

Editor's note ❺

黄斑部に障害が及ぶ場合, 及ばない場合

黄斑部中心窩は血流がなく, 内層の細胞が少なく最も光を効率的に受けて伝達する場所である. 知る限りでは, 哺乳類では霊長類にしか黄斑部は存在しない. 網膜神経節細胞密度が最も高い黄斑部は, 緑内障性視神経症では一般的に最後まで保存される場所だが, 一部, 黄斑付近が先に障害される症例が, 特に正常眼圧緑内障にみられる. これは圧依存性の緑内障なのだろうかといつも悩んでしまう. 　　　　　　　　　　　　　　　　　　　　　　　　　　　（相原　一）

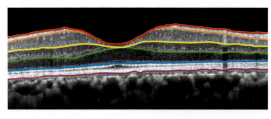
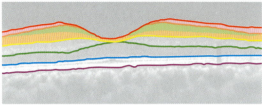

a. スペクトラルドメイン OCT による正常網膜断層像（RS-3000®，ニデック，黄斑ライン）
NFL：神経線維層（■），GCL：網膜神経節細胞層（■），IPL：内網状層（■）．この3層を合わせて網膜神経節細胞複合体（ganglion cell complex；GCC）と呼ぶ．
（上から）
── ：内境界膜の境界線．
── ：神経線維層／神経節細胞層の境界線．
── ：内網状層／内顆粒層の境界線．
── ：外網状層／外顆粒層の境界線．
── ：視細胞内節外節境界部（IS/OS）の境界線．
── ：網膜色素上皮／ブルッフ膜（Bruch membrane）の境界線．
（大久保真司：OCT による緑内障診断．3 p.99. 図3.）

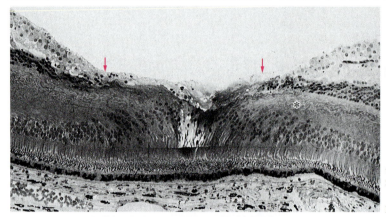

b. 中心窩の光学顕微鏡所見．2個の矢印に挟まれた領域が中心窩である．中心窩には，錐体視細胞と Müller 細胞がある．中心窩を中心に放射状に配列する Henle 線維がみられる（＊）．
（Hogan MJ, et al：Histology of the human eye. Philadelphia：Saunders；1971. p.492. fig.9-79.）
（大谷倫裕：黄斑部の解剖．4 p.4. 図5.）

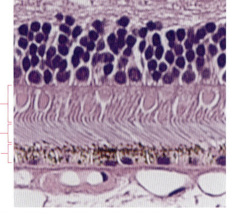

視細胞内節
視細胞外節
網膜色素上皮

c. 光学顕微鏡により撮影した健常ヒト網膜（HE 染色）
（中武俊二ら：網膜色素上皮．30 p.334. 図2.）

図2 黄斑部の断層像

Editor's note 6

ellipsoid zone
IS/OS line は，ミトコンドリアの豊富な部位と一致することから ellipsoid zone（EZ）と呼ぶことが推奨されている． （相原 一）

網膜視神経の構造と機能 11

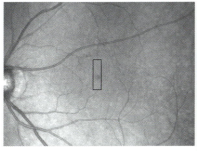

通常 SLO 画像

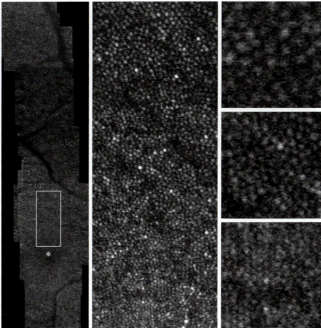

AO-SLO 画像（左図の黒枠部位）　拡大画像（左図の白枠部位）　中心窩から 1.0 mm（上図），0.5 mm（中図），0.2 mm（下図）の位置の視細胞

a. 正常眼視細胞像（32歳，男性）．個々の視細胞が解像され，中心窩近傍では細胞が小さく，視細胞密度も高いが，中心窩から離れるに従って細胞は大きくなり，密度も低下する．＊：中心窩
SLO：scanning laser ophthalmoscope（走査レーザー検眼鏡）
AO：adaptive optics（補償光学）
（Ooto S, et al：High-resolution imaging of resolved central serous chorioretinopathy using adaptive optics scanning laser ophthalmoscopy. Ophthalmology 2010；117：1800-1809.）
（大音壮太郎：補償光学による視細胞の観察．⑭ p.261．図 2．）

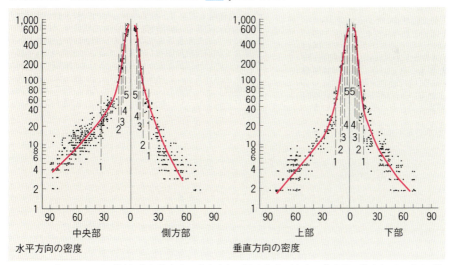

水平方向の密度　　　　　　　　垂直方向の密度

b. 100 μm^2 における網膜神経節細胞密度．中心窩部が最も密度が高く，黄斑部に集中しているのがわかる．
（Van Buren JM：Retinal ganglion cell layer. Springfield：Charles C Thomas；1963.）
（富田剛司：緑内障診断の基本指針．③ p.7．図 4．）

図 3　視細胞の分布

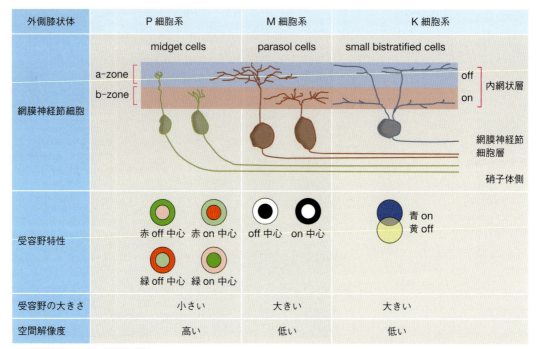

a. 網膜神経節細胞の種類と特性
(松本長太:網膜神経節細胞の種類と機能選択的視野検査について教えてください. 27 p.84. 図1.)

図4　網膜神経節細胞

Subnote

M細胞系とP細胞系

網膜神経節細胞においては大別して2種類の細胞があり,一つはP細胞と呼ばれ,全体の80%を占める.これは,外側膝状体のparvocellular(小細胞)層に投射していると考えられている.一方,M細胞は,P細胞に比して大きなグループの細胞に属し,外側膝状体のmagnocellular(大細胞)層に投射していると考えられている.網膜神経節細胞全体の10%を占め,物の動きや変化に対応して反応すると考えられている.緑内障では,M細胞がより早期から障害を受けると考えられている.

(富田剛司:緑内障診断の基本指針. 3 p.7. ＊5.)

Editor's note 7

概日リズムと緑内障

網膜神経節細胞の一部にはメラノプシンという光受容体を有する細胞があることが発見された.この網膜神経節細胞は,光信号を視交叉上核に投射し体内時計を動かすリズムの大もとである.体内時計は生命体の概日リズムを刻むためにきわめて重要であるが,そのシグナルが視細胞レベルでなく網膜神経節細胞レベルにあることが興味深い.緑内障では網膜神経節細胞が障害されるため,末期では概日リズムが消失することが報告されている.緑内障による失明は概日リズムも崩してしまうため,QOL低下は視覚障害だけに留まらない.緑内障は,全身にも影響する重篤な疾患ということになる.

(相原　一)

網膜視神経の構造と機能　13

経路 （頻度）	網膜 神経節細胞	軸索	外側膝状体	視機能
P 細胞系 （70%）	midget cells （小型）	細い	parvocellular layer 6 5 4 3 2 1	視力 HRP
K 細胞系 （8〜10%）	small bistratified cells （大型）	太い	koniocellular layer 6 5 4 3 2 1	SWAP
M 細胞系 （8〜10%）	parasol cells （大型）	太い	magnocellular layer 6 5 4 3 2 1	Motion Noise field　フリッカ FDT　FDF

b. 網膜神経節細胞の機能と機能選択的視野検査
HRP：high-pass resolution perimetry
SWAP：short-wavelength automated perimetry
FDT：frequency doubling technology
FDF：flicker-defined form
（松本長太：網膜神経節細胞の種類と機能選択的視野検査について教えてください．㉗ p.85. 図2.）

（図4のつづき）

Editor's note　❽

網膜だけでなく視路，視中枢も障害を受ける

緑内障性視神経症は網膜神経節細胞障害に留まらず，上位の外側膝状体から視皮質まで徐々に変性を起こす．神経は持続的な刺激がないと機能を維持できないのである．網膜神経節細胞障害からどれくらいの時間経過で上位に変性が及ぶのかは明確にわかっていない．末梢障害の進行が停止しても中枢障害が進行すれば，視機能障害を評価する視野検査での障害も進行することになる．現在の緑内障診療は，構造障害を末梢の網膜神経節細胞の軸索障害として評価する一方，機能障害を末梢から中枢まですべての視覚受容機構による視野検査を利用して評価しており，乖離があるのは否めない．　　　　　　　　　　　　　　　　　　　　　　　　　（相原　一）

緑内障性視神経症

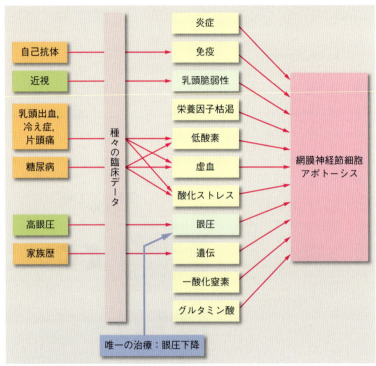

a. 緑内障性視神経症の病態：多因子性疾患（多数の危険因子）
（相原　一：緑内障性視神経症． ⑦ p.234. 図 1.）
b. 緑内障との関連が報告されている循環障害の所見

全身・末梢循環	高血圧，低血圧，夜間低血圧，糖尿病，片頭痛，血液中（・前房水中）のエンドセリン-1 濃度の上昇，手指の末梢血流障害，Raynaud 症状
眼所見	視神経乳頭出血，視神経組織中の血管の減少，緑内障の網膜神経節細胞にみられる虚血によるアポトーシスの誘導

（間山千尋：眼血流測定には，どんな意義がありますか？ ③ p.47. 表 1.）

図 1　発症にかかわる患者背景

> **Editor's note** ⑨
> **網膜の循環障害が原因となる視神経症**
> 急性閉塞隅角緑内障などの急性の高眼圧が原因となる病型を除いて，緑内障は慢性進行性の圧依存性の篩状板変形に伴う視神経症である．網膜の循環障害を含めた背景危険因子は，その圧依存性の視神経症をさらに悪化させることは間違いないだろうが，第 1 原因であれば緑内障性視神経症ではない．網膜の循環障害が第 1 原因であれば乳頭の変形はなく，乳頭の循環障害が第 1 原因であっても，同じく軸索障害は最初はほとんどないであろう．ただ，正常眼圧緑内障のなかには，眼圧を正確に把握できていない症例もあれば，圧以外の病因でも構造機能障害が典型的な緑内障に類似している症例もある．われわれが分類できていない視神経症が多く紛れているに違いない．　　（相原　一）

> **Editor's note** ⑩
> **変形した篩状板はもとに戻らない**
> 篩状板の構造変形に伴う軸索障害は，図 2 の写真をみれば明らかである．図では明確でないが，当然，乳頭血流を司る血管も変形しているため血流も障害されている．このような状況の篩状板が治療により回復するならば軸索流や血流は改善するのだろうが，何年もかけて変形した篩状板は可塑性を失っている．したがって，われわれ眼科医のできることは，これ以上篩状板の変形を進行させないように眼圧を下降させるしかないと考える．神経を再生できるかというと，網膜神経節細胞と軸索の再生は可能だが，この変形した篩状板のなかを軸索が中枢に伸びるとは到底思えない．視神経再生は，篩状板と関係ない障害なら可能であろう．　　（相原　一）

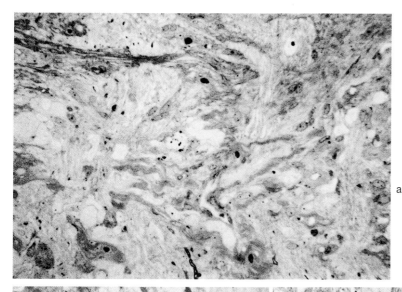

a. 正常眼圧緑内障の篩状板部．篩状板の孔チャネルを通る視神経線維束は直進できず，Z字型に曲がりくねり，絞扼，圧迫，伸展などの力を受けて障害され，軸索流の貯留や変性が認められる．

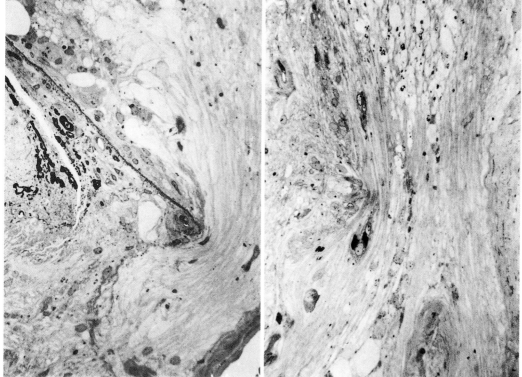

b. 正常眼圧緑内障患者の乳頭縁所見．後方陥凹に伴い神経線維は引き伸ばされ，Bruch膜端で圧迫され，軸索流は貯留し，変性が始まっている．

c. 篩状板部における軸索の圧迫．細いビームの輪で締めつけられ，軸索流は貯留し変性に陥っている．

図2 緑内障眼にみられる視神経乳頭部の組織変性
(岩田和雄：視神経．北澤克明ら編．眼科学大系 3A 緑内障．東京：中山書店；1993. p.66. 図4. p.69. 図6, 7.)

表1　緑内障性視神経症（GON）の診断と治療のポイント

GON診断のポイント
構造異常である視神経乳頭（disc）と網膜神経線維層（RNFL）の特徴的所見をとらえる．
機能異常をとらえるため，信頼できる視野データを得る．
DiscおよびRNFLの構造障害と視野による機能障害の整合性を確認する．
特徴的な所見があっても網膜疾患やほかの視神経疾患，中枢神経疾患の存在の有無を確認することを忘れない．

GON治療のポイント
眼圧上昇の要因が存在するか，存在するならばその治療を優先する．
不可逆性であり，早期発見・早期治療が重要である．
定期的な構造障害と機能障害の把握による進行を確認する．
唯一の治療法である眼圧下降のために，ベースラインおよび治療開始後の眼圧測定は必須であり，そのほかに家族歴，角膜厚，既往歴などの背景因子や，乳頭出血の出現に留意して長期的に管理する．

GON：glaucomatous optic neuropathy
RNFL：retinal nerve fiber layer
（相原　一：緑内障性視神経症．⑦ p.235．表1．）

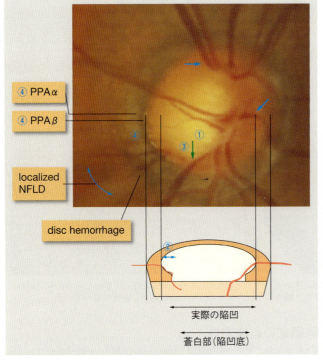
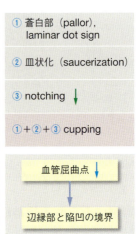

図3　緑内障性視神経症の構造変化

NFLD：nerve fiber layer defect（網膜神経線維層欠損）
PPA：parapapillary atrophy（乳頭周囲脈絡網膜萎縮）
（相原　一：原発開放隅角緑内障，高眼圧症．⑮ p.134．図1．）

緑内障性視神経症　17

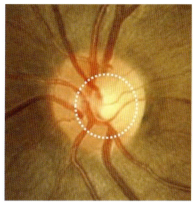 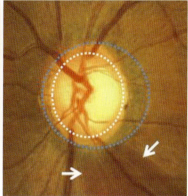 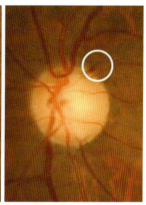

正常眼（白点線：乳頭陥凹）　　　緑内障眼（矢印：NFLD,　　　緑内障眼（白丸：乳頭出血）
　　　　　　　　　　　　　　　白点線：乳頭陥凹，青点線：PPA）

a. 緑内障性視神経障害の観察
（川瀬和秀：原発開放隅角緑内障〈広義〉. ③ p.152. 図1.）

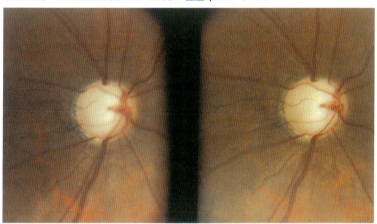

b. 緑内障の乳頭陥凹の典型例（立体眼底写真）. 乳頭辺縁部はほとんど消失し，3時から6時にかけてわずかにみられる. 網膜血管は乳頭辺縁部の下掘れにより陥凹壁で途切れてみえる. 9時の網膜にわずかに乳頭黄斑線維束の神経線維が残存している.

（難波克彦：眼底. 北澤克明ら編. 眼科学大系 3A 緑内障. 東京：中山書店；1993. p.124. 図2.）

c. 正常眼と緑内障眼の所見比較

正常眼	緑内障眼
1. 視神経乳頭陥凹 2. 視神経乳頭辺縁部形状（ISNTの法則*） 3. 網膜神経線維層視認性	1. 陥凹拡大：立体観察もしくは屈曲点から決定 2. 神経線維層欠損（NFLD） 3. 乳頭出血（DH） 4. 乳頭周囲脈絡網膜萎縮（PPA） 5. bared vessel（露出血管） 6. 血管の鼻側偏位 7. laminar dot sign（篩状板孔）

*：p.71 ❹ 参照.
（川瀬和秀：原発開放隅角緑内障〈広義〉. ③ p.152. 表2.）

図4　視神経乳頭の観察

Editor's note ⓫

器械だけでなく自分の目で所見をとろう！
乳頭の所見のとりかたは緑内障の基本であるが，最近は OCT の画像所見ばかりみてはいないだろうか．OCT の所見は，眼底写真でみた所見の参考でしかない．OCT では網膜のもつ色情報は完全に抜けている．虚血性変化，乳頭出血など鑑別や進行に重要な因子が OCT では得られないことを忘れてはいないだろうか．眼科医は基本，自分の目で所見をみることが大事である．器械を通して処理された画像だけで診断するようになってはおしまいであろう．（相原　一）

18 1. 基礎編

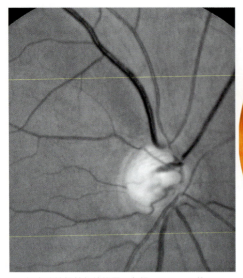

d. 緑内障性視神経線維層の欠損．スリット状にみえても，単なるスリット状欠損ではなくて，幅広の脱落部で特に強い抜けがスリット状にみえるものである．したがってスリット状にみえても乳頭陥凹拡大が著明なのが緑内障の特徴である．
（岩田和雄：視神経．北澤克明ら編．眼科学大系 3A 緑内障．東京：中山書店；1993．p.65．図2．）

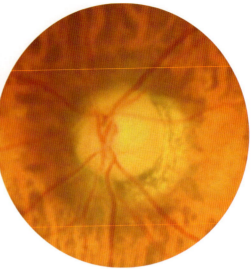

e. 緑内障眼にみられる PPA（parapapillary atrophy）．視神経乳頭の下方にリムの菲薄化（notching）がある症例で，PPA は下方のほうが上方に比べ大きいが，PPA 自体を近視性のものと緑内障性のものとに明確に区別することは難しい．
（富所敦男：診断と予後．(28) p.246．図3．）

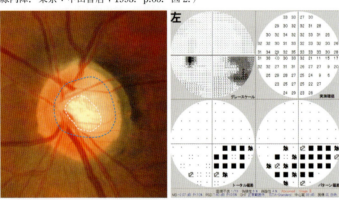

f. 乳頭陥凹の評価．58歳，男性．乳頭血管の屈曲点をたどると（青点線），乳頭蒼白部（白点線）よりも，乳頭陥凹が大きいことがわかる．乳頭上耳側のリムは菲薄化し，視野障害（下方視野の弓状暗点）に対応している（Humphrey 視野，30-2 プログラム）．
（東出朋巳：写真でみる緑内障性乳頭所見．(3) p.72．図2．）

（図4のつづき）

Editor's note ⑫

本当に緑内障？
乳頭陥凹をみても緑内障とは限らない．特に眼圧が正常であれば（その確証を得るのも難しいが），緑内障は除外診断である．あらゆる視神経症を念頭において鑑別診断するのが重要だ． （相原 一）

Subnote

乳頭陥凹の拡大をきたす疾患

緑内障性乳頭陥凹	緑内障
非緑内障性乳頭陥凹	圧迫性視神経症（下垂体腫瘍，脳動脈瘤，腫瘍）
	虚血性視神経症（前部虚血性視神経症）
	中毒性視神経症（メチルアルコール中毒）
	遺伝性視神経症（常染色体優性視神経萎縮）など
異形成性乳頭陥凹	視神経乳頭欠損，先天性乳頭小窩，朝顔症候群 など

（石橋真吾ら：乳頭陥凹，視神経萎縮．(21) p.87．表1．）

緑内障性視神経症　19

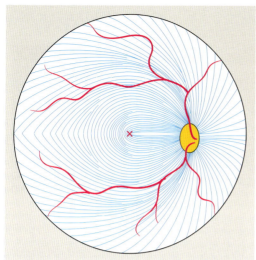

a. 網膜内の視神経線維の走行（×：黄斑）．視神経線維は黄斑を回り込むように走行する．緑内障による視野障害は視神経乳頭で障害されるため，視神経乳頭の同一部位を通る神経線維がまとまって障害される．

b. 視神経を構成する視神経線維の分布．黄斑部の神経が多いため，放射状線維の大部分は上下の極を通って視神経乳頭を形成する．

図5　網膜内の視神経線維
〔芝　大介：頭部画像診断による鑑別．3　p.66．図1, 2.〕

20   1. 基礎編

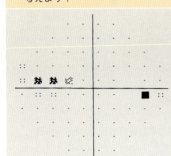
乳頭所見から必ず視野も一緒に考えよう！

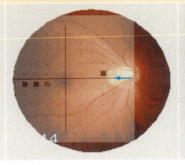
30°の視野範囲と写真のイメージを重ねよう！

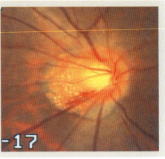
DHの場所はNFLDが起こりやすく，進行しやすいので注意すべき！

a. 緑内障性視神経症の構造と視野変化の整合性
DH：disc hemorrhage（乳頭出血）
NFLD：nerve fiber layer defect（網膜神経線維層欠損）
（相原　一：原発開放隅角緑内障，高眼圧症．⑮ p.135. 図2.）

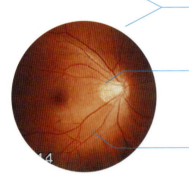

乳頭所見から必ず視野所見を想像して視野検査を評価．

視野検査と眼底写真の角度を考慮して比較する（この視野は60°，眼底写真は45°）．

PPAが大きい乳頭のNFLDは直像など狭い視野で観察するとみえにくい．

NFLDをとらえる．
DH（disc hemorrhage；乳頭出血）がないか，常に観察．

b. 信頼できる視野検査と構造異常との整合性
（相原　一：緑内障性視神経症．⑦ p.238. 図5.）

図6　眼底部の構造異常と視野異常

Editor's note ⑬
カラー眼底所見から視野検査結果を予測する
カラー眼底写真をみてどのような視野になっているかを想像する訓練は，重要である．カラー眼底写真に加え，OCT画像所見から想像してもよい．また，視野検査自体の精度も重要だ．視野検査の原理と信頼度も含めた結果の解釈にも精通しておかなければならない．乖離があれば緑内障以外の疾患を念頭に鑑別診断を進める．　　　　　　　　　　　　　　（相原　一）

Subnote

緑内障性視神経症の評価方法

組織構造の定量的評価

網膜神経線維層解析

OCTなどによる乳頭解析
乳頭周囲網膜神経線維層厚解析
黄斑部網膜神経線維層解析

組織構造の定性的評価

前眼部検査

眼圧検査，隅角検査（UBM，OCT）

眼底検査

視神経乳頭，網膜神経線維層同時立体眼底写真撮影
SLOによる神経線維層欠損の評価，蛍光眼底撮影

視機能の定量的評価

早期視機能障害（視野）

FDT，フリッカ視野
Blue-on-Yellow視野
standard perimetry 30°

後期視機能障害（視力・視野）

standard perimetry 10°

（相原　一：原発開放隅角緑内障，高眼圧症．⑮ p.135. ＊1.）

緑内障性視神経症 21

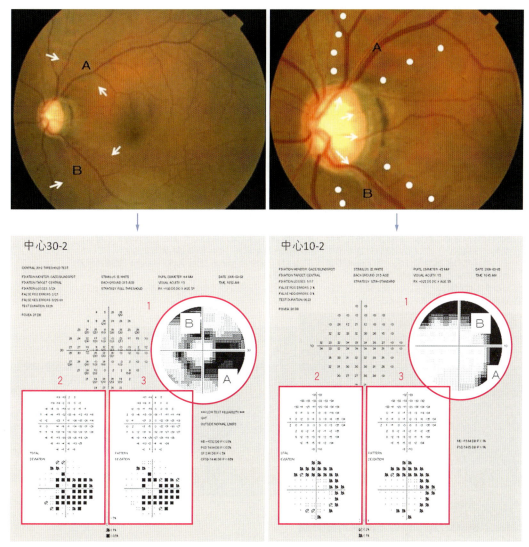

c. 緑内障性視神経障害と視野障害の対比
上図：眼底写真．視神経陥凹縁の菲薄化とそれに伴う網膜神経線維層欠損の部位を確認する．
下図：Humphrey 視野計測．グレースケール (1) はわかりやすいが，コンピュータでつくり出された画像であるため測定点間が自動的に補填されている．年齢補正が行われているトータル偏差 (2) や，白内障などの全体的な沈下の補正がなされたパターン偏差 (3) を確認して，個々の視標の値を確認することが大切である．
(川瀬和秀：原発開放隅角緑内障〈広義〉. ③ p.154. 図 2.)

(図 6 のつづき)

Editor's note ⑭

緑内障ではないことを祈りつつ…
視神経疾患の種類は多く，緑内障専門医は神経眼科分野に精通することが求められる．特に正常眼圧緑内障と安易に診断するのは，徹底的にほかの疾患を除外してから初めて行うべきである．私はできるだけ緑内障でないことを祈って，特に初診患者にはそのような気持ちで，診ている．視野障害も進行が明らかになって初めて緑内障と診断できる．横断的にみれば，視野障害がある患者は緑内障以外にもごまんといる．　　　　　　　　　　　　　　　　（相原　一）

22   1. 基礎編

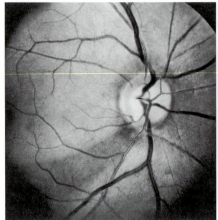
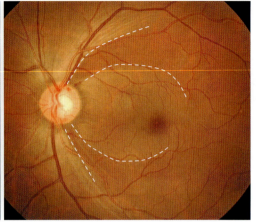

a. 網膜神経線維層の脱落．脱落部は表面反射を失い，幅広いくさび形の暗い外観を呈する．当該部の乳頭陥凹拡大（耳下側への切れ込み）のあることが特徴である．
(岩田和雄：視神経．北澤克明ら編．眼科学大系 3A 緑内障．東京：中山書店；1993. p.64. 図1.)

b. RNFLD．50歳，男性．乳頭の上下耳側から弓状に RNFLD が広がっている(点線)．乳頭出血も伴っている．
RNFLD：retinal nerve fiber layer defect (網膜神経線維層欠損)
(東出朋巳：写真でみる緑内障性乳頭所見． ③ p.73. 図7.)

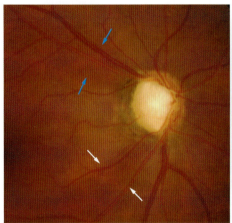
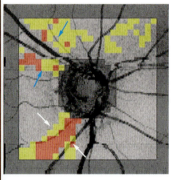

c. 網膜神経線維層(RNFL)欠損．眼底写真上で視神経乳頭の上耳側と下耳側に周囲より色が暗く写っている RNFL 欠損（白矢印と青矢印）を認める（左図）．SD-OCT でも同部位の RNFL の菲薄化（白矢印と青矢印）を確認できる（右図）．
(齋藤 瞳：視神経乳頭の形状解析について教えてください． ㉚ p.364. 図5.)

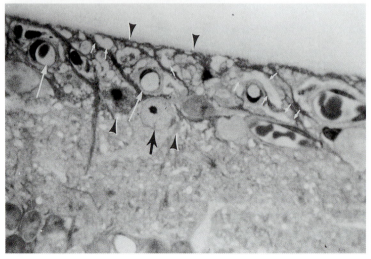

d. 網膜神経線維層の神経線維脱落と毛細血管．網膜神経線維層（矢頭に挟まれた部分）における神経線維の脱落（白小矢印）．毛細血管（白大矢印）は豊富．黒い矢印は節細胞でその両側に変性し始めた節細胞が認められる．
(岩田和雄：視神経．北澤克明ら編．眼科学大系 3A 緑内障．東京：中山書店；1993. p.66. 図3.)

図7 網膜神経線維層欠損

Subnote

視神経線維の障害がみられる疾患

構造異常	視神経症
小乳頭（低形成） 近視乳頭 巨大乳頭 傾斜乳頭 SSOH	圧迫性視神経症 視神経炎 虚血性視神経症 BRAO Leber 病 ADOA

高眼圧性視神経症＝緑内障

❶ 緑内障に類似した視神経疾患と緑内障
superior segmental optic disc hypoplasia（SSOH；上方視神経乳頭部分低形成）は，多治見市の検診によると0.3％の頻度で存在する先天異常であり，GON（glaucomatous optic neuropathy；緑内障性神経症）と誤診されやすいので特に留意する必要がある．
ADOA：autosomal dominant optic atrophy（常染色体優性視神経萎縮）
BRAO：branch retinal artery occlusion（網膜動脈分枝閉塞）
（相原　一：緑内障性視神経症．🄉 p.239. 図 6.）

❷ 網膜神経線維の障害型式と視野障害およびそれらがみられる疾患

網膜神経線維の障害型式	視野障害	関連する疾患
乳頭黄斑線維が限局して障害	中心視力は低下し，視野は中心暗点または盲点中心暗点を呈する．	中毒性視神経症，栄養障害性視神経症，遺伝性視神経症（Leber 遺伝性視神経症など），炎症性視神経症
乳頭黄斑線維以外の網膜神経線維の障害	中心視力は保たれ，視野は水平経線で境界された弓状暗点，鼻側階段，水平視野欠損などを呈する．	緑内障，先天視神経乳頭異常，慢性うっ血乳頭，虚血性視神経症，炎症性視神経症など
乳頭黄斑線維とそれ以外の網膜神経線維が同時に障害される混合型	中心視力の低下を伴い，さまざまな形の視野異常を呈する．	外傷性視神経症，圧迫性視神経症，虚血性視神経症，炎症性視神経症など

（宮本和明：視神経疾患の視野の特徴．🄉 p.12. 表 1.）

Editor's note ⑮

SSOH の患者さんに注意

緑内障性視神経症類似の疾患でよくあるのは SSOH である．必ずしもまた，superior だけではない．segmental optic disc hypoplasia は nasal も inferior もある．では temporal はないのかな？それはともかく SSOH は進行しないとされているが，かといってこれを有する患者が緑内障になる可能性は十分あり，韓国の論文では頻度が高いという報告まである．人間ドックで毎年 SSOH とされる患者に，安易に「進行しないから大丈夫」とムンテラすると，将来たまたま緑内障を発症したときに，せっかく人間ドックで乳頭陥凹拡大を指摘されても，恐らく通院しない可能性が高い．人間ドックは過去のデータと比較することはないからである．したがって数年に一度は患者に定期的に受診してもらう必要があるが，患者に継続通院を期待するのはご存知のように難しい．　　　　　（相原　一）

Subnote

上方視神経乳頭部分低形成（superior segmental optic disc hypoplasia；SSOH）

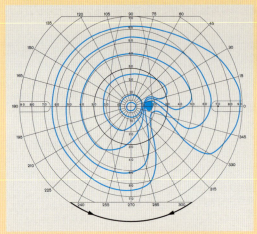

❸ 上方視神経乳頭部分低形成の視野（右眼）
（宮本和明：視神経疾患の視野の特徴．⑦ p.12．図2．）

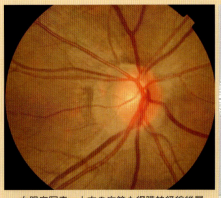

a. 右眼底写真．上方の広範な網膜神経線維層欠損とリムの菲薄化を認める．それに伴い，網膜静脈血管の起始部が上方にシフトしている．

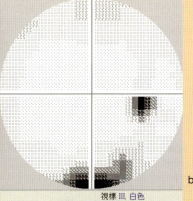

b. Humphrey視野検査．Mariotte盲点から下方に向かう弧状の視野欠損を示す．

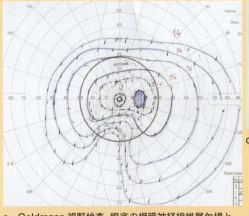

c. Goldmann視野検査．眼底の網膜神経線維層欠損とよく対応した部位に出現し，V-4イソプタ（外部イソプタ）が著明に障害されるのが特徴的パターンである．

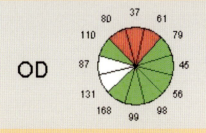

d. OCT結果．上方11時，12時，1時の部位に網膜神経線維層欠損を認める．OCTによる本検査は，神経線維層欠損範囲を容易に同定できる．

❹ 上方視神経乳頭部分低形成患者の所見（27歳，女性）
（中澤 徹：間違いやすい乳頭所見．❸ p.80．図1〜4．）

眼圧にかかわる解剖と生理・機能
隅角と毛様体の構造

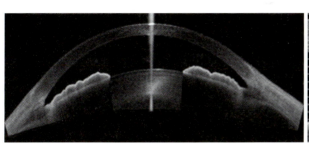
a.

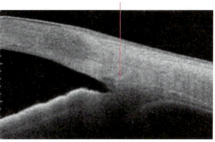
b.

図1　前眼部OCTによる隅角撮影の方法の比較
正面視による低解像度モード（a）では両端の隅角が描出されるがSchlemm管などの細かい構造は描出できない．高解像度モード（b）では，Schlemm管が描出できることがある．いずれの方法でも虹彩より後方の水晶体や毛様体突起は描出されない．
（酒井　寛：OCTによる隅角構造の測定について教えてください．30 p.207. 図2.）

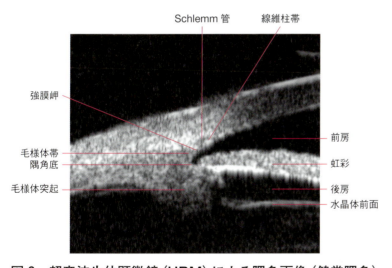

図2　超音波生体顕微鏡（UBM）による隅角画像（健常隅角）
UBMでは，その名にあるように顕微鏡のようなクオリティーをもって，従来では観察不可能であった虹彩裏面や毛様体の様子が手にとるように描出され，原発閉塞隅角緑内障の病態の理解に大きな進歩と変革をもたらした．
（栗本康夫：閉塞隅角緑内障の画像診断．24 p.300. 図2.）

Editor's note ⑯

毛様体の観察にUBMあり
隅角の画像検査はあまり精度がよくないし情報量が少ない．前眼部OCTでも360°診るのは大変である．特に色がない！まだ目でみたほうがましである．毛様体は，生体眼では散瞳してもごく一部しかみえない場所で，眼のなかでは秘密の場所である．しかし，唯一UBMの毛様体付近の画像情報が頼りになる．硝子体手術のときでも十分に診るのは難しい．しかしUBMはその情報を得ることができる．ただし色情報はない．　（相原　一）

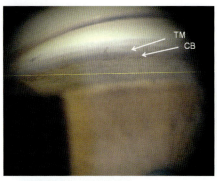

a. 正常開放隅角の隅角鏡検査
CB：ciliary band（毛様体帯）
TM：trabecular meshwork（線維柱帯）
（川瀬和秀：原発開放隅角緑内障〈広義〉. ③ p.155. 図 3.）

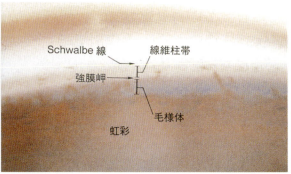

b. 正常隅角
（山本哲也：隅角. 北澤克明ら編. 眼科学大系 3A 緑内障. 東京：中山書店；1993. p.115. 図 7.）

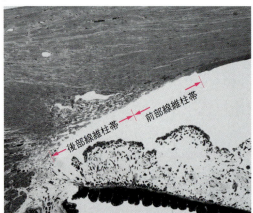

c. 線維柱帯. 線維柱帯は Schwalbe 線から Schlemm 管の前端までを前部線維柱帯，Schlemm 管の前端から隅角底までを後部線維柱帯に分けられる．房水流出路としての機能は後部線維柱帯にある．
（久保田敏昭：隅角. ㉚ p.195. 図 1.）

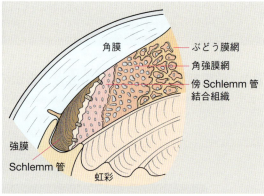

d. 線維柱帯の解剖．前房側からぶどう膜網，角強膜網，傍 Schlemm 管結合組織の三つから構成される．ぶどう膜網，角強膜網（角強膜線維柱帯）は大きな線維柱間隙を形成しているため，流出抵抗はほとんどない．一方，傍 Schlemm 管結合組織の線維柱間隙は上記三つのなかで最小であり，最大の流出抵抗をもつ．
（後沢 誠：房水. ㉚ p.214. 図 3.）

図 3 隅角

Editor's note ⑰

診よ！隅角を
隅角を診ずして緑内障を診断してはならない！ 隅角には，緑内障に限らずその原因となる疾患の手掛かりがたくさんある．隅角は必ず定期的に診よう．経年変化も絶対に生じる．こんなに大事な検査なのにおろそかになっている気がしてならない．OCT を撮るより隅角を診てほしい． （相原 一）

眼圧にかかわる解剖と生理・機能　27

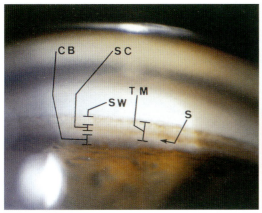

a. 隅角鏡による観察像．52 歳，男性．
（写真提供：布田龍佑先生．）

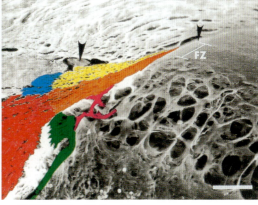

c. 走査型電顕像．58 歳，女性．

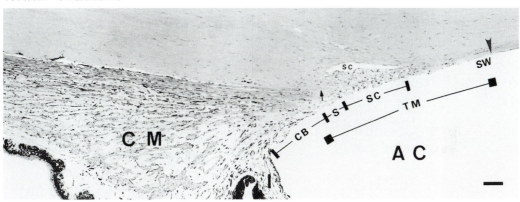

b. 前眼部の光顕像．新生児，男児．

図 4　隅角鏡所見と隅角組織との対応

a, b：虹彩根部から前方へ順に説明する．まず虹彩根部のところに隣接して色素の濃い毛様体帯（CB），続いて Schlemm 管（SC）の色素帯がある．毛様体帯（CB）と Schlemm 管（SC）色素帯とのあいだに白い強膜岬の帯（S，光顕像では矢印が先端部）がある．幅の広い色素帯が終わるところが Schwalbe 線（SW，光顕写真の矢頭は Descemet 膜が終わる部分をさし，これよりやや後方にある）である．線維柱帯（TM）は強膜岬（S）の後端から始まり，透明な強膜岬の上ではぶどう膜網の線維柱帯だけがあり，Schlemm 管の色素帯（SC）から Schwalbe 線（SW）まではぶどう膜と強膜線維柱帯が存在する．CM：毛様体筋，AC：前房，I：虹彩．b, c のバーは 100 μm．

c：毛様体筋〈赤〉，ぶどう膜網の線維柱帯〈橙〉，強膜岬〈青〉，強膜網の線維柱帯〈黄色〉，虹彩断面〈緑〉（虹彩は線維柱帯を見やすくするため毛様体側に寄せられている），虹彩突起〈桃色〉（虹彩から移行してぶどう膜に入り込んでいる）．ぶどう膜網，強膜網ともに線維柱帯は内外の連絡を有しているのが認められる（内外相互連絡線維柱帯）．FZ で示した部分は flat zone または移行部と呼ばれ，この部分の角膜側で Descemet 膜が終わる（小矢頭）．Schwalbe 線はこの FZ 中間部あたりをさす．大矢頭は Schlemm 管の隔壁．

（浜中輝彦：解剖．隅角線維柱帯．北澤克明ら編．眼科学大系 3A 緑内障．東京：中山書店；1993．p.21．図 1．）

Editor's note ⑱

Schlemm 管の位置をイメージする
最近は MIGS（minimally-invasive glaucoma surgery；低侵襲緑内障手術）の手法が多くなっており，流出路再建術は前房内から直接隅角を見る手技が必須である．線維柱帯から Schlemm 管の位置を確認できれば容易な手技であるから，多くのイメージを頭に焼きつけてほしい．　　　　　　　　　　　　　　　　　　　　　　　　　　（相原　一）

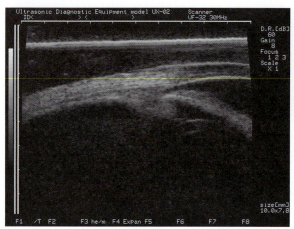

a. 健常者における毛様体の UBM 画像
(岡本芳史：毛様体. 30) p.187. 図 3.)

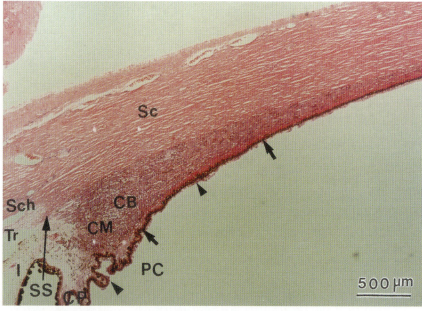

Sc：強膜
CB：毛様体
CP：毛様体突起
I：虹彩
PC：後房
CM：毛様体筋
矢印：毛様体色素上皮
矢頭：毛様体無色素上皮
Tr：前房隅角線維柱帯
SS：強膜岬
Sch：Schlemm 管

b. 毛様体縦断面（60歳）. ヘマトキシリン-エオジン染色, 原倍率×10.
(西田祥藏：解剖. 毛様体. 北澤克明ら編. 眼科学大系 3A 緑内障. 東京：中山書店；1993. p.43. 図 1.)

図 5 毛様体

Editor's note ⑲

後房から周辺網膜にかけての観察
非侵襲的に生体画像を撮ることができない部位が，後房から周辺網膜である．UBM は唯一，毛様体の形状や位置がみえる検査であるが，それでも 1 切片がみえるにすぎない． (相原 一)

眼圧にかかわる解剖と生理・機能　29

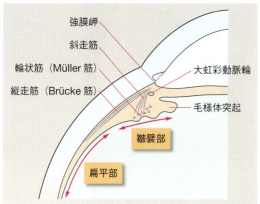

c. 毛様体の構造
(岡本芳史：毛様体. 30 p.188. 図4.)

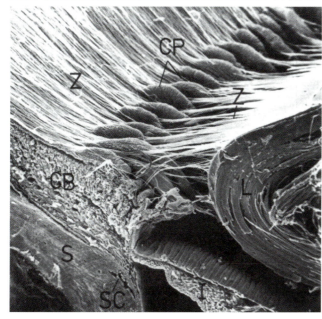

d. 毛様体と毛様小帯 (サル, ×50)
Z ： zonule (毛様小帯)
CB： ciliary body (毛様体), ciliary muscle (毛様体筋)
CP： ciliary process (毛様体突起)
L ： lens (水晶体)
I ： iris (虹彩)
S ： sclera (強膜)
SC： Schlemm canal (Schlemm管)
(Rohen W：Scanning electron microscopic studies of the zonular apparatus in human and monkey eyes. Invest Ophthalmol Vis Sci 1979；18：133-144.)
(岡本芳史：毛様体. 30 p.188. 図5.)

(図5のつづき)

Editor's note

線維柱帯切除術のときに必要な解剖
虹彩根部から毛様体にかけての解剖は，線維柱帯切除術の際に周辺虹彩切除術を行うときに重要である．虹彩動脈輪を傷つけると前後房から硝子体までの出血が著しく，術後管理に困ることがある．強膜弁作製と強角膜ブロック切除のときに虹彩と毛様体をよくみることが重要である．　　　　　　　　　　　　　　　　　　　　　　　　　　（相原　一）

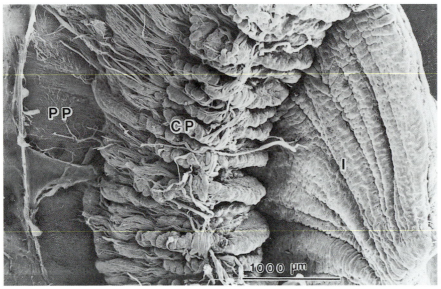

e. 毛様体（走査型電顕像，72歳）．原倍率×25．
I：虹彩
CP：毛様体突起，毛様体ひだ部
PP：毛様体扁平部

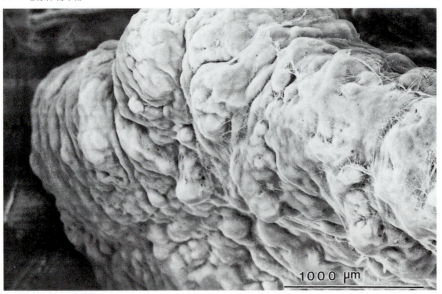

f. 毛様体突起（走査型電顕像）．eの一部を拡大したもの．突起表面に凹凸がみられる．原倍率×330．
(e, f. 西田祥蔵：解剖．毛様体．北澤克明ら編．眼科学大系 3A 緑内障．東京：中山書店；1993. p.44. 図2, 3.)

（図5のつづき）

> **Editor's note** ㉑
> **レーザー毛様体光凝固**
> レーザー毛様体光凝固では，房水産生部位である毛様体突起を凝固することになる．うまく凝固すれば有用な手技であると考えるが，眼圧下降の定量的指標がない手技であり，もう少し改善できないものかと思う． （相原　一）

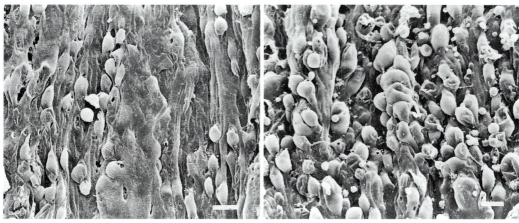

a, b. 正常眼圧と高眼圧時における Schlemm 管内壁の走査型電顕像. 正常眼圧時（a）に比べて, 高眼圧時（b）では巨大空胞の数が増加している. バーは 10 μm.
（写真提供：浜中輝彦先生.）
（浜中輝彦：房水流出機構と前房隅角組織の微細構造. あたらしい眼科 1990；7：1587.）
（布田龍佑：機能. 隅角線維柱帯. 北澤克明ら編. 眼科学大系 3A 緑内障. 東京：中山書店；1993. p.39. 図 4.）

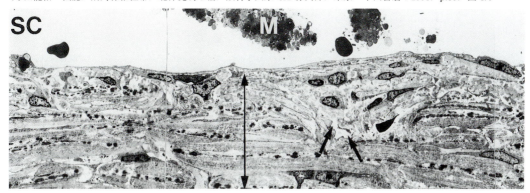

c. 原発開放隅角緑内障における線維柱帯間隙の狭小化（大矢印の範囲）. 太い矢印 2 本のあいだに, cul-de-sac を認める.
SC：Schlemm 管, M：マクロファージ.
（Alvarado J, et al：色素緑内障および原発開放隅角緑内障における房水流出路の閉塞. あたらしい眼科 1992；9〈suppl 1〉：27.）
（北澤克明：原発開放隅角緑内障. 北澤克明ら編. 眼科学大系 3A 緑内障. 東京：中山書店；1993. p.166. 図 3.）

図 6　緑内障性の主経路組織変化

Editor's note ㉒

線維柱帯と Schlemm 管の緑内障性組織変化
開放隅角緑内障の線維柱帯組織は本来のスポンジ状の立体構造が崩れ, 窮屈, つまり cul-de-sac な組織になっている. 古くなった可塑性のないスポンジをイメージしていただければよい. Schlemm 管内皮も巨大空胞が増減するころはよいが, 慢性的な高眼圧病態では線維柱帯からの液量も減り, 細胞外マトリックスも増加して空胞もできなくなってしまう.
（相原　一）

眼圧にかかわる解剖と生理・機能
房水の産生と流出

表1　ヒト前房水の化学的組成

	房水中濃度	房水/血漿比
Na（μmol/mL）	162.9	1.15
K（〃）	2.2〜3.9	0.49〜0.87
Ca（〃）	1.8	0.94
Mg（〃）	1.1	1.1
Cl（〃）	124.8〜131.6	1.16〜1.22
HCO_3（〃）	20.2	0.73
リン酸（〃）	0.62	0.56
アスコルビン酸（〃）	1.06	26.5
クエン酸（〃）	0.12	
グルコース（〃）	2.7〜3.7	0.47
乳酸（〃）	2.5〜4.5	1.3〜2.4
グルタチオン（〃）	0.002	―
ヒアルロン酸（μg/mL）	1.1	―
蛋白質（mg/100mL）	23.7	0.003〜0.004
酸素（mmHg）	53	0.53
pH	7.38	1.0
浸透圧（mOsm/kg）	304	1.05

（Pepose JS, et al：The cornea. In：Hart WM Jr, editor. Adler's Physiology of the Eye. 9th ed. St Louis：CV Mosby；1992. p.29.）
（Caprioli J：The ciliary epithelia and aqueous humor. In：Hart WM Jr, editor. Adler's Physiology of the Eye. 9th ed. St Louis：CV Mosby；1992. p.228.）
（長瀧重智：房水動態. 北澤克明ら編. 眼科学大系 3A 緑内障. 東京：中山書店；1993. p.88. 表1.）

Subnote

房水の組成
アスコルビン酸濃度は血漿のおよそ15〜30倍であり，前眼部を紫外線による酸化ストレスから守っている．また，房水産生の機序を反映して，房水中には血漿よりも高濃度のClイオンが含まれる．

（後沢　誠：房水. [30] p.210.）

Subnote

房水産生
房水は毛様体突起から，主として能動輸送で後房に分泌される．分泌量は日中に多く（約2.5〜3.0μL/min），夜間に少ない（約1.5μL/min）という日内変動があり，眼圧日内変動の主たる要因である．その大部分は，虹彩裏面→瞳孔→前房の順に灌流し，隅角から排出される．
　房水産生の約80〜90％が，毛様体上皮を介する能動輸送によると考えられている．能動輸送は非眼圧依存性であり，限外濾過は眼圧により増減する．
能動輸送　毛様体上皮に存在するイオンチャネル，ギャップ結合を介してイオンが能動輸送され，房水が産生分泌される．すなわち，色素上皮のNa/Cl/K輸送体とNa/H輸送体により，Naイオンが毛様体実質から色素上皮細胞内にとり込まれ，その後ギャップ結合を介して無色素上皮細胞内に移動し，無色素上皮Na/Kポンプにより後房へ排出される．この過程において，毛様体に存在する炭酸脱水酵素がHCO_3^-を供給することにより房水産生の調節に関与している．このように，NaClの，毛様体実質から後房への能動輸送による水分の移動が房水産生の80〜90％を占める．
限外濾過　毛様体突起は毛様体筋内層に位置し，後房に向けて突出する大突起と，介在する小突起群からなる．突起はそれぞれ毛細血管，結合組織，および2層の上皮から構成される．眼動脈から分岐した前毛様体動脈，長後毛様体動脈は虹彩根部で大虹彩動脈輪を形成し，そこからの分枝が毛様体突起の有窓毛細血管となる．血漿成分はその有窓構造を介して，浸透圧差により毛様体実質に染み出してくる．この受動的移動が限外濾過であり，房水産生の10〜20％を担う．

（後沢　誠：房水. [30] p.209.）

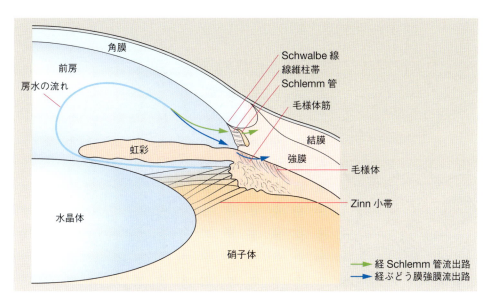

図1 房水流出の経路

房水は隅角からSchlemm管を経て上強膜静脈に流入し，そこで全身の血流に戻るが，ルートとして主経路（経Schlemm管流出路）と副経路（経ぶどう膜強膜流出路）の二つがある．

経Schlemm管流出路 古典的流出路とも呼ばれる．線維柱帯からSchlemm管，集合管，上強膜静脈へと流れる．この経路は圧依存性であり[1]，眼圧上昇に伴って流出量が増加する．逆に，眼圧が上強膜静脈圧以下になると，流出量はほとんどゼロになってしまう．房水総流出量の90％を占める．Rhoキナーゼ（Rho-associated protein kinase；ROCK）は低分子量GTP結合蛋白Rhoの標的蛋白質として同定されたセリン-スレオニン蛋白リン酸化酵素であり，ROCK阻害薬は経Schlemm管流出路からの房水流出を促進させ眼圧を下降させる．

経ぶどう膜強膜流出路 虹彩根部から，毛様体筋，脈絡膜，強膜へと至る経路である．房水総流出量の10％を占め，流出量は眼圧に依存しない．緑内障の病態に直接関与することは少なく，なおかつ流出量を直接測定することが困難であり，研究の対象となることは少ない経路であったが，プロスタグランジン関連薬が経ぶどう膜強膜流出に作用することが報告されて以降，薬剤の作用部位として大きな注目を集めている．また，外傷などで毛様体解離をきたすと，毛様体に開放連絡路ができ，経ぶどう膜強膜流出が病的に増加し，低眼圧黄斑症を発症する．さらに，コリン作動薬により毛様体筋が収縮すると経ぶどう膜強膜流出が抑制されるが，線維柱帯が開大し，経Schlemm管流出が増加する．

（文献）
1) Nilsson SFE, et al：Physiology and neurophysiology of aqueous humor inflow and outflow. In：Kaufman PL, et al, editors. Textbook of Ophthalmology. Vol 7. Glaucoma. London：Mosby；1994. p.1-31.
（後沢　誠：房水．㉚ p.210～211．図1．）

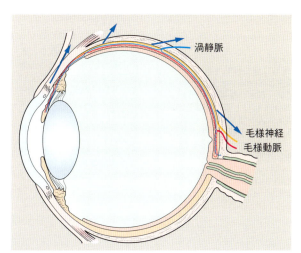

図2 経ぶどう膜強膜房水流出路

房水流出路にはSchlemm管を経由する主経路と，毛様体・虹彩からぶどう膜に沿って流れ，眼球後方の血管や神経周囲の結合組織から眼外に出る副経路（経ぶどう膜強膜房水流出路）がある．
（久保田敏昭：隅角．㉚ p.196．図2．）

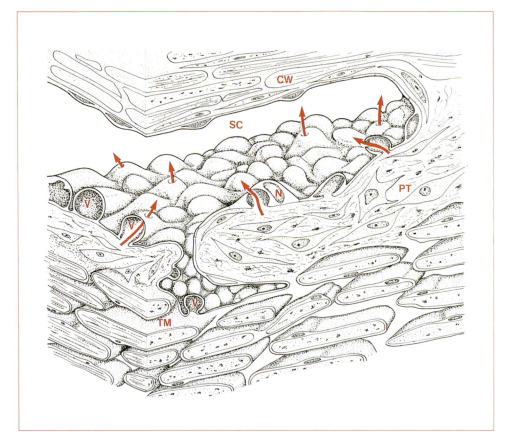

図3 線維柱帯とSchlemm管の模式図

Schlemm管内壁の内皮細胞には巨大空胞（V）があり，房水はこの空胞にできた細孔を通ってSchlemm管に流れ込む（矢印）．
SC：Schlemm管，TM：trabecular meshwork（線維柱帯），V：giant vacuole（巨大空胞），N：nucleus（核），PT：pericanalicular tissue（傍Schlemm管組織），CW：corneoscleral wall（Schlemm管外壁）．
(Tripathi RC, et al：Anatomy of the human eye, orbit, and adnexa. In：Davson H, editor. The Eye. 3rd ed. Orlando：Academic Press；1984. p.1.)
(長瀧重智：房水動態．北澤克明ら編．眼科学大系 3A 緑内障．東京：中山書店；1993. p.92. 図3.)

Subnote

線維柱帯の機能

線維柱帯には適当な房水流出抵抗が存在して，眼圧を正常に保つ役割を果たす．経Schlemm管房水流出路の流出抵抗の大部分は，前房とSchlemm管内壁との間に存在する．線維柱帯のぶどう膜網，角強膜網では，房水は線維柱間隙を通るので，ほとんど抵抗を受けずに流れる．眼圧が8mmHg（上強膜静脈圧）以上だと眼圧に比例して直線的にSchlemm管への房水流入が増加する．正常眼圧内での房水流出量は 0.34 μL/min/mmHg である．経ぶどう膜強膜房水流出路からの房水流出は圧非依存性とされる．したがって，眼圧が上昇しても経ぶどう膜強膜房水流出路からの房水流出量には変化はない[1]．
（文献）
1) Gabelt BT, et al：Production and flow of aqueous humor. In：Adler's Physiology of the Eye. 11th ed. St Louis：Mosby；2011. p.274-307.

Editor's note ㉓

房水動態の研究に思うこと

房水動態は1950年代から理論的にまったく進歩していない分野である．Goldmannの理論式をだれか早く改変してほしいものだ．緑内障で最も重要な眼圧の生理機構をないがしろにして，眼圧上昇の結果と治療，緑内障に伴う視神経障害ばかり研究しているように思う．

（相原　一）

（久保田敏昭：隅角．㉚ p.197.）

眼圧にかかわる解剖と生理・機能
角膜剛性と中心角膜厚

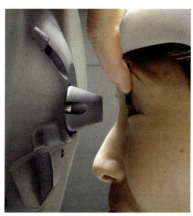
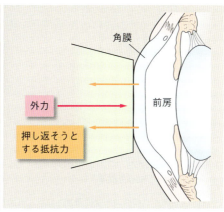

> **Editor's note** ㉔
>
> **角膜剛性と視神経障害**
> 角膜剛性は眼圧測定に影響するだけでなく，視神経の脆弱性の指標になるのではないかという研究がなされている．しかし，前眼部の剛性が篩状板の剛性と比例しているとは証明されていない．
> （相原　一）

a. 非接触型眼圧計での眼圧測定．被検者の眼瞼を無理に開瞼させようとすると，眼球を圧迫し眼圧は高く測定される．
（菅野　誠：見かけ上の高眼圧を鑑別するには，どのようにすればよいのでしょうか？ ③ p.207. 図5.）

b. 角膜剛性．角膜剛性とは，外力による変形に対してもとの形に戻ろうとする抵抗力であり，厚み，曲率，粘性，弾性，水和度，コラーゲン密度などを総合したものである．
（狩野　廉：low teenの眼圧のNTG患者への処方はどうしますか？ ⑪ p.207. 図1.）

図1　角膜剛性

Subnote

角膜剛性は中心角膜厚だけでなく，角膜の粘性や弾性などさまざまな因子に影響を受けるが，たとえば，中心角膜厚ではおおよそ $20\,\mu m$ あたり1mmHgの誤差が生じるとの報告がある．しかしながら真の眼圧を中心角膜厚による単純な直線回帰式で表すことはできないため，"今みている眼圧測定値" が実際より高めになっているのか，低めになっているのか，それを知る一つの目安にすぎないと考えるべきである[1]．
（文献）
1) 狩野　廉：眼圧．あたらしい眼科 2005；22（別巻）：87-91.

（狩野　廉：low teenの眼圧のNTG患者への処方はどうしますか？ ⑪ p.206. ＊2.）

Subnote

中心角膜厚測定
高眼圧症例の多くで中心角膜厚の大きな症例が認められ，また中心角膜厚が緑内障予後に大きな影響を与えることが明らかになり，緑内障診療において重要なパラメータの一つとなった[1]．同様にLASIK術後などの中心角膜厚が薄い症例では眼圧測定値が低く測定されるため，十分に注意する必要がある．このような中心角膜厚による眼圧測定誤差を補正するために，Dynamic Contour Tonometer[2]などの新しい眼圧計が開発されてきている．
（文献）
1) Dueker DK, et al：Corneal thickness measurement in the management of primary open-angle glaucoma：a report by the American Academy of Ophthalmology. Ophthalmology 2007；114：1779-1787.
2) Kaufmann C, et al：Intraocular pressure measurements using dynamic contour tonometry after laser in situ keratomileusis. Invest Ophthalmol Vis Sci 2003；44：3790-3794.

（鈴木康之：緑内障病型診断鑑別の基本指針．③ p.146. ＊2.）

> **Editor's note** ㉕
>
> **新しい測定機器も魅力だが…**
> 緑内障のように長期間にわたるデータに基づく治療では，既存の手段でそこそこ満足していれば，新たに測定機器を変える気にならない．Dynamic Contour Tonometerも理論的にもまた実測値に近いということで有用だと思うのだが，今までのデータを無視して新たにとり始めるかというと二の足を踏んでしまう．残念ながら普及には至っていない．（相原　一）

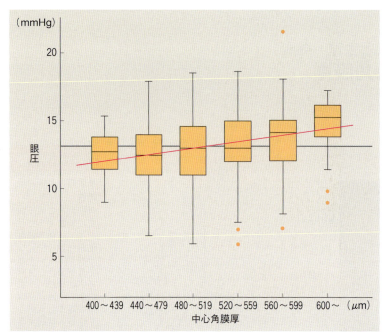

a. 眼圧と中心角膜厚（スペキュラーマイクロスコープで測定）には，有意な正の相関が認められる．

眼圧＝7.85＋0.012×中心角膜厚 〈$r=0.157$, $p<0.001$〉

(Suzuki S, et al：Corneal thickness in an ophthalmologically normal Japanese population. Ophthalmology 2005；112：1327-1336 より改変.)
(菅野　誠：見かけ上の高眼圧を鑑別するには，どのようにすればよいのでしょうか？ ③ p.205. 図 1.)

Subnote

角膜厚と緑内障

多治見スタディは高眼圧症の中心角膜厚（central corneal thickness；CCT）が正常者より有意に厚いこと，正常眼圧緑内障（NTG），原発開放隅角緑内障（POAG），および正常者との間にはCCTに差がないことを明らかにした．一方，海外ではNTGのCCTは，POAGより薄いとの報告がある．現在一般に用いられている眼圧計はCCTが厚いと眼圧値が過大評価され，薄いと過小評価されるため，いくつかの補正式が考案されている．しかし実際にはCCTだけでなく角膜の物理特性にも影響されるため，現在，角膜の状態に左右されない眼圧計の開発が進められている．

(溝上志朗：POAG 発症の危険因子として何に注目したらよいでしょう？ ③ p.56. ＊2.)

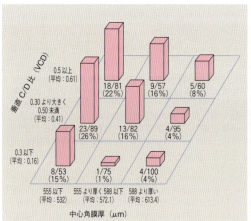

b. OHTS スタディによる中心角膜厚，垂直 C/D 比（VCD）と POAG 発症率
(Gordon MO, et al：The ocular hypertension treatment study：baseline factors that predict the onset of primary open-angle glaucoma. Arch Ophthalmol 2002；120：714-720.)

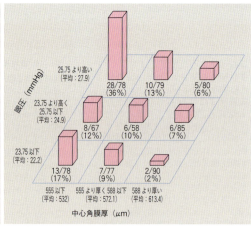

c. OHTS スタディによる中心角膜厚，眼圧と POAG 発症率
(Gordon MO, et al：The ocular hypertension treatment study：baseline factors that predict the onset of primary open-angle glaucoma. Arch Ophthalmol 2002；120：714-720.)

(溝上志朗：POAG 発症の危険因子として何に注目したらよいでしょう？ ③ p.57. 図 2, 3.)

図 2　中心角膜厚と眼圧

眼圧にかかわる解剖と生理・機能

Subnote

角膜厚の解析

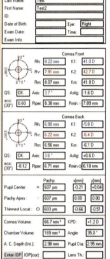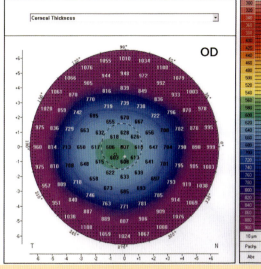

❶ 回転式 Scheimpflug カメラ方式での角膜厚．Pentacam® (OCULUS) で測定．
（菅野　誠：見かけ上の高眼圧を鑑別するには，どのようにすればよいのでしょうか？　③ p.207．図4．）

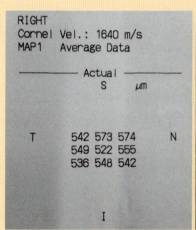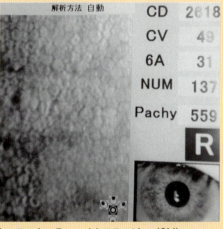

a．超音波（US）　　　　　　b．スペキュラーマイクロスコピー（SM）

❷ 角膜厚測定．超音波（US）とスペキュラーマイクロスコピー（SM）による角膜厚測定．
（井手　武：LASIK 適応決定のための画像診断．㉔ p.187．図1．）

❸ 同一角膜を異なる機器で測定した角膜厚（μm，❷ と同一症例）

	US	SM	Pentacam®	GALILLEI™	OCT（CASIA）
中心角膜厚	522	559	541	546	530
最薄部角膜厚	不明	不明	517	517	492

SM：スペキュラーマイクロスコピー，US：超音波．
超音波とスペキュラーマイクロスコピーについては，場所の特定が難しいため，中心の定義があいまいになっている．このため，ばらつきがある点に留意していただきたい．
（井手　武：LASIK 適応決定のための画像診断．㉔ p.187．表1．）

Subnote

眼圧と角膜浮腫

角膜浮腫が生じるか否かは，角膜内皮機能と眼圧の二つのファクターにより大きく規定される．なぜなら，角膜実質はコラーゲンとムコ多糖からなる含水率が約 78% の組織であり，この角膜の厚さは角膜内皮機能と眼圧でコントロールされているからである（❶）．角膜実質の膨潤圧は約 55 mmHg であり，眼圧が 55 mmHg を超えるようであれば，角膜実質の膨潤圧と眼圧が拮抗し，角膜内皮機能が障害されていても角膜実質は膨潤しないはずである．一方，この高い圧に抗して，強いバリア機能を示す角膜上皮層に水圧がかかり，上皮浮腫が生じることになる．

実際，緑内障発作では，上皮浮腫は生じるが実質浮腫はほとんど生じない．これに反して，極端な低眼圧では，膨潤圧と眼圧のあいだに大きな圧差が残り，これを補完するように角膜内皮細胞がポンプ機能を稼働させると

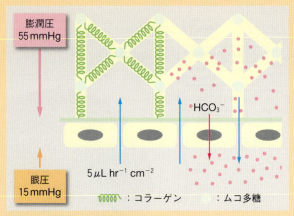

❶ 角膜の膨潤圧と眼圧の関係

ともに，角膜実質はある程度膨潤して膨潤圧を下げ代償する．したがって，眼球癆による低眼圧では，角膜実質は膨潤する．また，水圧が極端に低く上皮浮腫は生じない．眼圧が正常であって角膜内皮障害が生じている場合には，角膜の膨潤圧は角膜内皮のポンプ機能とバランスが合うところまで下がって角膜実質浮腫を生じ，結果として，実質浮腫と上皮浮腫を示すことになる（❷❸）．

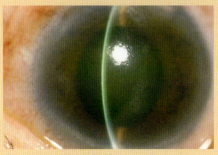

❷ 角膜浮腫と眼圧の関係（図中数値の単位：mmHg）

❸ 角膜浮腫の種類

浮腫の部位	疾病
上皮のみ	緑内障発作（❹）
上皮・実質	水疱性角膜症
実質のみ	眼球癆

❹ 上皮浮腫（緑内障発作）

❺ 実質浮腫（Fuchs 角膜内皮ジストロフィの初期）

（木下　茂：三つの浮腫パターン〈高眼圧，内皮障害，低眼圧〉．12 p.8〜9．表1．図1〜3．）

眼圧にかかわる解剖と生理・機能
日常生活でみられる眼圧変動

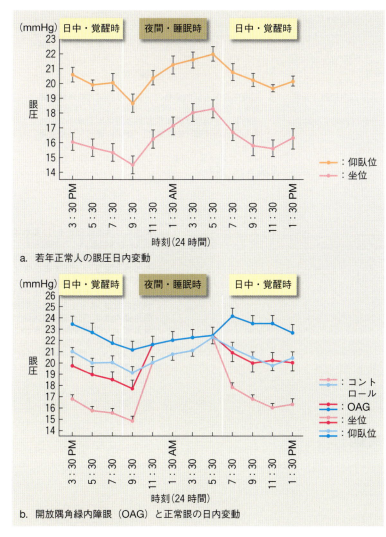

a. 若年正常人の眼圧日内変動

b. 開放隅角緑内障眼（OAG）と正常眼の日内変動

a, b. 若年正常人の眼圧日内変動．開放隅角緑内障眼（open angle glaucoma；OAG）と正常眼の日内変動（b）は明け方に高く，夜に低下するパターンを呈する．仰臥位は坐位に比べて常に一定量上昇する．
(Liu JH, et al：Nocturnal elevation of intraocular pressure is detectable in the sitting position. Invest Ophthalmol Vis Sci 2003；44：4439-4442.
Liu JH, et al：Twenty-four-hour intraocular pressure pattern associated with early glaucomatous changes. Invest Ophthalmol Vis Sci 2003；44：1586-1590.）
（大島博美：プロスト系点眼薬の朝点眼と夜点眼の違いについて教えてください．⑪ p.137. 図 1.）

図1　眼圧日内変動

Subnote
ヒトにおける眼圧日内変動の機序は，いまだ明らかではないが，視交叉上核にある体内時計が交感神経を介して房水産生をコントロールし，眼圧が日内変動すると考えられている．

（中元兼二：眼圧日内変動および眼圧変動に影響する因子．③ p.26. ＊1.）

Editor's note ㉖
メラノプシンと概日リズム
視交叉上核に光信号を送っているのは，網膜神経節細胞の一部のメラノプシンを有している細胞だと判明している．緑内障末期で網膜神経節細胞が障害されると概日リズムも崩れ，QOL が低下すると報告されている．緑内障の末期は視覚障害だけではないのである．　　（相原　一）

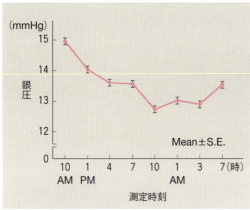
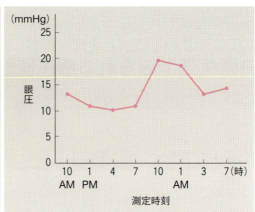

c. 無治療時正常眼圧緑内障患者の眼圧日内変動. 正常眼圧緑内障 145 例 290 眼.
(中元兼二:眼圧日内変動および眼圧変動に影響する因子. ③ p.26. 図1.)

d. 治療中の眼圧日内変動の一例. 原発開放隅角緑内障患者. 65 歳, 女性. プロスタグランジン関連薬, β遮断薬, 炭酸脱水酵素阻害薬 3 剤併用治療中の左眼の眼圧日内変動 (坐位測定). 夜間に著明な眼圧上昇があった.
(中元兼二:眼圧日内変動および眼圧変動に影響する因子. ③ p.28. 図4.)

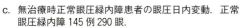
(図1のつづき)

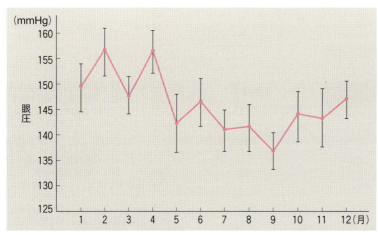

眼圧には季節変動があり, 夏季は低く, 冬季に高いことが知られている. 冬季は交感神経機能が亢進するため眼圧が上昇すると考えられている. 年間の寒暖の差が大きい地域ほど季節変動が大きい傾向がある. 高眼圧症と原発開放隅角緑内障は, 正常眼圧緑内障や健常者より季節変動が大きいことが報告されている.
(逸見知弘ら:眼圧の季節変動. 日本眼科学会雑誌 1994;98: 782-786.)
(中元兼二:眼圧日内変動および眼圧変動に影響する因子. ③ p.29. 図6.)

図2 健常者の眼圧季節変動

眼圧にかかわる解剖と生理・機能　41

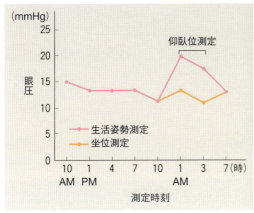

a. 生活姿勢を考慮した無治療時眼圧日内変動の一例．正常眼圧緑内障患者．46歳，男性．仰臥位で測定された睡眠時間帯の眼圧のほうが昼間の坐位測定時より高い．
（中元兼二：眼圧日内変動および眼圧変動に影響する因子． p.28．図5．）

> **Subnote**
>
> **体位変動**
> 坐位から仰臥位になると，静脈灌流圧の上昇による上強膜静脈圧の上昇や眼内血液灌流量の増加のために，眼圧が上昇すると考えられている．日常生活における姿勢のままでの眼圧測定，すなわち日中は坐位で，夜間は仰臥位で眼圧を測定する"Habitual IOP"という概念がとり入れられている．

（鈴木克佳：眼圧下降治療薬と日内変動抑制効果．⑪ p.41．＊1．）

図3　体位による眼圧変動

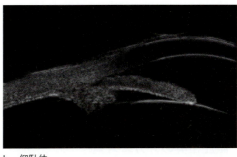

b．仰臥位

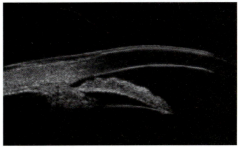

c．正面位

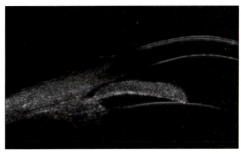

d．うつむき位

b～d．体位による瞳孔ブロックおよび隅角形状の変化．メンブレン式プローブを用いることで，仰臥位（b），正面位（c），うつむき位（d）と，異なる体位での隅角評価が可能となる．本症例では，仰臥位→正面位→うつむき位の順に相対的瞳孔ブロックが強くなっている．
（栗本康夫：閉塞隅角緑内障の画像診断．㉔ p.302．図6．）

> **Subnote**
>
> **そのほかの眼圧変動に影響する因子**
> 運動は眼圧を一過性に下げる．その効果は健常者より緑内障患者のほうが大きい．膠質浸透圧の上昇，代謝性アシドーシスなどが原因とされている．
> アルコールを摂取すると眼圧は下がる．カフェインは眼圧を上げるが，通常の摂取では持続的な眼圧上昇はない．大量の飲水は，血漿浸透圧の低下のため，房水産生を促進し，眼圧を上昇させる．喫煙は眼圧を一時的にわずかに上昇させるとの報告や，喫煙者は非喫煙者より眼圧が高いとする報告がある．
> ウェイトリフティングや木管楽器演奏などは，腹腔・胸腔内圧上昇による上強膜静脈圧上昇のため，一過性に眼圧を上昇させる．
> 麻酔による眼圧の変化は，発達緑内障の診断と治療において注意が必要であるが，ケタミン，トリクロロエチレン以外の全身麻酔では，一般に眼圧は下がるとされている．

（中元兼二：眼圧日内変動および眼圧変動に影響する因子．③ p.29．）

眼圧にかかわる解剖と生理・機能
眼圧上昇のメカニズム

表1　眼圧上昇のメカニズム

a. 眼圧上昇機序別の疾患分類

眼圧上昇の機序		代表的な疾患
開放隅角	線維柱帯と前房の間に房水流出抵抗の主座のあるもの	血管新生緑内障，異色性虹彩毛様体炎など
	線維柱帯に房水流出抵抗の主座のあるもの	原発開放隅角緑内障，ぶどう膜炎，水晶体融解によるもの，Posner-Schlossman 症候群，ステロイド緑内障，落屑緑内障，原発アミロイドーシス，眼外傷，眼科手術（硝子体手術，白内障手術，角膜移植）の術後，眼内異物，眼内腫瘍，Schwartz 症候群，色素性緑内障，色素散乱症候群など
	Schlemm 管より後方に房水流出抵抗の主座のあるもの	眼球突出，上眼静脈圧亢進など
閉塞隅角	瞳孔ブロックによるもの	原発閉塞隅角緑内障，プラトー虹彩緑内障，膨隆水晶体，水晶体脱臼，小眼球症，ぶどう膜炎の虹彩後癒着による iris bombé など
	瞳孔ブロックによらない虹彩-水晶体の前房移動による直接閉塞によるもの	膨隆水晶体，水晶体脱臼など
	水晶体より後方に存在する組織の前方移動によるもの	小眼球症，汎網膜光凝固後，強膜短縮術後，眼内腫瘍，後部強膜炎，ぶどう膜炎，原田病による毛様体脈絡膜剥離，悪性緑内障，眼内充填物質，大量硝子体出血，未熟児網膜症など
	前房深度に無関係に生じる周辺虹彩前癒着によるもの	ぶどう膜炎，角膜移植後，血管新生緑内障，虹彩角膜内皮症候群（ICE〈iridocorneal endothelial〉syndrome），前房内上皮増殖，虹彩分離症など

（阿部早苗ら：眼圧上昇．**21** p.52．表2．）

b. ぶどう膜炎における眼圧上昇機序

開放隅角緑内障	線維柱帯への炎症性物質の沈着
	線維柱帯の貪食細胞減少による線維柱帯のフィルター機能の低下
	細胞外マトリックスの増加（ステロイド緑内障）
	blood-ocular barrier（血液眼関門）の破綻による房水産生の増加
	炎症による線維柱帯の膨隆，隅角結節形成(trabeculitis)
閉塞隅角緑内障	虹彩後癒着（posterior synechia）による瞳孔ブロック，膨隆虹彩（iris bombé）
	周辺虹彩前癒着（PAS）
	新生血管緑内障
	虹彩水晶体隔膜の前方移動（Vogt-小柳-原田病）

PAS：peripheral anterior synechia
（蕪城俊克：ぶどう膜炎における緑内障手術．**13** p.151．表1．）

c. 眼圧上昇をきたしやすいぶどう膜炎

前部ぶどう膜炎	
感染性	ヘルペス性虹彩毛様体炎
非感染性	Posner-Schlossman 症候群 急性前部ぶどう膜炎 Fuchs 虹彩異色性虹彩毛様体炎 若年性特発性関節炎関連ぶどう膜炎

汎ぶどう膜炎	
感染性	急性網膜壊死（桐沢型ぶどう膜炎） 眼内炎
非感染性	サルコイドーシス 原田病

（澤田　有：ぶどう膜炎に伴う続発緑内障，Posner-Schlossman 症候群．**15** p.157．表2．）

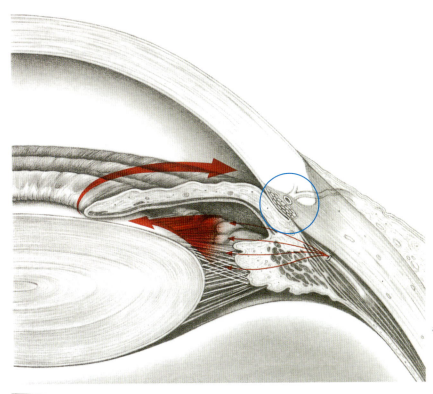

a. 閉塞隅角緑内障.
虹彩周辺部が隅角線維柱帯を覆い,房水流出を阻止する.

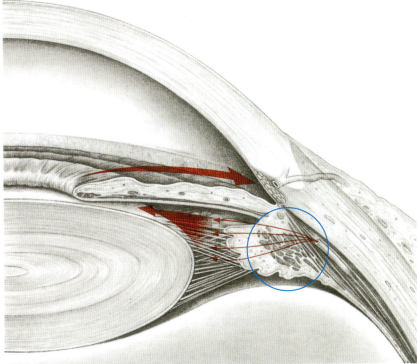

b. 開放隅角緑内障.
隅角線維柱帯,Schlemm管,静脈系を介する房水の流れが阻害される.

図1 房水の流出阻害と緑内障

(Hoskins Jr HD, et al:Becker-Shaffer's Diagnosis and Therapy of the Glaucomas. 6th ed. St Louis:CV Mosby;1989. p.3.)
(北澤克明:総論. 総論, 分類. 北澤克明ら編. 眼科学大系 3A 緑内障. 東京:中山書店;1993. p.6. 図1, 2.)

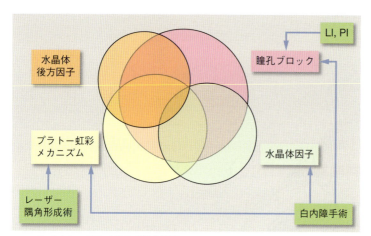

> **Subnote**
>
> 狭隅角をきたすメカニズムは，瞳孔ブロック，プラトー虹彩（plateau iris；台形虹彩）形状，水晶体因子，水晶体より後方の因子の四つに分類される．このうちプラトー虹彩形状が主たるメカニズムである症例は，中心前房深度がほぼ正常である場合が多い．
>
> （栗本康夫：狭隅角なのですが，どの病型か診断するにはどうしたらよいでしょうか？ ③ p.210. *2.）

a. マルチメカニズムで起こる隅角閉塞
LI：laser iridotomy（レーザー虹彩切開術）
PI：peripheral iridectomy（周辺虹彩切除術）
（三嶋弘一：OCT による隅角の評価. ㉔ p.328. 図 5.）

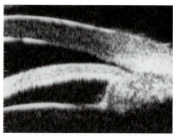
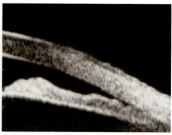

瞳孔ブロック　　プラトー虹彩形状　　水晶体因子

b. 隅角閉塞のメカニズムと UBM 画像．UBM により，隅角閉塞の背景にあるメカニズムが一目瞭然となった．左から順に，相対的瞳孔ブロックが支配的な症例，プラトー虹彩形状が支配的な症例，水晶体因子が支配的な症例である．
UBM：ultrasound biomicroscope（超音波生体顕微鏡）
（栗本康夫：閉塞隅角緑内障の画像診断. ㉔ p.300. 図 3.）

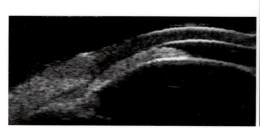
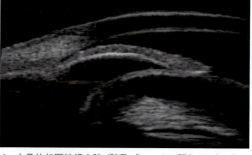

c. 水晶体起因性緑内障（瞳孔ブロックの関与なし）．前房はほぼ消失し，後房も確認できない．虹彩は比較的薄く，虹彩と水晶体が一体となって前房を占拠している点は悪性緑内障と同様である．毛様体ブロックによる硝子体圧の上昇が著明ではないために，毛様体突起は扁平化していない．毛様体突起の形から悪性緑内障と鑑別が可能である．

d. 水晶体起因性緑内障（瞳孔ブロックの関与あり）．中心前房は極端に浅くない．虹彩が薄く前方凸が著明である．水晶体の赤道部が描出されている点が異常所見である．毛様体突起と水晶体の距離も長い．水晶体内部の高反射は白内障の存在を示唆する．毛様小帯の脆弱による水晶体亜脱臼により浅前房化し，瞳孔ブロックが増大して虹彩が前方凸になり隅角閉塞を引き起こしたと考えられる．撮影時には高張浸透圧薬などで眼圧は下降し，隅角はわずかに開放している．

（酒井 寛：超音波生体顕微鏡. ㉔ p.143. 図 5, 8.）

図2　隅角閉塞の発症メカニズム

眼圧にかかわる解剖と生理・機能　45

Subnote

眼圧上昇をきたす可能性のある薬剤

抗コリン作用のある薬剤

抗うつ薬，抗不安薬，抗てんかん薬，抗不整脈薬，感冒薬，アレルギー用薬，鎮暈薬，鎮けい薬，排尿障害治療薬，気管支拡張薬

交感神経作動薬の一部

低血圧治療に用いられるアメジニウムや，鎮痛薬として用いられるエルゴタミンやカフェインなど

硝酸薬

狭心症治療薬として用いられるニトログリセリンなど

抗パーキンソン病薬

レボドパ製剤

（木村　至：問診と視診．③ p.9. 表2.）

Subnote

ぶどう膜炎における眼圧上昇の原因は多彩であるが，開放隅角の場合と閉塞隅角の場合に分けて考えるとわかりやすい（表1b）[1]．実際には，複数の眼圧上昇機序が関与している場合も多く，原因の特定は難しいが，前房内炎症の活動性，ステロイド治療の内容（眼圧上昇を起こしやすいトリアムシノロン・Tenon嚢下注射を行っていないか），隅角所見，最近の眼圧の推移などから眼圧上昇の原因を推測する．隅角所見が乏しく，前房内炎症がないにもかかわらず眼圧が高い症例は，ステロイド緑内障の可能性が高い．
（文献）
1) 蕪城俊克ら：ブドウ膜炎併発緑内障における手術の適応・術式の選択・術後処置．あたらしい眼科 2004；21：13-19.

（蕪城俊克：ぶどう膜炎における緑内障手術．⑬ p.151.）

Subnote

眼灌流圧
収縮期血圧と拡張期血圧から算出される平均血圧と眼圧の差が，眼灌流圧と定義される．眼圧変動だけでなく血圧変動が大きいと眼灌流圧の変動が大きくなり，正常眼圧緑内障が進行する危険性が高くなると報告されている．交感神経β遮断薬は，夜間の眼圧下降効果が減弱するだけでなく，循環動態への影響も相まって眼灌流圧の変動抑制効果が，プロスト系プロスタグランジン関連薬や炭酸脱水酵素阻害薬と比較して弱いという報告もある．

（鈴木克佳：眼圧下降治療薬と日内変動抑制効果．⑪ p.46. ＊4.）

Editor's note ㉗

眼圧上昇のバイオマーカーを見つけよう！
われわれ眼科医が行う緑内障の病型診断は，原因がある疾患は続発性，肉眼的に隅角が閉塞していれば閉塞隅角，それ以外が原発性という分類方法である．原発性あるいは続発性開放隅角緑内障は，どうして眼圧が高いのか？また正常眼圧緑内障でも眼圧は以前よりちょっと上昇してきているのだが，単に眼圧が統計学的基準値にあるだけという患者も多々存在するに違いない．高眼圧の患者には生まれつきその眼圧でバランスが保てている人もいれば，上昇してきているが視神経障害がないだけの患者もいるに違いない．要は，いま眼圧はその患者の眼圧が上がってきたかどうかの証拠はもたないまま治療に入っているのである．何とか眼圧上昇の手掛かり，バイオマーカーを見つけたい！　　　（相原　一）

Editor's note ㉘

隅角所見の評価はしっかりしよう！
閉塞隅角は診断できればその原因を外科的に対処することができるため，開放隅角よりわかりやすい疾患群であるが，問題は隅角所見がよく評価されていないことである．van Herick法では不十分で，近視で中心前房深度が深くてもプラトー虹彩形状であることがよくみられる．隅角評価のためには，隅角鏡検査は絶対必須である．　　　　（相原　一）

Editor's note ㉙

隅角鏡とUBM
隅角鏡で狭隅角が疑われても，判断に困ることがあるが，UBMは明暗室での隅角検査が可能であり，閉塞隅角機序の診断に有用である．もう少し簡便であるとよいのだが．　　　　（相原　一）

治療薬
作用と分類

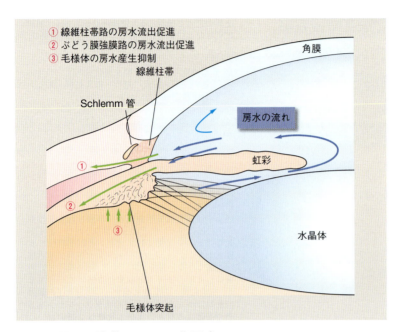

図1 眼圧下降薬の三つの作用点
(相原 一:原発開放隅角緑内障,高眼圧症. [15] p.137. 図4.)

表1 眼圧下降薬（一般名）と作用機序

房水産生抑制	線維柱帯路流出促進	ぶどう膜強膜路流出促進	血漿浸透圧上昇
炭酸脱水酵素阻害薬（ドルゾラミド，ブリンゾラミド）	ROCK阻害薬（リパスジル） イオンチャネル開口薬（イソプロピルウノプロストン）	プロスタグランジン$F_{2\alpha}$誘導体（ラタノプロスト，トラボプロスト，ビマトプロスト，タフルプロスト）	高張浸透圧薬（グリセリン，D-マンニトール）
β遮断薬（チモロール，カルテオロール，ニプラジロール）			
α_2作動薬（アプラクロニジン，ブリモニジン）			

ROCK：Rho-associated protein kinase
(後沢 誠:房水. [30] p.210. 表1より改変.)

治療薬　47

表2　眼圧下降薬の房水動態による分類

房水産生抑制	
β遮断薬	チモロール（timolol），カルテオロール（carteolol），レボブノロール（levobunolol）
β₁受容体選択性	ベタキソロール（betaxolol）
炭酸脱水酵素阻害薬	ドルゾラミド（dorzolamide），ブリンゾラミド（brinzolamide），アセタゾラミド（acetazolamide〈内服，注射薬〉）
房水産生抑制＋ぶどう膜強膜路流出促進	
αβ遮断薬	ニプラジロール（nipradilol）
α₂作動薬	アプラクロニジン（apraclonidine），ブリモニジン（brimonidine）
ぶどう膜強膜路流出促進	
α₁遮断薬	ブナゾシン（bunazosin）
プロスタグランジン関連薬	プロスタノイド誘導体 　ラタノプロスト（latanoprost） 　トラボプロスト（travoprost） 　タフルプロスト（tafluprost） プロスタマイド誘導体 　ビマトプロスト（bimatoprost）
線維柱帯路流出促進	
イオンチャネル開口薬	イソプロピルウノプロストン（isopropyl unoprostone）
副交感神経作動薬	ピロカルピン（pilocarpine）
交感神経作動薬	ジピベフリン（dipivefrine）
ROCK阻害薬	リパスジル（ripasudil）
配合薬	
房水産生抑制＋ぶどう膜強膜路流出促進	ラタノプロスト／チモロール（ザラカム®） トラボプロスト／チモロール（デュオトラバ®）
房水産生抑制	ドルゾラミド／チモロール（コソプト®）
高張浸透圧薬	
D-マンニトール（mannitol），グリセリン（glycerin），イソソルビド（isosorbide）	

（久保田敏昭：眼圧下降薬一覧／房水動態による分類. [11] p.83. 表1より改変.）

Editor's note ㉚

緑内障診療のカオス①　眼圧下降の怪
これだけ薬剤が増えても，明確な眼圧下降機序が記載できないのが緑内障分野の情けないところである．第一選択薬のプロスタグランジン関連薬でさえ，分子レベルの眼圧下降機序は一部しかわかっていない．根本的な眼圧制御機構が不明のまま，薬剤が先行している世界から脱却したい．　　　　　　　　　　　　　　　　　　（相原　一）

表3 眼圧下降薬の機序と副作用

		交感神経非選択性刺激薬	β遮断薬	α₁β遮断薬	α₁遮断薬	α₂刺激薬
		ジピベフリン	チモロール カルテオロール ベタキソロール レボブノロール	ニプラジロール	ブナゾシン	ブリモニジン
主な眼圧下降機序		線維柱帯路流出促進	房水産生抑制	房水産生抑制＋ぶどう膜強膜路流出促進	ぶどう膜強膜路流出促進	房水産生抑制＋ぶどう膜強膜路流出促進
点眼回数		2回/日	1〜2回/日	1〜2回/日	2回/日	2回/日
局所副作用	結膜アレルギー・結膜炎	++	+/−	+/−	+/−	+
	結膜充血	++	+/−	+/−	+/−	+/−
	角膜上皮障害	+/−	+/−	+/−	+/−	+/−
	眼瞼炎	+	+	+	−	+
	縮瞳	−	−	−	−	−
	睫毛多毛	−	−	−	−	−
	虹彩・眼瞼色素沈着	−	−	−	−	−
	上眼瞼溝深化	−	−	−	−	−
全身副作用	徐脈	−	+	+	−	−
	血圧低下	−	+	+	+/−	+
	頻脈・血圧上昇	+	−	−	−	−
	気管支収縮	−	+〜+++	+++	−	−
	血漿脂質上昇	−	+	+	−	−

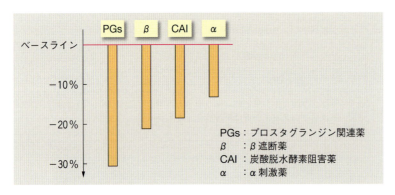

図2 緑内障点眼薬：ベースライン眼圧からの眼圧下降率

緑内障点眼薬は，ベースラインからの眼圧下降率により眼圧下降効果を評価することが多い．プロスタグランジン関連薬は，眼圧下降率が30％近くにおよび最も眼圧下降効果に優れる．β遮断薬，炭酸脱水酵素阻害薬がこれに次ぎ，眼圧下降率は15〜20％程度である．
（吉川啓司：アドヒアランス向上のために／治療薬の要件は何か．⑪ p.56．図1．）

治療薬　49

（表3のつづき）

		副交感神経刺激薬	プロスタグランジン関連薬	イオンチャネル開口薬	炭酸脱水酵素阻害薬	ROCK 阻害薬
		ピロカルピン	ラタノプロスト トラボプロスト タフルプロスト ビマトプロスト	イソプロピル ウノプロストン	ドルゾラミド ブリンゾラミド	リパスジル
主な眼圧下降機序		線維柱帯路流出促進（間接）	ぶどう膜強膜路流出促進	線維柱帯路流出促進（直接）	房水産生抑制	線維柱帯路流出促進（直接）
点眼回数		4回/日	1回/日	2回/日	2〜3回/日	2回/日
局所副作用	結膜アレルギー・結膜炎	+/−	+/−	+/−	+/−	+/−
	結膜充血	−	+〜++	+/−	+/−	++
	角膜上皮障害	+/−	+/−	+/−	+/−	+/−
	眼瞼炎	−	−	−	+	++
	縮瞳	++	−	−	−	−
	睫毛多毛	−	++	+/−	−	−
	虹彩・眼瞼色素沈着	−	+++	+/−	−	−
	上眼瞼溝深化	−	+	−	−	−
全身副作用	徐脈	−	−	−	−	−
	血圧低下	−	−	−	−	−
	頻脈・血圧上昇	−	−	−	−	−
	気管支収縮	+	−	−	−	−
	血漿脂質上昇	−	−	−	−	−

（日本緑内障学会緑内障診療ガイドライン作成委員会：緑内障診療ガイドライン〈第4版〉. 日本眼科学会雑誌 2018；122：5-53.）
（相原　一：原発開放隅角緑内障，高眼圧症. [15] p.138〜139. 表4より改変.）

50 1. 基礎編

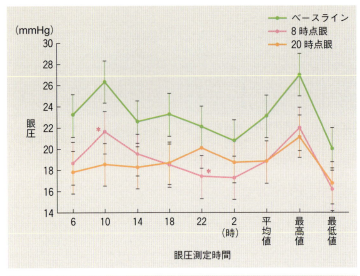

a. 0.005％ラタノプロスト．夜（20時）点眼では10時，朝（8時）点眼では22時で有意に眼圧が下降していた（*）．
(Anastasios GP Konstas, et al：Comparison of 24-Hour Intraocular Pressure Reduction With Two Dosing Regimens of Latanoprost and Timolol Maleate in Patients With Primary Open-angle Glaucoma. Am J Ophthalmology 1999；128：15-20.)

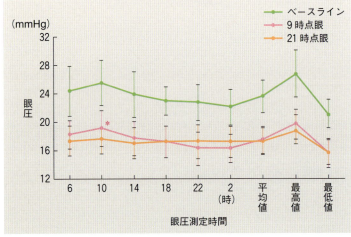

b. 0.004％トラボプロスト．夜（21時）点眼では10時の時点で，朝（9時）点眼より有意に眼圧が下降しており（*），眼圧の日内変動幅も朝点眼で4.0±1.5mmHg，夜点眼で3.2±1.0mmHgと，夜点眼で有意に小さかった．また，有意差はないものの，夜点眼のほうが最高眼圧が若干低いという結果となった．
(Anastasios GP Konstas, et al：24-Hour Intraocular Pressure Control Obtained with Evening-versus Morning-Dosed Travoprost in Primary Open-Angle Glaucoma. Ophthalmology 2006；113：446-450.)

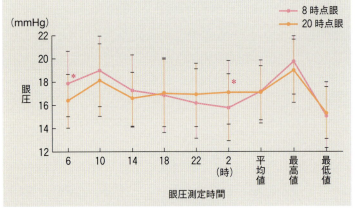

c. 0.005％ラタノプロスト／チモロール配合薬．夜（20時）点眼では6時，朝（8時）点眼では2時で眼圧に有意差がみられたが（*），平均眼圧・日中眼圧では有意差はなかった．また，眼圧の日内変動幅は朝点眼で4.4±1.6mmHg，夜点眼で3.6±1.6mmHgと夜点眼で有意に小さかった．
(Anastasios GP Konstas, et al：A Comparison of Once-daily Morning Vs Evening Dosing of Concomitant Latanoprost/Timolol. Am J Ophthalmology 2002；133：753-757.)

図3 朝点眼と夜点眼との降圧効果のちがい
(大島博美：プロスト系点眼薬の朝点眼と夜点眼の違いについて教えてください． 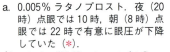 p.139．図2．)

治療薬　51

Subnote

点眼薬の眼内移行

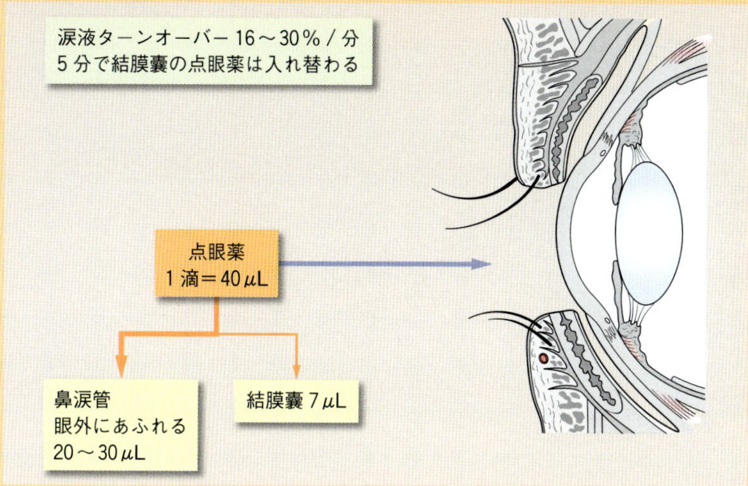

涙液ターンオーバー 16～30％／分
5分で結膜嚢の点眼薬は入れ替わる

点眼薬
1滴＝40μL

鼻涙管
眼外にあふれる
20～30μL

結膜嚢 7μL

角膜の実質は親水性，上皮・内皮は疎水性であるので，水溶性の薬剤は角膜実質を通過しやすく，脂溶性の薬剤は角膜上皮を通過しやすい．角膜上皮障害があると薬剤の眼内移行はむしろ増強する．

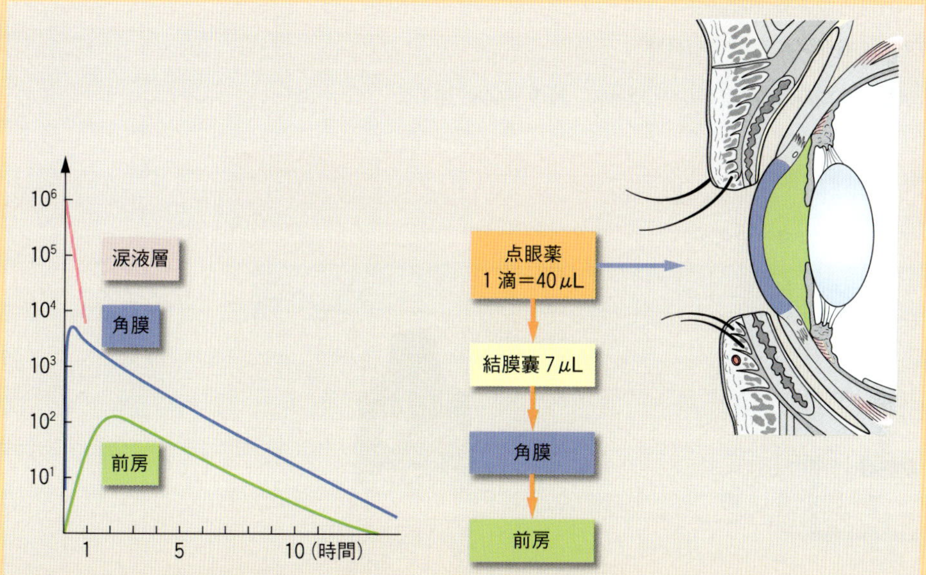

❶ 結膜嚢への点眼薬の移行

涙液層
角膜
前房

10^6
10^5
10^4
10^3
10^2
10^1

1　　5　　10（時間）

点眼薬
1滴＝40μL

結膜嚢 7μL

角膜

前房

❷ 角膜から前房への点眼薬の移行
（Maurice DM, et al：Ocular Pharmacokinetics. In：Sears ML, editor. Pharmacology of the Eye. New York：Springer-Verlag；1984 より改変.）

（吉冨健志：点眼の眼内移行について／何分間隔をあけるのがよいでしょうか. ⑪ p.77. 図2. p.78. 図3, ＊3.）

52   1. 基礎編

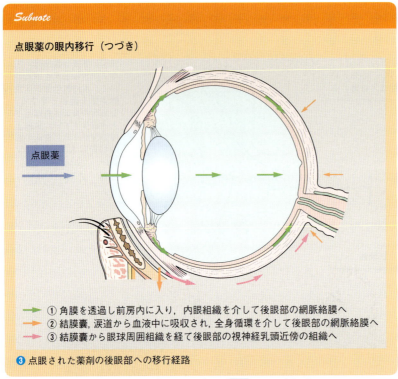

❸ 点眼された薬剤の後眼部への移行経路

(間山千尋:点眼薬は後眼部まで届くのでしょうか. ⑪ p.108. 図1.)

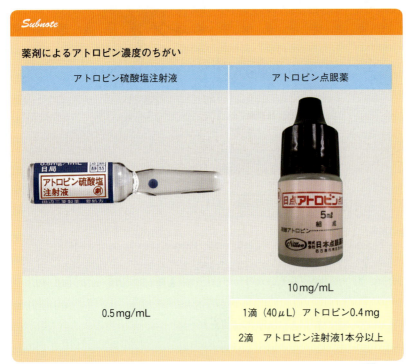

(吉冨健志:点眼薬の眼内移行について／何分間隔をあけるのがよいでしょうか. ⑪ p.77. 図1.)

治療薬
プロスタグランジン関連薬

表1　プロスタグランジン関連薬の比較一覧

	ラタノプロスト	トラボプロスト	タフルプロスト	ビマトプロスト
分類	プロスト系			
眼圧下降機序*	ぶどう膜強膜路	ぶどう膜強膜路	ぶどう膜強膜路	ぶどう膜強膜路
活性化酵素	エステラーゼ	エステラーゼ	エステラーゼ	アミダーゼ
主要受容体	FP	FP	FP	FP＋FP スプライスバリアント
眼圧下降能	強力	強力	強力	強力
点眼薬濃度	0.005％	0.004％	0.0015％	0.03％
1日投与回数	1回	1回	1回	1回
保存条件	冷蔵，開封後1か月室温	25℃以下，凍結不可	室温	25℃以下，凍結不可
防腐剤**	ベンザルコニウム塩化物	イオン緩衝系防腐剤	ベンザルコニウム塩化物	ベンザルコニウム塩化物

*眼圧下降機序に関しては，いまだ十分に解明されていない.
**先行製剤における防腐剤であり，ジェネリックでは異なる.
（柏木賢治：プロスタグランジン関連薬／眼圧下降作用. [11] p.126. 表1より改変.）

Editor's note ㉛

プロスタグランジン関連薬に思うこと
PG関連薬は第一選択薬としての地位を確立した. 1剤での最大の眼圧下降効果，1日1回点眼はやはり受け入れやすい. しかし，PG associated perioorbitopathy（PAP）は患者によっては整容面で問題であり，またわれわれも眼圧測定困難症例によく遭遇する. 濾過手術の術後成績にも関係するという報告もある. 全身的副作用はないが，局所の安全性も改善されればさらによい薬剤となるのだが. （相原　一）

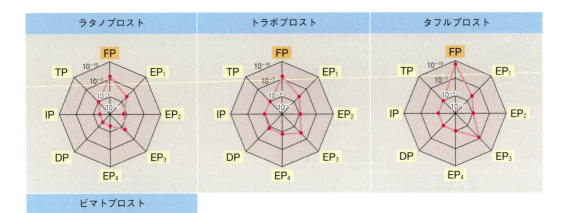

図1　プロスタグランジン関連薬の受容体選択一覧

FP受容体に最も強い親和性を示す（■）．ウノプロストンはすべての受容体に対して親和性を示さない．
（相原　一：眼科薬物療法の新たな展開プロスタグランジン関連事物．あたらしい眼科 2010；27：1347-1356.）
（柏木賢治：プロスタグランジン関連薬／眼圧下降作用．⑪ p.125. 図2.）

表2　プロスタノイド受容体のグループ分け

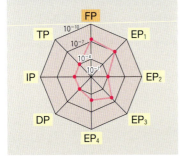

1. 細胞内のcAMP産生を促進して平滑筋弛緩作用などにかかわる EP_2, EP_4, IP, DP受容体のグループ
2. 細胞内 Ca^{2+} 濃度を増大させて主に平滑筋収縮作用などにかかわる TP, FP, EP_1 のグループ
3. 主に細胞内のcAMP産生を抑制する EP_3

（佐伯忠賜朗：FP受容体以外の受容体の作用について教えてください．⑪ p.142. 表2.）

表3　眼組織におけるプロスタノイド受容体とセカンドメッセンジャーおよび受容体サブタイプの眼内分布

受容体サブタイプ	プロスタノイド	セカンドメッセンジャー	眼内組織
DP	PGD_2	cAMP↑	網膜，毛様体
EP_1	PGE_2	$[Ca^{2+}]_i$↑	瞳孔括約筋，毛様体
EP_2	PGE_2	cAMP↑	
EP_3	PGE_2	cAMP↑↓，$[Ca^{2+}]_i$↑	毛様体筋，線維柱帯
EP_4	PGE_2	cAMP↑	毛様体筋，毛様体無色素上皮
FP	$PGF_{2\alpha}$	$[Ca^{2+}]_i$↑	毛様体筋，虹彩，メラノサイト，網膜内外層，視神経，角膜上皮，水晶体上皮，実質線維芽細胞
IP	PGI_2	cAMP↑	網膜血管内皮，角膜，線維柱帯
TP	TXA_2	$[Ca^{2+}]_i$↑	毛様突起，網膜血管内皮，角膜上皮

（松元　俊：眼圧下降薬一覧／薬理学的分類．⑪ p.88. 表1, 2.）

Subnote

プロスタグランジン（prostaglandin；PG）やトロンボキサンなどアラキドン酸に由来する生理活性物質の一群をプロスタノイドと呼び，主に，DP，EP_1，EP_3，EP_4，FP，IP，TPなどのプロスタノイド受容体が眼内組織に存在することが知られている．プロスタノイド受容体が刺激されると，その受容体サブタイプに応じて異なった細胞内セカンドメッセンジャーであるサイクリックAMP（cAMP）や細胞内カルシウムイオン濃度（$[Ca^{2+}]_i$）が上昇（受容体によっては下降）する（表3）．

（松元　俊：眼圧下降薬一覧／薬理学的分類．⑪ p.88-89.）

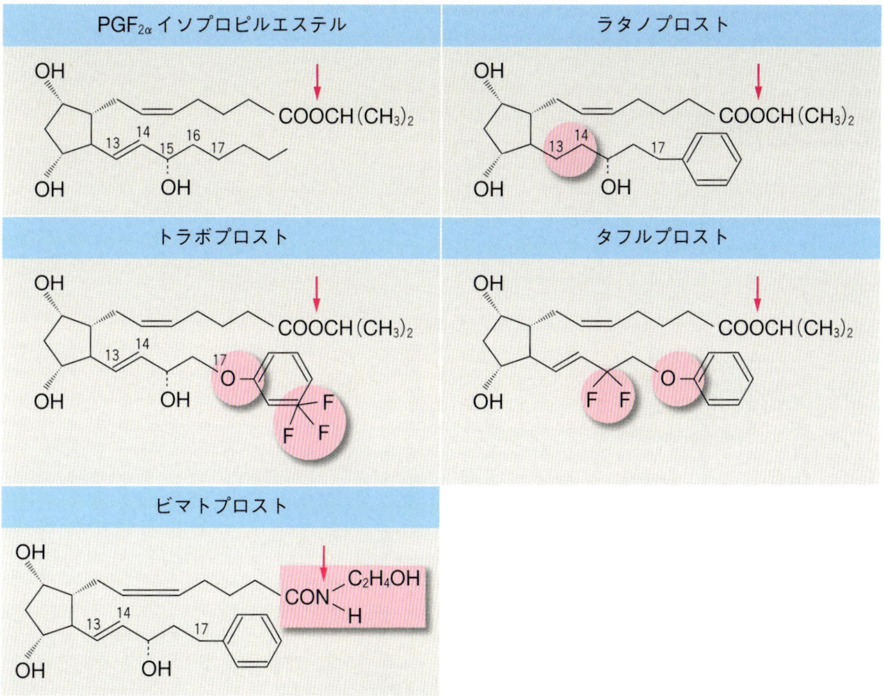

治療薬　55

図2　プロスタグランジン関連薬の構造式一覧

4種のPG関連薬はいずれもイソプロピルエステル化されている．矢印は分解を受ける部位を示す．ビマトプロストのみはアミダーゼによって分解されるが，ほかのPG関連薬はエステラーゼによって分解される．
（相原　一：眼科薬物療法の新たな展開プロスタグランジン関連事物．あたらしい眼科2010；27：1347-1356．）
（柏木賢治：プロスタグランジン関連薬／眼圧下降作用．⑪ p.124．図1．）

表4　プロスタグランジンの眼に対する作用

眼圧下降
結膜充血
血管透過性亢進
炎症（ぶどう膜炎，虹彩炎，囊胞様黄斑浮腫）
虹彩色素の変化

（松元　俊：眼圧下降薬一覧／薬理学的分類．
⑪ p.89．表3．）

Subnote

プロスタグランジン関連薬には充血，睫毛伸長，多毛，眼瞼色素沈着，上眼瞼溝深化などの自覚的に気づきやすく，整容上問題となる副作用があるため，初回投与時の説明が不十分だった場合には，治療中断，再診中断などを生じるリスクが高い．

（狩野　廉：low teen の眼圧の NTG 患者への処方はどうしますか？ ⑪ p.208．＊5．）

治療薬
交感神経 β 遮断薬

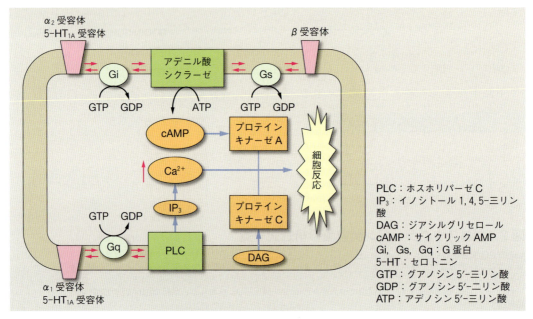

図1 アドレナリン受容体と細胞内反応の模式図

ノルアドレナリンとアドレナリンの生理学的作用は，α アドレナリン受容体と β アドレナリン受容体の二種類の受容体を介して発揮される．α アドレナリン受容体は，大きく α_1 受容体と α_2 受容体の二種類に分けられ，おのおのに α_{1A}，α_{1B}，α_{1D} および α_{2A}，α_{2B}，α_{2C} のサブタイプがあることが知られている（表1）．α_1 受容体が刺激されると，細胞内ではホスホリパーゼ C（PLC）が活性化され，イノシトール三リン酸（IP₃）濃度が上昇し，$[Ca^{2+}]_i$ が上昇，カルシウムチャネルが開き，細胞外からもカルシウムイオンの流入が増加して，細胞の生理的反応が生じる．一方，α_2 受容体が刺激されると，cAMP が減少する．β アドレナリン受容体は，β_1，β_2，β_3 の三つのサブタイプが知られており，いずれも刺激により細胞内 cAMP が上昇する．すなわち，α_2 受容体と β 受容体では刺激に対する細胞内反応が正反対なのである．

眼内のアドレナリン受容体の分布と眼圧下降機序 瞳孔散大筋には α_1 受容体が多く分布し，α_1 受容体の選択的作動薬であるフェニレフリンを点眼すると，瞳孔散大筋が収縮して散瞳を起こす．瞳孔括約筋には β 受容体が観察されるが，β 受容体を刺激してもほとんど瞳孔括約筋の弛緩はみられない．線維柱帯には β 受容体，特に β_2 受容体が多く分布している．アドレナリンの眼圧下降作用は，主に線維柱帯の β 受容体刺激によるものと考えられている．アドレナリンが β 受容体に作用して線維柱帯の房水流出抵抗を減弱させると考えられているが，その詳細なメカニズムはいまだわかっていない．毛様体には交感神経が分布しており，毛様体の β 受容体が刺激されると cAMP が上昇し，房水産生が増加する．β_2 受容体を遮断すると毛様体上皮の cAMP が減少し，房水産生が減少する．アドレナリンは一方では，毛様体上皮の α_2 受容体を刺激するが，α_2 受容体はアデニル酸シクラーゼを阻害するので，α_2 受容体を単独で刺激すると cAMP の減少が起こり，房水産生が低下する．アドレナリンはこのように β_2 および α_2 受容体の両方を刺激するが，全体としてみると cAMP は上昇する．したがって，アドレナリンの眼圧下降の主な機序は，線維柱帯細胞内の cAMP を上昇させることにより，線維柱帯の房水流出抵抗を減弱させ，房水流出を増加することである．
（松元　俊：眼圧下降薬一覧／薬理学的分類．⑪ p.91．図1.）

表1 アドレナリン受容体とセカンドメッセンジャー

受容体ファミリー	サブタイプ	セカンドメッセンジャー
α_1	α_{1A}	$[Ca^{2+}]_i \uparrow$
	α_{1B}	
	α_{1D}	
α_2	α_{2A}	cAMP $\downarrow$
	α_{2B}	
	α_{2C}	
β	β_1	cAMP $\uparrow$
	β_2	
	β_3	

(松元 俊:眼圧下降薬一覧／薬理学的分類. [11] p.90. 表5.)

表2 眼圧下降薬の作用機序とアドレナリン受容体

受容体	サブタイプ	薬剤	組織	眼圧下降機序
α	α_1(遮断)	ブナゾシン	ぶどう膜強膜流出路	房水流出↑
	α_2(刺激)	アプラクロニジン	ぶどう膜血管	房水産生↓
β	β_1(遮断)	ベタキソロール	毛様体上皮	房水産生↓
	$\beta_1\beta_2$(遮断)	チモロール	毛様体上皮	房水産生↓
		カルテオロール		
	β_2(刺激)	アドレナリン	線維柱帯	房水流出↑
$\alpha\beta$	α(遮断)	ニプラジロール	ぶどう膜強膜流出路	房水流出↑
	β(遮断)	レボブノロール	毛様体上皮	房水産生↓

(松元 俊:眼圧下降薬一覧／薬理学的分類. [11] p.92. 表6.)

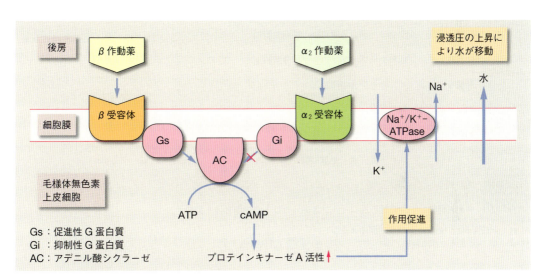

図2 交感神経と房水産生の模式図
β受容体は房水産生を促進させ，α_2受容体は房水産生を抑制させる．
(菅野 誠:交感神経作動薬. [11] p.164. 図1.)

表3　現在わが国で使用可能なβ遮断薬点眼剤

一般名	チモロール	カルテオロール	ベタキソロール	レボブノロール	ニプラジロール
商品名	チモプトール®	ミケラン®	ベトプティックエス®	ミロル®	ハイパジール®
受容体選択性	β_1, β_2	β_1, β_2	$\beta_1 > \beta_2$	α_1, β_1, β_2	α_1, β_1, β_2
濃度	0.25%, 0.5%	1%, 2%	0.5%	0.5%	0.25%
点眼回数	1日2回 1回（ゲル化剤）	1日2回 1回（ミケラン®LA）	1日2回	1日1回	1日2回
その他の作用	—	角膜上皮保護作用，抗炎症作用	Ca受容体拮抗作用	α_1遮断作用	α_1遮断作用 一酸化窒素産生

（中澤　徹：交感神経β遮断薬／副作用とその対処． ⑪ p.149．表1．）

表4　β遮断薬点眼剤によって起こりうる主な副作用

β_1受容体	心臓	心拍数減少，自動能低下，収縮力低下，伝導速度低下
	腎・副腎皮質	レニン分泌抑制，ADH分泌抑制
β_2受容体	肺	気管・気管支収縮
	血管	収縮
	肝臓	グリコーゲン分解抑制，糖新生抑制
	骨格筋	収縮力低下，グリコーゲン分解抑制
	膵臓	インスリン分泌抑制
	膀胱・消化管	緊張促進
	神経終末	ノルアドレナリン遊離抑制
	リンパ球	メディエーター遊離抑制
β_3受容体	脂肪細胞	脂肪分解
β受容体	中枢神経系	中枢性カテコールアミン・セロトニン受容体を抑制

ADH：antidiuretic hormone（抗利尿ホルモン）
（中澤　徹：交感神経β遮断薬／副作用とその対処． ⑪ p.150．表2．）

> *Subnote*
>
> エピネフリン（アドレナリン）は，1960～1970年代までは緑内障治療薬の中心であったが，1970年代後半にβ遮断薬が登場してからは徐々に使用頻度は少なくなってきた．

（菅野　誠：交感神経作動薬． ⑪ p.165．＊1．）

> *Subnote*
>
> β遮断薬では，片眼点眼に際し他眼でも眼圧が下降することが知られている．高眼圧症での眼圧下降の有効性を検討したOcular Hypertension Treatment Studyでは，β遮断薬点眼側の眼圧下降 −22％ に対し，非点眼側でも −5.8％ の下降があったと報告されている[1]．β遮断薬の鼻粘膜，あるいは眼球からの全身吸収による他眼への効果波及と考えられており，片眼の眼圧下降そのものが他眼の眼圧下降を誘発する，いわゆる同感眼圧反応（consensual ophthalmotonic reaction）とは異なる．
> （文献）
> 1) Piltz J, et al：Contralateral effect of tiopical β-adrenergic antagonists in initial oned-eyed trial in the ocular hypertension treatment study. Am J Ophthalmol 2000；130：441-453.

（白土城照ら：緑内障配合点眼液の使い方について教えてください． ⑪ p.193．＊2．）

治療薬
炭酸脱水酵素阻害薬

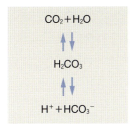

図1 炭酸脱水酵素の作用

(松元 俊:眼圧下降薬一覧／薬理学的分類. ⑪ p.92. 図2.)

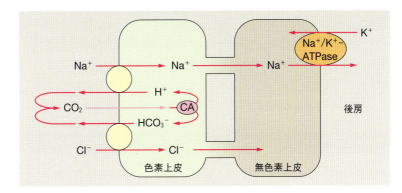

図2 炭酸脱水酵素による房水産生の模式図

CA:炭酸脱水酵素
(松元 俊:眼圧下降薬一覧／薬理学的分類. ⑪ p.92. 図3.)

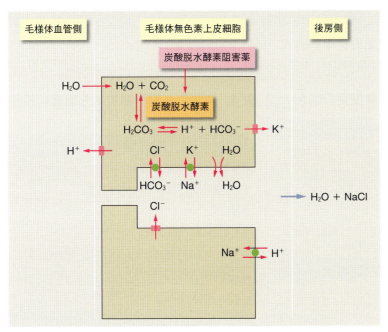

図3 炭酸脱水酵素阻害薬(CAI)の房水産生抑制機序

CAは,毛様体無色素上皮で重炭酸イオンと水素イオンを産生する.重炭酸イオンはナトリウムイオンを伴って後房水に分泌され,その際に生じた浸透圧勾配によって水が後房側に輸送され,房水産生が起こっていると考えられている.したがって,CAの阻害薬であるCAIは重炭酸イオンの生成を抑制することで後房へのナトリウムイオンの輸送が減少し,房水産生を低下させる.
CAI:carbonic anhydrate inhibitor
(廣岡一行:炭酸脱水酵素阻害薬／眼圧下降作用. ⑪ p.155. 図2.)

表1 炭酸脱水酵素アイソザイムの眼内分布

炭酸脱水酵素の分布	
細胞質内	CA I, CA II
細胞膜結合	CA IV
眼内の炭酸脱水酵素アイソザイムの分布	
角膜内皮	CA I, CA II
水晶体	CA I, CA II
毛様突起	CA II, CA IV
網膜色素上皮	CA II, CA IV
傍中心窩錐体	CA II
Müller細胞	CA II
脈絡膜毛細血管	CA IV

(松元 俊:眼圧下降薬一覧／薬理学的分類. ⑪ p.92. 表7.)

表2　わが国で使用可能な炭酸脱水酵素阻害薬

薬品名	商品名	投与方法	投与量
アセタゾラミド （250 mg 錠，粉末）	ダイアモックス®	内服	1 日 250 ～ 1,000 mg
ドルゾラミド塩酸塩 （0.5%，1%）	トルソプト®	点眼	1 日 3 回
ドルゾラミド塩酸塩（1%）・チモロールマレイン酸塩（0.5%）配合	コソプト®	点眼	1 日 2 回
ブリンゾラミド（1%）	エイゾプト®	点眼	1 日 2 回または 3 回
ブリンゾラミド（1%）・チモロールマレイン酸塩（0.5%）配合	アゾルガ®	点眼	1 日 2 回
ドルゾラミド塩酸塩（1%）・チモロールマレイン酸塩（0.5%）	コソプト® ミニ	点眼	1 日 2 回

（谷戸正樹：炭酸脱水酵素阻害薬／副作用とその対処. ⑪ p.159. 表 1 より改変.）

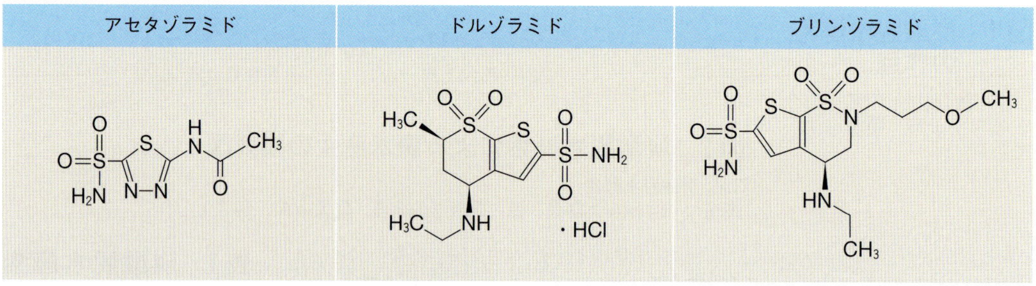

アセタゾラミド	ドルゾラミド	ブリンゾラミド

図4　炭酸脱水酵素阻害薬の化学構造式

（廣岡一行：炭酸脱水酵素阻害薬／眼圧下降作用. ⑪ p.155. 図 1.）

表3　炭酸脱水酵素阻害薬使用の禁忌

内服
本剤の成分またはスルホンアミド系薬剤に対する過敏症
高度の肝機能障害・肝硬変
無尿，急性腎不全，重篤な腎障害
高塩素血症性アシドーシス，低ナトリウム血症，低カリウム血症，副腎機能不全，Addison 病

点眼
本剤の成分に対する過敏症
重篤な腎障害

（谷戸正樹：炭酸脱水酵素阻害薬／副作用とその対処. ⑪ p.160. 表 2.）

表4　炭酸脱水酵素阻害薬を慎重に投与する必要のある状態

内服
肝疾患，肝機能障害
重篤な高炭酸ガス血症（閉塞性肺疾患）
糖尿病
重篤な冠動脈／脳動脈硬化
ジギタリス製剤・糖質コルチコイド剤・ACTH 投与中
減塩療法中
高齢者，妊婦，小児

点眼
角膜内皮細胞数が減少している患者
妊婦

ACTH：adrenocorticotropic hormone（副腎皮質刺激ホルモン）
（谷戸正樹：炭酸脱水酵素阻害薬／副作用とその対処. ⑪ p.160. 表 3.）

治療薬　61

表5　炭酸脱水酵素阻害薬内服による副作用

全身副作用
四肢の知覚異常（しびれ感）（頻度≧5%）
多尿，頻尿（頻度≧5%）
電解質異常（代謝性アシドーシス，血清カリウム低下）
消化器症状（食欲不振，下痢，腹痛，味覚異常，悪心，嘔吐，便秘）
頭痛，めまい，倦怠感
尿路結石，急性腎不全
肝機能障害
血糖値上昇・低下，尿糖
高尿酸血症
光線過敏症
発疹，発熱
再生不良性貧血，溶血性貧血，無顆粒球症，血小板減少性紫斑病
Stevens-Johnson 症候群，中毒性表皮壊死症（toxic epidermal necrolysis；TEN）
眼局所副作用
水晶体前方移動，調節障害，一過性近視

（谷戸正樹：炭酸脱水酵素阻害薬／副作用とその対処．⑪ p.160. 表4.）

表6　炭酸脱水酵素阻害薬点眼による副作用

刺激感，しみる，充血
霧視
角・結膜上皮障害
味覚異常

（谷戸正樹：炭酸脱水酵素阻害薬／副作用とその対処．⑪ p.160. 表5.）

1. 基礎編

治療薬
配合薬

表1　日本の配合薬の種類

製品名	ドルゾラミド塩酸塩/チモロールマレイン酸塩配合点眼液	ラタノプロスト/チモロールマレイン酸塩配合点眼液	トラボプロスト/チモロールマレイン酸塩配合点眼液	ブリンゾラミド/チモロールマレイン酸塩配合点眼液	タフルプロスト/チモロールマレイン酸塩配合点眼液	ラタノプロスト/カルテオロール塩酸塩配合点眼液
開発	Merck	Pfizer	Alcon	Alcon	参天	大塚
カテゴリー	β+CAI	PG+β	PG+β	β+CAI	PG+β	PG+β
成分名	Timolol 0.5% + Dorzolamide 2%	Latanoprost + Timolol 0.5%	Travoprost + Timolol 0.5%	Timolol 0.5% + Brinzolamide 1%	Tafluprost + Timolol 0.5%	Latanoprost + Carteolol 2%
点眼回数	1日2回	1日1回	1日1回	1日2回	1日1回	1日1回
承認年	1998年8月	2001年8月	2006年4月	2008年12月	2013年9月	2016年10月
日本承認	2010年4月	2010年3月	2010年4月	2013年9月	2013年9月	
pH	5.6〜5.8	5.8〜6.2	6.5〜7.0	6.7〜7.7	6.7〜7.2	6.0〜6.7
備考	日本ではDorzolamide1% BAC入り	BAC入り	BAC freeポリドロニウム	BAC入り	BAC入り	BACなしアルギン酸

BAC：benzalkonium chloride（ベンザルコニウム塩化物）

表2　配合薬の pros and cons

利点	点眼回数減少，点眼時間短縮，洗い流し効果回避→とにかく利便性が高い！ 防腐剤などの影響が減少 経済的	アドヒアランスが向上→眼圧下降効果の継続に重要
欠点，問題点	薬理学的に眼圧下降効果は1+1＝2でない可能性 　プロスタグランジンとβ遮断薬の合剤は1回点眼であり，β遮断薬の効果が低いはず 　基剤が異なると眼内移行が悪くなるかも	
	個々の眼に応じた適切濃度や点眼時刻に対する評価がしにくい 　チモロールは0.5%濃度のみ，薄いほうが適している人もいる 　配合薬1回点眼は朝夕どちらがよいのか．今までは朝と晩だったのに	
	単剤での効果を確認しておかないと，各主剤に対する効果が判定できない	

（相原　一：緑内障点眼薬の配合薬の使用方法について教えてください．15 p.145．表2．）

Subnote

眼圧下降薬配合薬はβ遮断薬チモロール0.5%と他系統との組み合わせとなっているものが多い．配合薬で2剤分の効力により，よく眼圧が下がるイメージの先行で気軽に処方したくなるが，β遮断薬チモロール0.5%が禁忌の患者には，これらの配合薬は処方できないことを忘れてはならない．

（相原　一：緑内障点眼薬の配合薬の使用方法について教えてください．15 p.145．＊1より改変．）

2
診断編

発症の危険因子と初期診断

　緑内障は，視神経の進行性の固有な構造変化と，その変化に応じた視機能異常を伴う疾患であると定義される．したがって，隅角が閉塞していること自体を緑内障と診断しない．このことは，基本的なことながら診療の際には常に銘記されたい，重要なポイントである．

　現在の緑内障診断のおおまかな流れは，① 緑内障による視神経の構造変化を検出する（主に眼底検査による），② 視神経の構造変化に伴う視機能異常（主に視野異常）を検出する，③ 緑内障の病型診断を行う，の3段階となる．眼底に緑内障性変化を認めながらも視野異常を検出できない極早期の緑内障を"前視野緑内障（preperimetric glaucoma）"と呼ぶ．また，非常な高眼圧を呈していても視神経に構造変化や視機能異常を伴っていない病型を高眼圧症（ocular hypertension）と呼ぶ．高眼圧症から緑内障へと進行しやすい危険因子としては，緑内障の家族歴，血管因子，加齢，人種，屈折異常，薄い角膜厚などがある．

発症の危険因子

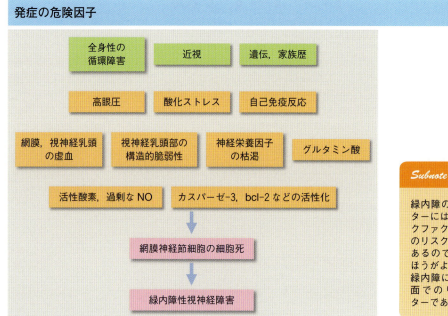

❶ 緑内障の発症，進行の危険因子と推定されている種々の因子
（間山千尋：眼血流測定には，どんな意義がありますか？ ❸ p.46. 図1.）

Subnote
緑内障のリスクファクターには，"発症のリスクファクター"と"進行のリスクファクター"があるので分けて考えたほうがよい．"近視"は，緑内障にとって両者の面でのリスクファクターであるといえる．

（富所敦男：近視と緑内障．❶ p.236．＊1．）

発症の危険因子

❷ 眼圧以外の緑内障発症・進行のリスク因子

年齢	年齢が高いほど将来的発症・進行のリスクは高いが，逆に存命中に quality of vision（QOV）の低下に苦しむ確率は低くなることに注意しなければいけない．
中心角膜厚	一見関係なさそうな因子であるが，薄ければ薄いほど緑内障の予後が悪いことは近年の RCT でも繰り返し確認されている（OHTS，EGPS，EMGT など）[1-3]．
病期	比較的初期の視野変化の例に限れば，より視野が悪い例ほど，将来的に進行の確率が高いことがわかっている[3]．また，高眼圧症例[1]においても cup/disc 比の大きい例，Humphrey 視野の pattern standard deviation 値の悪い例ほど，緑内障を発症しやすいことがわかっている．
眼灌流圧	平均血圧（正しくは平均末梢眼動脈圧）と眼圧（≒眼内静脈圧）の差を眼灌流圧と称し，眼内への血流の駆動力を表す．当然，眼圧が高くなるか，血圧が低下すれば眼灌流圧は下がり，眼内へ血液を供給しにくくなるわけである．この眼灌流圧が低い（すなわち，血圧が低い）ほど緑内障の有病率も高く[4-6]，進行確率[3,7]も高いことが知られている．また，正常眼圧緑内障では片頭痛が進行危険因子[8]と報告されており，ともに緑内障の発症・進行に循環要因も関連していることを示唆している．
視神経乳頭出血	多くの報告で確認された，緑内障の進行危険因子である[9,10]．
遺伝的要因	開放隅角緑内障の家族歴は発症の危険因子であり[11,12]，また，アフリカ由来米国人は開放隅角緑内障を発症しやすい人種としてよく知られている[13,14]．

（文献）
1) Gordon MO, et al：The Ocular Hypertension Treatment Study：baseline factors that predict the onset of primary open-angle glaucoma. Arch Ophthalmol 2002；120：714-720，discussion 829-830.
2) Miglior S, et al：Predictive factors for open-angle glaucoma among patients with ocular hypertension in the European Glaucoma Prevention Study. Ophthalmology 2007；114：3-9.
3) Leske MC, et al：Predictors of long-term progression in the early manifest glaucoma trial. Ophthalmology 2007；114：1965-1972.
4) Bonomi L, et al：Vascular risk factors for primary open angle glaucoma：the Egna-Neumark study. Ophthalmology 2000；107：1287-1293.
5) Tielsch JM, et al：Hypertension, perfusion pressure, and primary open-angle glaucoma. A population-based assessment. Arch Ophthalmol 1995；113：216-221.
6) Quigley HA, et al：The prevalence of glaucoma in a population-based study of Hispanic subjects：Proyecto VER. Arch Ophthalmol 2001；119：1819-1826.
7) Leske MC, et al：Incident open-angle glaucoma and blood pressure. Arch Ophthalmol 2002；120：954-959.
8) Anderson DR：Collaborative Normal Tension Glaucoma Study. Curr Opin Ophthalmol 2003；14：86-90.
9) Budenz DL, et al：Detection and prognostic significance of optic disc hemorrhages during the Ocular Hypertension Treatment Study. Ophthalmology 2006；113：2137-2143.
10) Bengtsson B, et al：Disc hemorrhages and treatment in the early manifest glaucoma trial. Ophthalmology 2008；115：2044-2048.
11) Wolfs RC, et al：Genetic risk of primary open-angle glaucoma. Population-based familial aggregation study. Arch Ophthalmol 1998；116：1640-1645.
12) Nemesure B, et al：Inheritance of open-angle glaucoma in the Barbados family study. Am J Med Genet 2001；103：36-43.
13) Tielsch JM, et al：Racial variations in the prevalence of primary open-angle glaucoma. The Baltimore Eye Survey. JAMA 1991；266：369-374.
14) Leske MC, et al：The Barbados Eye Study. Prevalence of open angle glaucoma. Arch Ophthalmol 1994；112：821-829.
（新家　眞：緑内障薬物療法の現在と未来／眼圧下降と神経保護．⓫ p.4．表 1．）

❸ 多治見スタディにおける緑内障の危険因子

	オッズ比	p
眼圧（mmHg）	1.12	0.002
近視		0.003
弱度（−3〜−1D）	1.85	
中等度以上（−3D≧）	2.60	
年齢	1.06	<0.0001

（岩瀬愛子：わが国の緑内障有病率：多治見スタディ．
❸ p.221．表 4．）

初期診断

❹ 緑内障を疑うポイント

① 眼圧が比較的高いとき（基本的には 21 mmHg 以上）
② 視神経乳頭陥凹拡大を認めるとき
③ 乳頭出血や神経線維層欠損を認めるとき
④ 小乳頭や近視性乳頭で評価が難しいとき

❺ 緑内障以外の疾患を疑うポイントとタイミング

① 緑内障性視神経症や網膜神経線維層欠損と視野障害の部位が一致しないとき
② 水平線をまたぐ視野障害を認めるとき（糖尿病網膜症や網脈絡膜萎縮など）
③ 垂直線による 1/4 や 1/2 半盲を認めるとき（視路・頭蓋内疾患）
④ 中心視野障害がないにもかかわらず視力低下を認めるとき（視路疾患や視神経炎など）
⑤ 周辺視野障害にもかかわらず視野障害を自覚するとき（SSOH〈superior segmental optic hypoplasia〉などの先天異常など）

（❹❺ 川瀬和秀：原発開放隅角緑内障〈広義〉. ③ p.155. 表3, 表4.）

近視眼での緑内障診断

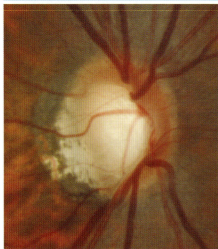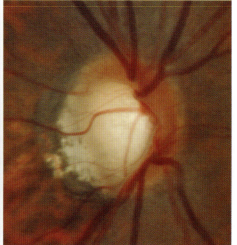

❻ 近視眼での緑内障性変化（notching, ステレオ写真）. 視神経乳頭の下方（7時方向）に局所的菲薄化（notching）が存在しているが, 楕円形をした傾斜乳頭のため, 注意深く観察しないと見落としやすい.

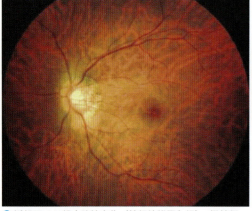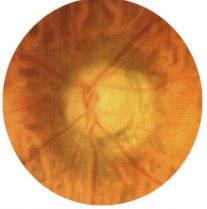

❼ 近視眼での緑内障性変化（神経線維層欠損）. 視神経乳頭の耳上側に神経線維層欠損（nerve fiber layer defect；NFLD）が存在しているが, 近視に伴う紋理眼底のため, 視認が難しい.

❽ 緑内障眼にみられる PPA（parapapillary atrophy）. 視神経乳頭の下方にリムの菲薄化（notching）がある症例で, PPA は下方のほうが上方に比べ大きいが, PPA 自体を近視性のものと緑内障性のものとに明確に区別することは難しい.

（❻〜❽ 富所敦男：診断と予後. ㉘ p.245〜246. 図1〜3.）

発症の危険因子と初期診断　67

Subnote

a. 最初の Humphrey 視野検査

b. 最初のカラー眼底写真

c. 矯正レンズ調整後の Humphrey 視野検査

❾ 強度近視眼でみられた視野異常. 等価球面度数−7 D の強度近視眼で, 最初の Humphrey 視野検査 (中心 30-2) で a のような視野異常がみられた. 眼底 (b) には緑内障性変化がほとんどみられなかったため, 矯正レンズの度数を−3 D 分変更して再検査したところ, 視野異常はほぼ消失した (c). 強度近視眼にみられることがある屈折暗点と考えられる.

（富所敦男：診断と予後.　㉘　p.247.　図 5.）

Subnote

緑内障の発見・診断で最も重要なのは, 視神経乳頭における緑内障性変化の有無を的確に判定することであるが, 近視眼では傾斜乳頭（または楕円乳頭）と豹紋様眼底のため, それが困難なことが多い. また, 強度近視では緑内障などの眼疾患がなくても視野異常がみられることが少なくなく, それも緑内障の診断を難しくしている.

（富所敦男：近視と緑内障.　①　p.236.）

近視眼での緑内障診断

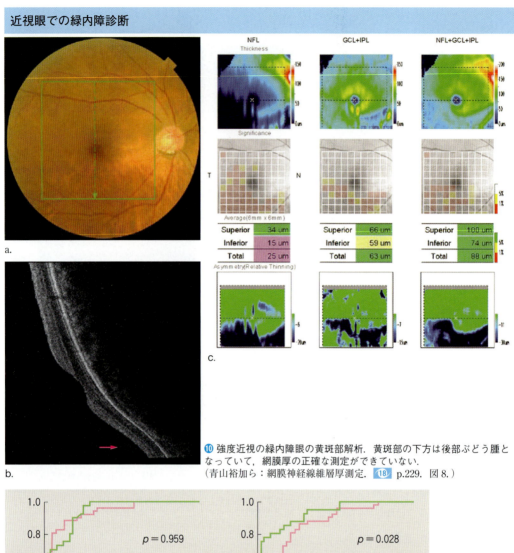

❿ 強度近視の緑内障眼の黄斑部解析．黄斑部の下方は後部ぶどう腫となっていて，網膜厚の正確な測定ができていない．
（青山裕加ら：網膜神経線維層厚測定．⑱ p.229．図 8．）

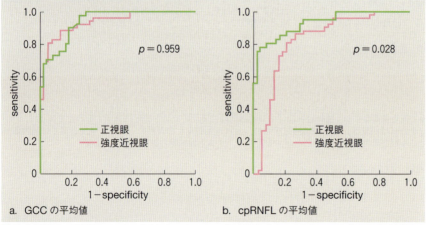

a. GCC の平均値　　b. cpRNFL の平均値

⓫ 強度近視眼，正視眼における GCC と cpRNFL の緑内障検出力．GCC では正視眼と強度近視眼の緑内障検出力に有意差は認めなかった（a）が，cpRNFL 測定では強度近視眼の緑内障検出力は正視眼と比べ有意に低かった（b）．
GCC：ganglion cell complex
cpRNFL：circumpapillary retinal nerve fiber layer
(Shoji T, et al：Impact of high myopia on the performance of SD-OCT parameters to detect glaucoma. Graefes Arch Clin Exp Ophthalmol 2012；250：1843-1849.)
（庄司拓平：網膜神経線維層厚の定量について教えてください．㉚ p.300．図 5．）

検査とその所見
主訴の聴取と検査手順

視力低下，視野障害　網膜神経節細胞死があることを示し，進行した緑内障があることを示唆する．中心視野が障害され始めると中心視力の低下が始まる．また高度な視力・視野障害を生じると，瞳孔反応の異常をきたす．

霧視，虹視，流涙，羞明，眼瞼けいれん　眼圧上昇によってみられる角膜浮腫が，これらの主訴の原因となる．ほかに眼圧上昇によって，眼痛，頭痛，充血などがみられる．

眼精疲労　比較的軽度な慢性的眼圧上昇が持続している場合によく聞かれる．

❶ 眼科診療の主訴

視力低下*	羞明*
視野障害*	眼精疲労*
飛蚊症	眼位異常
光視症	頭位異常
霧視*	複視
変視	眼球突出
虹視*	眼瞼下垂
眼痛*	眼瞼けいれん*
頭痛*	眼瞼腫脹
充血*	眼振
眼脂	瞳孔異常*
瘙痒感	色覚異常
乾燥感	夜盲
異物感	瞬目異常
流涙*	など

*緑内障にかかわるもの.
（木村　至：問診と視診. **3** p.8. 表1.）

Subnote

眼圧上昇の原因あるいは眼圧が過去に上昇した可能性を否定するために，詳細な問診は必要不可欠．続発緑内障の可能性を否定するために，眼の外傷，炎症，手術，感染症などの既往歴のほか，全身疾患の既往歴や薬物治療歴について聴取．霧視，虹視症，眼痛，頭痛，充血など，急性緑内障発作の既往を疑わせる自覚症状を聴取．

（相原　一：原発開放隅角緑内障，高眼圧症. **15** p.131.）

❷ OAG，OH と診断するための手順と要点

OAG ではなく，つまり原因がある視神経症ではないかと常に疑う　必ず左右差がないかを確認	
問診（眼圧上昇と視野障害が起こりうる事象を探索）	
家族歴	緑内障はもちろん，視神経症など
既往歴（内科的病歴および眼科疾患，頭部外傷）	炎症性疾患，ステロイドの治療既往，副鼻腔疾患，脳疾患　眼球打撲は特に重要，LASIK の有無
現在治療中の薬剤（内服はもちろん，外用薬，軟膏および坐薬など）	ステロイドの使用，神経系薬剤の使用に注意
基本検査（眼圧上昇と視野障害が起こりうる事象を探索）	
屈折，視力検査	屈折度数を把握しておく
角膜	角膜厚：500 μm 以下と 600 μm 以上は眼圧値が異常かも？（測定方法，機器により標準値は異なる）角膜裏面沈着物：炎症の既往，閉塞隅角？角膜内皮：減っていたら原因追及
前房	前房深度：中心深度と周辺深度を比較　細胞，フレアチェック
虹彩	脱色素，瞳孔縁チェック：落屑がないか？
水晶体	水晶体偏位，iridodonesis，落屑，白内障
隅角	絶対に検査をする.　開大度，色素，沈着物，プラトー虹彩形状も意外と多い
散瞳検査	散瞳程度，落屑　眼底検査
乳頭所見	観察に加え，写真，OCT など画像検査. SSOH もかなり多い
視野検査	乳頭所見に応じて選択

LASIK：laser *in situ* keratomileusis
OAG：open angle glaucoma（開放隅角緑内障）
OH：ocular hypertension（高眼圧症）
SSOH：superior segmental optic disc hypoplasia（上方視神経乳頭部分低形成）
（相原　一：原発開放隅角緑内障，高眼圧症. **15** p.132. 表1.）

検査とその所見
眼底

　緑内障性視神経症の本態は，視神経乳頭篩状板部での軸索障害によって引き起こされる網膜神経節細胞死である．それによって網膜神経線維の脱落が起こり，視神経乳頭に特徴的な構造変化がみられ，進行すればその構造変化に対応した視野異常を引き起こす．したがって，視神経乳頭にみられる構造変化を的確に把握することが，緑内障の早期発見にはきわめて重要である．

　緑内障性乳頭所見を見分けるポイントは主に三つ，乳頭陥凹，網膜神経線維層欠損，乳頭出血である．これらを把握するための診断のポイントは，① 乳頭血管の屈曲点，② 乳頭周辺部の色調変化，③ 乳頭形態の把握，の三つである．

　直接観察および視神経乳頭写真，眼底写真および走査レーザー検眼鏡などの画像診断機器を用いて，総合的に判断するが，基本となるのは乳頭写真，しかも立体写真が望ましい．

❶ 正常眼と緑内障眼の所見比較

正常眼	緑内障眼
1. 視神経乳頭陥凹 2. 視神経乳頭辺縁部形状 （ISNT の法則） 3. 網膜神経線維層視認性	1. 陥凹拡大：立体観察もしくは屈曲点から決定 2. 神経線維層欠損 （NFLD） 3. 乳頭出血 （DH） 4. 乳頭周囲脈絡網膜萎縮 （PPA） 5. bared vessel （露出血管） 6. 血管の鼻側偏位 7. laminar dot sign （篩状板孔）

（川瀬和秀：原発開放隅角緑内障〈広義〉. ❸ p.152. 表2. ）

❷ 緑内障性乳頭変化

乳頭内の変化		乳頭周囲の変化
リムの菲薄化 R/D 比	0.1 以下	網膜神経線維層欠損 （RNFLD）
乳頭陥凹拡大 　垂直 C/D 比 　C/D 比の左右差	0.7 以上 0.2 以上	乳頭出血
乳頭内血管の偏位 　血管の鼻側偏位 　bayoneting 　露出血管		乳頭周囲脈絡網膜萎縮 （PPA）

RNFLD：retinal nerve fiber layer defect
PPA：parapapillary atrophy
R/D 比：rim-to-disc ratio （リム乳頭径比）
（東出朋巳：写真でみる緑内障性乳頭所見. ❸ p.71. 表1. ）

Subnote

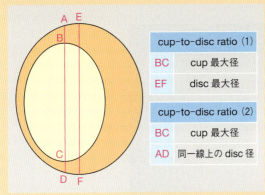
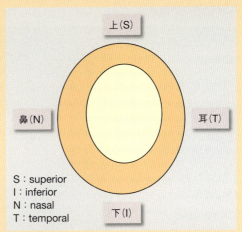

❸ cup-to-disc ratio の定義. cup-to-disc ratio の定義は二つある. ① cup 最大径と disc 最大径の比, もしくは② cup 最大径と同一線上の disc 径の比. 定義 ② が使用されることが多いが, まだ統一見解が得られていない.

❹ ISNT の法則. 健常眼ではリム幅が下方＞上方＞鼻側＞耳側となる. この法則から外れるときは緑内障を疑ってみる.

（❸❹ 齋藤　瞳：視神経乳頭の形状解析について教えてください. ㊳ p.363. 図 2, 3.）

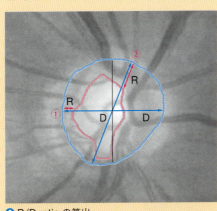
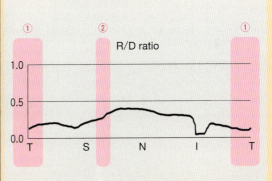

❺ R/D ratio の算出
D：乳頭重心を通る指定方向の直径
R：D 上で, 重心からカップの距離を引いてリム幅を算出
右図：R/D ratio を各経線方向で算出しグラフ化
（安樂礼子ら：OCT による乳頭解析. ⑱ p.217. 図 2.）

Subnote

乳頭陥凹の平面的な観察には限界がある. 乳頭血管の分布していない部位では, 陥凹縁の決定が困難な場合がある. しかし, 乳頭を立体的に観察すれば, 血管に頼らずに陥凹縁を決定できる.

（東出朋巳：写真でみる緑内障性乳頭所見. ③ p.71. ＊2.）

視神経乳頭の構造異常

乳頭血管の屈曲点

| 乳頭陥凹の色，大きさ，深さ |
| 乳頭陥凹拡大 |
| 乳頭蒼白部の拡大 |
| 陥凹拡大による下掘れ |
| 篩状板孔の明瞭化 |
| 乳頭辺縁部の色と幅 |
| 乳頭辺縁部皿状化 |
| 乳頭辺縁部 |
| 乳頭辺縁部萎縮 |
| 乳頭血管の異常 |
| 陥凹辺縁部での屈曲走行 |
| 鼻側偏位 |
| 血管の露出 |

○：乳頭血管の屈曲点
→：血管鼻側偏位
▶：陥凹辺縁部での血管屈曲走行
↑：篩状板孔明瞭化
▶：乳頭辺縁部の萎縮

❻ 乳頭血管の屈曲点．乳頭血管の屈曲点を探し，辺縁部と陥凹の境界を決める．
(相原　一：緑内障性視神経症．⑦ p.236．図2．)

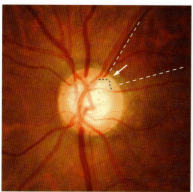

❼ リム切痕（ノッチング）．62歳，女性．乳頭上耳側にみられる乳頭陥凹が周辺に向かって突出した部位（矢印と黒点線）．陥凹底にみられる laminar dot sign がノッチングの部位にもみられる．この部位から RNFLD が広がっている（白点線）．
(東出朋巳：写真でみる緑内障性乳頭所見．③ p.72．図1．)

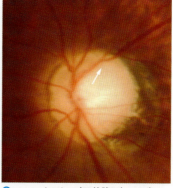

❽ saucerization（皿状陥凹）．44歳，女性．左眼の初期緑内障．視神経乳頭の色合いだけを観察するとリムが保たれているようにもみえるが，血管の屈曲点を追っていくと上方の陥凹が浅く拡大している（白矢印）ことが観察できる．
(齋藤　瞳：視神経乳頭の形状解析について教えてください．㉚ p.367．図9．)

Subnote

後天性の緑内障以外の陥凹拡大の場合，リムが蒼白であることが多い．逆に緑内障では，通常リムの色調が保たれ，リムの蒼白の有無は鑑別のための重要なポイントである．しかし，緑内障においてもリムの色調のあまりよくないこともあり，リムの蒼白の有無だけでは100％鑑別できない．

(大久保真司：緑内障以外に乳頭陥凹を来たす疾患を教えてください．⑦ p.243．＊1．)

視神経乳頭の構造異常

乳頭血管の屈曲点

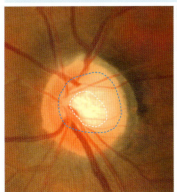
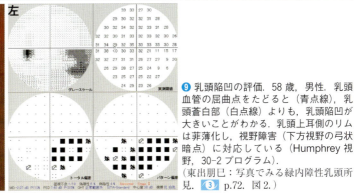

❾ 乳頭陥凹の評価．58歳，男性．乳頭血管の屈曲点をたどると（青点線），乳頭蒼白部（白点線）よりも，乳頭陥凹が大きいことがわかる．乳頭上耳側のリムは菲薄化し，視野障害（下方視野の弓状暗点）に対応している（Humphrey視野，30-2プログラム）．
（東出朋巳：写真でみる緑内障性乳頭所見．3) p.72. 図2.）

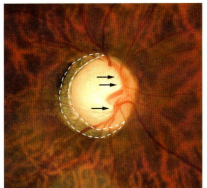
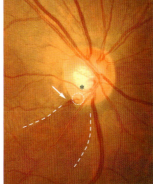

❿ 乳頭血管の鼻側偏位．54歳，男性．全周性にリムが菲薄化した末期の緑内障眼．乳頭血管が乳頭の鼻側周辺に押しつけられたようになっている（矢印）．PPA（白点線）もみられる．
（東出朋巳：写真でみる緑内障性乳頭所見．3) p.73. 図4.）

⓫ 露出血管．62歳，女性．下耳側の乳頭縁をみると，血管の屈曲点（点線の丸）の位置からリムが非常に薄いことがわかる．したがって，circumlinear vessel（＊印）が陥凹底に取り残され，露出血管の状態になっている．乳頭出血（矢印），RNFLD（点線）を伴っている．
（東出朋巳：写真でみる緑内障性乳頭所見．3) p.73. 図6.）

視神経乳頭の構造異常

乳頭血管の屈曲点

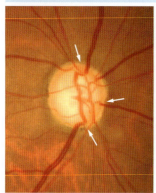 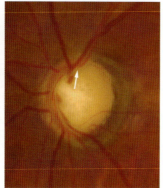

⓬ bayoneting. 70歳, 男性. 網膜静脈が乳頭陥凹縁に沿ってZ字状に屈曲している（矢印）.
（東出朋巳：写真でみる緑内障性乳頭所見. ③ p.73. 図5.）

⓭ bayoneting. 79歳, 女性. 左眼の後期緑内障. 上方の視神経乳頭血管が一度リムの下を通り乳頭表面に出てくるのが観察できる（白矢印）.
（齋藤 瞳：視神経乳頭の形状解析について教えてください. ㉚ p.367. 図8.）

乳頭周辺部の色調変化

神経線維層欠損（nerve fiber layer defect；NFLD）

限局性楔状欠損（localized NFLD）：境界明瞭な網膜色調変化（b）
びまん性欠損（diffuse NFLD）：小血管の明瞭化

NFLDなどの周囲の変化は, 近視眼の豹紋状眼底やPPAが存在する場合は非常に観察しづらく, 限界がある（a, c）.

乳頭出血（optic disc hemorrhage）は, 特に正常眼圧緑内障に特異的に多い所見で, 視野進行の危険因子であるとされる. 健常者では0〜0.21%.

診察時には必ず所見をとることが望ましい（a, b）.

正常眼圧, 乳頭正常でも乳頭出血だけ存在する場合には, 将来的に出血部位に相当して, リム狭細化, NFLDの所見がみられることが多く, 経過観察を要する（b）.

乳頭周囲脈絡網膜萎縮（parapapillary atrophy；PPA）

緑内障眼に多いとされているが, 近視眼にも多く, 特異的変化とはいえない.

PPAはPOAGの80%にあり, 視野進行と相関する.

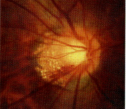 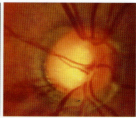

a. 下方乳頭出血とNFLD　　b. 下方乳頭出血とNFLD

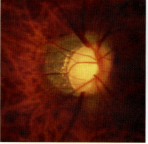 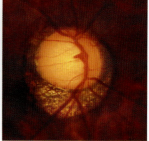

c. 上下の陥凹拡大とPPA　　d. 下方の陥凹拡大, リム減少とPPA

⓮ 乳頭周辺部の色調変化. 乳頭周辺部の網膜と小血管の色調の変化をみる.
POAG：primary open angle glaucoma（原発開放隅角緑内障）
（相原 一：緑内障性視神経症. ⑦ p.237. 図3.）

視神経乳頭の構造異常

乳頭周辺部の色調変化

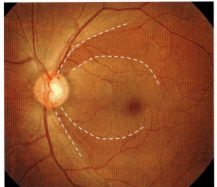
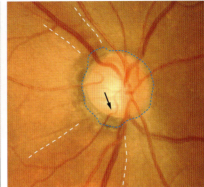

❻ PPA. 68 歳，女性．乳頭全周に PPA がみられる（青点線）．上耳側，下耳側に RNFLD（白点線）がみられ，この部位で PPA の幅が広くなっている．矢印は，bayoneting.
（東出朋巳：写真でみる緑内障性乳頭所見．❸ p.75. 図 10.）

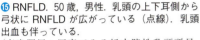

❺ RNFLD. 50 歳，男性．乳頭の上下耳側から弓状に RNFLD が広がっている（点線）．乳頭出血も伴っている．
（東出朋巳：写真でみる緑内障性乳頭所見．❸ p.73. 図 7.）

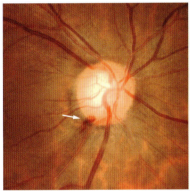
a.　　　　　　　　　　　b.

❼ 乳頭出血を繰り返した症例（67 歳，女性）
a. 下耳側の RNFLD の黄斑側境界に乳頭出血がみられた（矢印）．
b. 8 か月後，上耳側の RNFLD の黄斑側境界に新たな乳頭出血がみられた（矢印）．＊印は露出血管．
（東出朋巳：写真でみる緑内障性乳頭所見．❸ p.75. 図 9.）

Subnote

緑内障では，PPA は，視神経乳頭のリムの消失している部位に関連していて，リムの消失している部位で最も PPA が大きく，視野変化に有意に相関するとされている．一方，AION など緑内障以外の視神経症では PPA は拡大しないとされている[1]．
AION: anterior ischemic optic neuropathy（前部虚血性視神経症）
（文献）
1) Uchida H, et al：Increasing peripapillary atrophy is associated with progressive glaucoma. Ophthalmology 1998；105：1541-1545.

（大久保真司：緑内障以外に乳頭陥凹を来たす疾患を教えてください．❼ p.243. ＊2.）

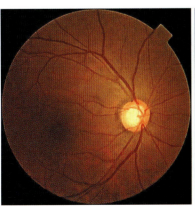
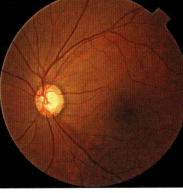
a.　　　　　　　　　　　b.

❽ 眼底写真（52 歳，女性）
a. 右眼．乳頭陥凹と乳頭辺縁部は，それぞれ，びまん性に拡大，菲薄化している．
b. 左眼．乳頭陥凹と乳頭辺縁部は，それぞれ，びまん性に拡大，菲薄化しているが，特に下耳側での変化が強い．上耳側と下耳側に網膜神経線維層欠損がみられる．
（白柏基宏：HRT による緑内障診断．❸ p.90. 図 4.）

視神経乳頭の構造異常

乳頭形態

乳頭の大きさと生理的陥凹は，比例する傾向にある．

特に小乳頭では陥凹を見逃しやすく，逆に大きな乳頭では陥凹が相対的に大きくなり，緑内障とされやすい（a）．

小乳頭では陥凹が明らかであれば，緑内障の可能性が高い．

傾斜乳頭や先天的な視神経乳頭形態異常も，視野欠損の進行がみられる場合があり，判断に苦慮する．

ほかの形態観察所見と視野所見をあわせて，総合的に判断する必要がある．

乳頭形状の差，C/D 比の差 0.2 以上は緑内障疑いである．ただし，屈折異常の左右差や片眼性の病因検索が必須である．

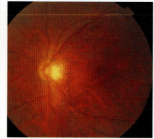
a. 小乳頭

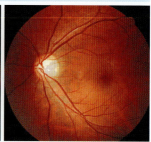
b. 正常乳頭

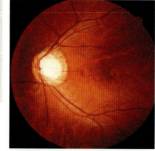
c. 巨大乳頭

❶❾ 乳頭形態．乳頭の大きさに注意する．
（相原　一：緑内障性視神経症．⑦ p.237．図 4．）

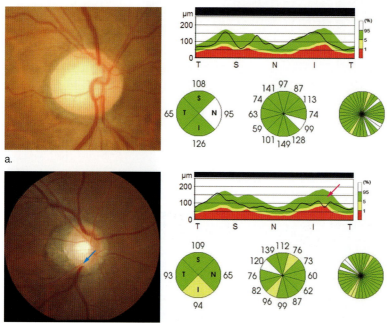

a.

b.

❷⓿ large cup 症例と早期緑内障症例
a. large cup 症例．cup-to-disc ratio は 0.75〜0.8 と大きめだが，均一に拡大しており，リムは残存している．SD-OCT で乳頭周囲の RNFL を解析しても菲薄化してる部位はなし．
b. 早期緑内障症例．cup-to-disc ratio は同じく 0.75 程度だが，下耳側のリムが菲薄化（青矢印）しており，SD-OCT でも下耳側の RNFL 菲薄化（赤矢印）が検出されている．
（齋藤　瞳：視神経乳頭の形状解析について教えてください．㉚ p.363．図 4．）

視神経乳頭の構造異常

乳頭形態

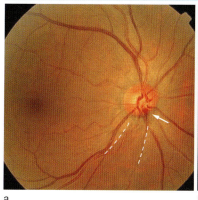
a.

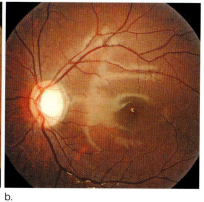
b.

㉑ 乳頭の大きさと乳頭陥凹
a. 59歳, 男性. 小さい乳頭であり, 乳頭内血管が密集し, 乳頭陥凹は一見目立たないが, 下方に乳頭出血（矢印）と RNFLD（点線）がある緑内障眼である.
b. 11歳, 男性. 乳頭陥凹は大きいが, 乳頭径も大きい. 全周でリムの厚みが保たれている. 生理的乳頭陥凹拡大である.
（東出朋巳：写真でみる緑内障性乳頭所見. ③ p.72. 図3.）

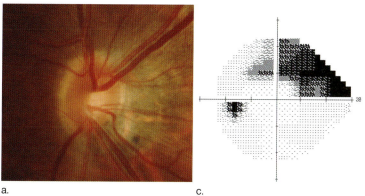
a.　　　　　　　　　　　　c.

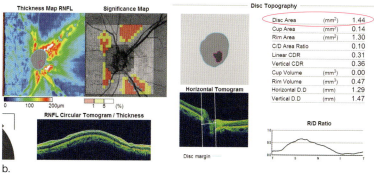
b.

㉒ 小乳頭症例（47歳, 男性. 左眼）
a. 人間ドックで視神経乳頭異常を指摘されて来院. 眼底写真で観察すると乳頭陥凹が小さいため, リムの菲薄化の評価が難しい.
b. SD-OCT で解析すると disc area は $1.44\,mm^2$ と小さい. また乳頭周囲の上下の耳側に網膜神経線維層厚の菲薄化を認める.
c. 視野検査では上鼻側の視野欠損を認める.
（齋藤　瞳：視神経乳頭の形状解析について教えてください. ㉚ p.362. 図1.）

視神経乳頭の構造異常

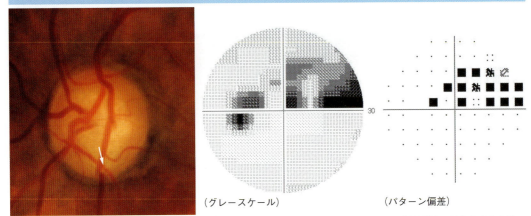

（グレースケール）　　　　　　（パターン偏差）

a. 緑内障眼の視神経乳頭写真とその視野検査結果．視神経乳頭の下方リムに notch あり．乳頭所見に対応する上方視野欠損あり．

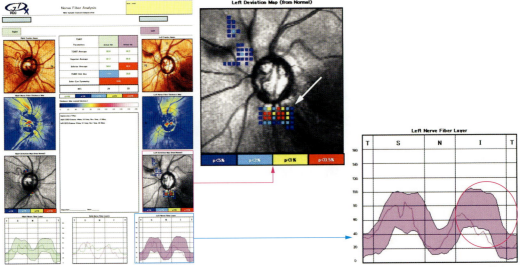

b. a と同一症例に行った GDx の結果．nerve fiber thickness map で下方の RNFL 菲薄化が赤のカラーコードで示されている（白矢印）．TSNIT グラフでも，下方（inferior）の RNFL が正常データベースと比較して菲薄化していることがわかる（赤丸）．

㉓ GDx による緑内障診断
（齋藤　瞳：GDx による緑内障診断．❸ p.86. 図 2.）

視神経乳頭の構造異常

近視眼の緑内障性乳頭変化

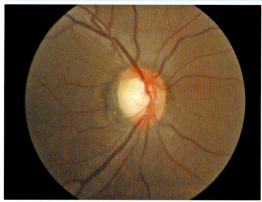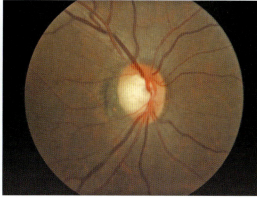

a. 正常眼のステレオ眼底写真

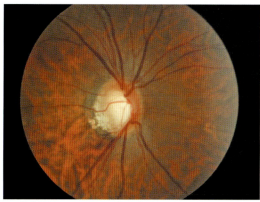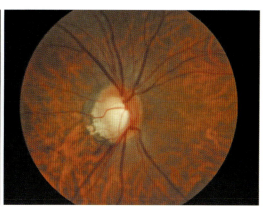

b. 緑内障眼のステレオ眼底写真

❷ 正常眼と初期緑内障眼の傾斜乳頭のステレオ眼底写真（平行法）．近視に伴う傾斜乳頭では視神経乳頭が耳側に傾斜するため，正常眼でも一見明らかなリムを形成しないことが多く，初期緑内障の変化であるノッチングなどが存在してもそれを見つけることが難しくなる．そのような場合の診療のコツは，十分な拡大率での立体観察を行うことと，緑内障初期変化の好発部位に注目することである．傾斜乳頭においても緑内障の初期変化は耳下側，あるいは耳上側に起きることが多く，その部位のリムに特に注目することで初期変化を発見できることも少なくない．

　正常眼（a）では乳頭が耳側に傾斜しているため一見すると耳側のリムの確認が難しいが，ステレオで見るとノッチングなどがなくスムースに周囲に連続するリムが耳側にも存在していることがわかる．緑内障眼（b）では耳下側（6時半の部位）にノッチングがあり，ステレオで見ると容易に確認できる．また，そこから伸びる網膜神経線維層欠損もあることがわかる．

（富所敦男：近視と緑内障．❶ p.236〜237．図1．）

Editor's note ㉜

診断の基本所見はやはり眼底写真

眼底写真は緑内障診断の基本である．OCTは有用であり，構造的な値はわかるが，異常か進行するかの評価はまったく別である．診断ソフトも内蔵されているが鵜呑みにしてはならない．必ず，眼底写真，OCT，視野検査それも適切な視野測定プログラムを用いて所見を照らし合わせ，総合的に判断することが重要だ．　　　　　　　　　　（相原　一）

視神経乳頭の構造異常

緑内障以外でみられる乳頭陥凹

㉕ 隆起していない視神経乳頭（flat disc）の鑑別

乳頭に異形成（dysplasia）を認める場合	乳頭低形成（disc hypolasia）	完全型：double ring sign（二重輪） 不完全型：上部視神経低形成（母親が糖尿病，など） de Morsier 症候群	
	乳頭欠損（optic disc coloboma）グループ	先天性乳頭小窩（optic disc pit） 朝顔形乳頭（morning glory disc）	
	巨大乳頭（megalopapilla）		
	tilted disc		
乳頭に異形成（dysplasia）を認めないならば，陥凹（cupping）を探す	陥凹があるとき，右の三つを鑑別する	緑内障性陥凹 非緑内障性陥凹 異形成性陥凹	
	陥凹を認めない場合，視神経萎縮の鑑別	先天性	優性遺伝型 劣性遺伝型 Leber 遺伝性視神経症
		後天性	

（柏井 聡：視神経疾患の診断．⑦ p.7. 表 5.）

㉖ 緑内障以外に乳頭陥凹（乳頭陥凹と間違われやすい変化）をきたす疾患

生理的陥凹拡大	
先天性視神経奇形	乳頭コロボーマ 乳頭小窩（ピット） 視神経低形成（上方視神経乳頭部分低形成）
虚血性視神経症	前部虚血性視神経症（特に動脈炎性） 後部虚血性視神経症（？）
遺伝性視神経症	Leber 遺伝性視神経症 常染色体優性視神経萎縮
圧迫性視神経症	動脈瘤 腫瘍
脱髄性疾患	脱髄性視神経炎 多発性硬化症
外傷	
ショック	
感染症	梅毒
中毒性視神経症	メチルアルコール中毒
放射線視神経症	

（Ambati BK, et al：Nonglaucomatous cupping of the optic disc. Int Ophthalmol Clin 2001；41：139-149.）
（大久保真司：緑内障以外に乳頭陥凹を来たす疾患を教えてください．⑦ p.240. 表 1.）

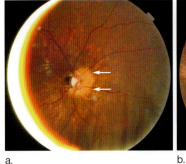

a.

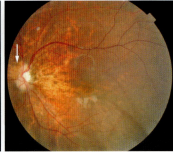

b.

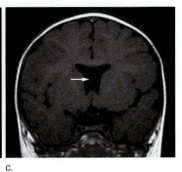

c.

㉗ 視神経低形成
a, b．視神経乳頭は小乳頭であり，double ring sign がみられる（矢印）．
c．septo-optic dysplasia の MR 画像（冠状断 T1 強調画像）．透明中隔の欠損がみられる（矢印）．
（植木智志：視神経乳頭部の先天異常．⑨ p.184. 図 1.）

視神経乳頭の構造異常

緑内障以外でみられる乳頭陥凹

Subnote

double ring sign

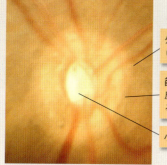

- 外部リング（強膜と篩状板の結合部）
- 篩状板の上に網膜・色素上皮が存在．乳頭に接しているところが内部リング
- 小さく形が不整な乳頭

double ring sign

double ring sign は，視神経乳頭低形成の際に認められる乳頭を囲む強膜と色素性の輪．乳頭低形成は先天的変化であるため，緑内障性変化ではない．
（齋藤 瞳：視神経乳頭の形状解析について教えてください．㉚ p.367.）

㉘ 強膜と篩状板との接合部が外部リングで，その内側は篩状板の上に網膜・色素上皮が存在し，乳頭との接合部が内部リングとなる．
（菅澤 淳：視神経低形成．⑦ p.143, 図2.）

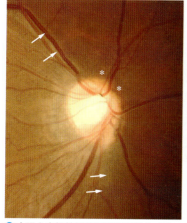 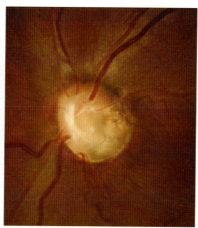

㉙ 右眼上方視神経乳頭部分低形成（48歳，女性）．上方から鼻側にかけて広範な網膜神経線維層欠損（矢印）と，上鼻側のリムが外側から切り落としたように菲薄化（*）している．網膜血管の起始部が上方に偏位している．
（大久保真司：緑内障以外に乳頭陥凹を来たす疾患を教えてください．⑦ p.241, 図1.）

㉚ 左眼乳頭コロボーマ（44歳，女性）．陥凹は下方が最も深く，下耳側のリムが消失しているようにみえる．網膜血管の起始部は，正常眼では乳頭中心部にみられるが，コロボーマでは乳頭辺縁に複数に分かれて存在する．この症例では腎萎縮がみられ，PAX2 遺伝子の異常が同定され，腎コロボーマ症候群と診断した．
（大久保真司：緑内障以外に乳頭陥凹を来たす疾患を教えてください．⑦ p.241, 図2.）

視神経乳頭の構造異常

緑内障以外でみられる乳頭陥凹

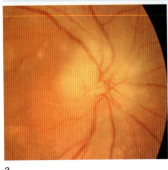
a.

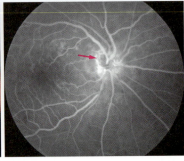
b.

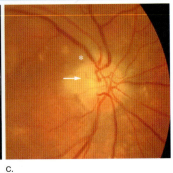
c.

㉛ 右動脈炎性虚血性視神経症（84歳，女性）
a. 初診時の右眼の視神経乳頭写真．乳頭上方の蒼白浮腫がみられる．側頭動脈生検で側頭動脈炎と診断された．
b. 右眼フルオレセイン蛍光造影写真（注入24秒後）．乳頭の上耳側に充盈欠損を認める（矢印）．
c. 発症3か月後の右眼の視神経乳頭写真．蒼白浮腫をきたしていた上方，特に上耳側の局所的陥凹がみられる（＊）．下方に比べてリムが菲薄化し，血管の走行からも深く陥凹していることが読みとれる（矢印）．

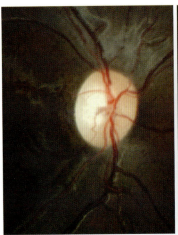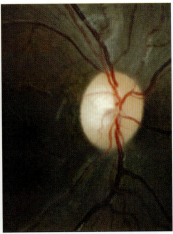

㉜ Leber遺伝性視神経症（10歳，男性）
右眼萎縮期の視神経乳頭のステレオ眼底写真．リムの全周の色調は悪いが，特に耳側が蒼白である．乳頭陥凹がやや大きい．

（㉛ ㉜ 大久保真司：緑内障以外に乳頭陥凹を来たす疾患を教えてください．⑦ p.242. 図3, 4.）

視神経乳頭の構造異常

緑内障以外でみられる乳頭陥凹

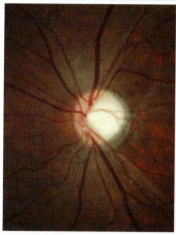
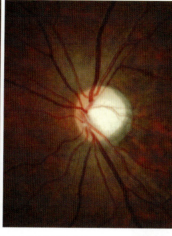

㉝ 常染色体優性視神経萎縮（18歳，男性）．左眼の視神経乳頭のステレオ眼底写真．乳頭の耳側が蒼白である．乳頭の耳側の陥凹が大きい．3型色覚がみられた．
（大久保真司：緑内障以外に乳頭陥凹を来たす疾患を教えてください．⑦ p.243．図5．）

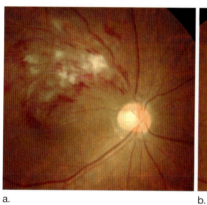
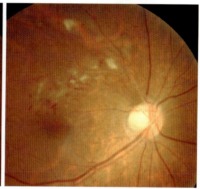

a.　　　　　　　　　　　b.

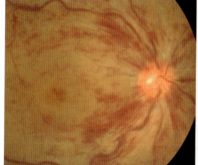
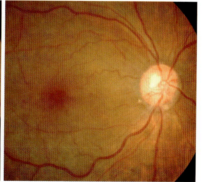

c.　　　　　　　　　　　d.

㉞ 網膜静脈閉塞疾患と乳頭陥凹
a. 50歳，女性，網膜中心静脈分枝閉塞症．
b. a の症例の発症4か月後の眼底写真．上耳側のリムが菲薄化し乳頭陥凹が拡大，網膜神経線維欠損が明らかとなっている．
c. 69歳，女性，網膜中心静脈閉塞症．
d. c の症例の発症6か月後の眼底写真．上方11時にスリット状の網膜神経線維欠損がみられ，乳頭陥凹が拡大している．
両疾患とも，網膜病変が完治した後，神経線維欠損と乳頭陥凹が残存することから，緑内障との鑑別を要する．
（写真提供：NTT東北病院眼科　志村雅彦先生．）
（中澤　徹：間違いやすい乳頭所見．③ p.82．図7．）

視神経乳頭の構造異常

緑内障以外でみられる乳頭陥凹

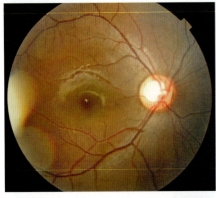
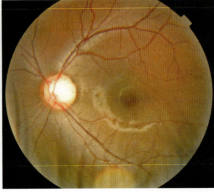

㉟ 巨大乳頭．DM/DD 比は両眼とも約 2.1．視神経乳頭陥凹拡大を伴っている．
(植木智志：視神経乳頭部の先天異常．⑨ p.187．図 6．)

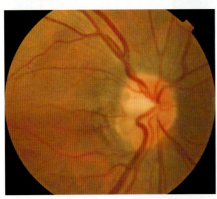

㊱ 乳頭小窩．視神経乳頭耳下側に陥凹がみられる．
(植木智志：視神経乳頭部の先天異常．⑨ p.187．図 7．)

Subnote

緑内障性視神経症は，三次元的に視神経乳頭および，その周囲に形成される組織学的な構造欠損にある．早期の網膜神経線維層欠損から視神経乳頭を構成するグリアを含めた組織が容積ごと消失していく侵食性陥凹を認めれば診断的である．この立体的な陥凹の進行が視神経乳頭の色調の蒼白化に先行する (central pallor) 点が，生理的乳頭陥凹を無視して蒼白化が広がる圧迫性視神経症 (rim pallor) との決定的な違いをなす．

(柏井　聡：視神経疾患の診断．⑦ p.9．)

Subnote

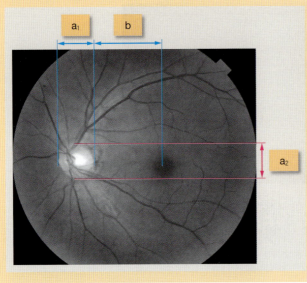

DM/DD 比

㊲ 視神経乳頭の横径を a_1，長径を a_2，黄斑部から乳頭までの距離を b とすると，

$$DM/DD 比 = \frac{\frac{a_1}{2}+b}{\frac{a_1+a_2}{2}}$$

となる．
(写真提供：群馬大学医学部眼科学教室 大谷倫裕先生．)

(菅澤　淳：視神経低形成．⑦ p.142．図 1．)

網膜神経線維層欠損

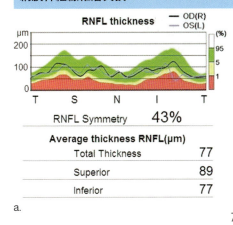

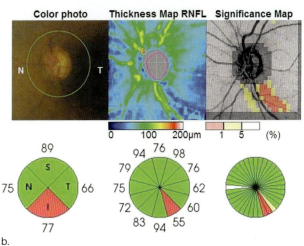

a.

b.

❸ OCT による視神経乳頭周囲 RNFL 評価．76 歳，女性．開放隅角緑内障患者の 3D スキャン結果．耳下側の視神経乳頭辺縁が薄くなっていることが，TSNIT グラフ（a），および円周上に 4 分割，12 分割，36 分割したセクタごとの RNFL 厚平均と正常人の比較をしたマップ（b）でわかる．また Thickness Map，Significance Map で NFLD の連続性を確認することができる．
（青山裕加ら：網膜神経線維層厚測定．⑱ p.224．図 1．）

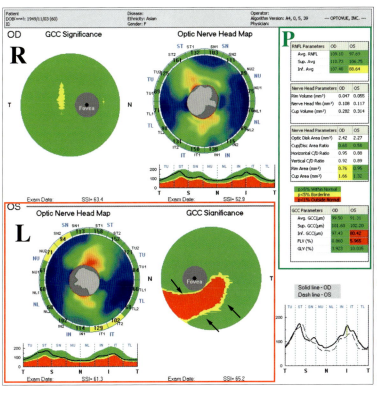

❸ 左眼緑内障の RTVue-100®（オプトビュー）の ONH（optic nerve head）と GCC プログラムの両眼プリントアウト．60 歳，女性．右に両眼のパラメータ（P：緑枠内）が表示され，右眼（R）は上方に，左眼（L）は下方に表示される（赤枠内）．赤枠内で，ONH の結果は左に，GCC の結果は右に表示される．左眼の下方にGCC が菲薄している部位が赤色に表示されている（黒矢印）．
（大久保真司：OCT による緑内障診断．③ p.100．図 4．）

網膜神経線維層欠損

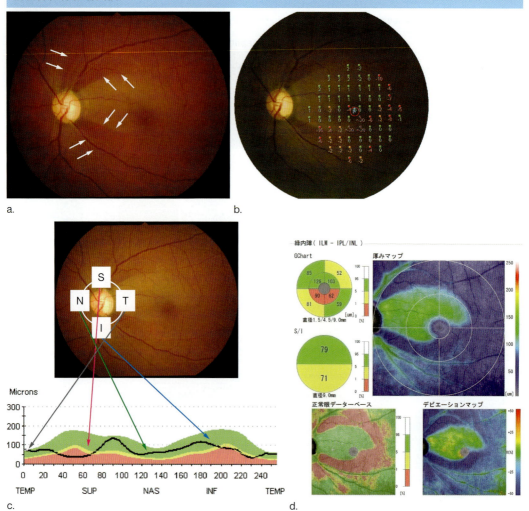

a.
b.
c.
d.

⓵ 緑内障の症例（59歳，女性，左眼）
a. 眼底写真．上耳側（11時から1時）および下耳側（4時から6時）に網膜神経線維層欠損がみられる（白矢印）．
b. マイクロペリメーター1（MP-1，眼底視野計）の local defect map．MP-1 の視野結果は，眼底に合わせて上下反転して表示されている．各検査点の健常者平均との差が表示されている．正常な検査点は緑色，健常者との差の大きさによって黄色や赤色などに表示されている．
c. 眼底写真と光干渉断層計（optical coherence tomography；OCT）の TSNIT グラフとの対応．網膜神経線維層欠損に対応する部位の OCT の網膜神経線維層は菲薄化している．
d. OCT の網膜内層厚（内境界膜から内網状層と内顆粒層の境界まで＝網膜神経線維層＋網膜神経節細胞層＋内網状層，ganglion cell complex に相当）のマップ．厚みマップ，正常眼データベース，デビエーションマップが表示される．網膜内層厚マップでは，いずれにおいても網膜神経線維層欠損に対応する乳頭につながる異常がみられる．網膜内層の障害部位と，b の MP-1 の視野障害部位が，非常によく一致していることがわかる．
（大久保真司：画像診断と視野の関係．27 p.198〜199．図 4．）

網膜神経線維層欠損

Subnote

TSNIT グラフ

乳頭周囲の網膜神経線維層厚を耳側→上方→鼻側→下方→耳側で表示したグラフである．正常では上方，下方が厚く，耳側，鼻側が薄く，グラフは二峰性を呈する．グラフに正常範囲が緑色，正常の5%未満1%以上は黄色，正常の1%未満は赤色の領域として表示される．

（大久保真司：画像診断と視野の関係．㉗ p.198．＊2．）

Subnote

網膜神経線維層，網膜神経節細胞層，網膜内網状層の3層を合わせて ganglion cell complex（GCC）として測定し，緑内障診断での有用性が報告されている[1]．その後メーカーによっては，健常者で個人差が大きいとされている網膜神経線維層を除いた，網膜神経節細胞層＋網膜内網状層の厚みを測定し解析している．

（文献）
1) Tan O, et al：Detection of macular ganglion cell loss in glaucoma by Fourier-domain optical coherence tomography. Ophthalmology 2009；116：2305-2314.

（大久保真司：画像診断と視野の関係．㉗ p.199．＊3．）

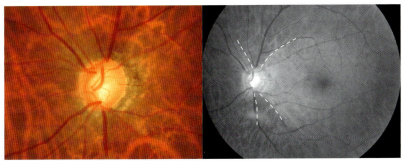
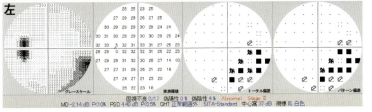

㊶ RNFLD が不明瞭な症例．67歳，男性．通常の眼底写真（左上）では RNFLD が不明瞭な場合，無赤色光の状態で評価すると RNFLD が明瞭化する（右上，点線）．上下の RNFLD に対応した視野障害がみられる（Humphrey 視野，30-2プログラム）．
（東出朋巳：写真でみる緑内障性乳頭所見．③ p.74．図8．）

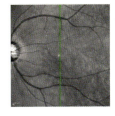
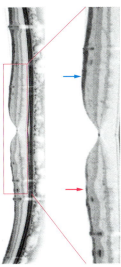

㊷ 緑内障症例における垂直断での対称性破綻．健常眼の垂直断では神経線維層・神経節細胞層とも対称性を示すが，緑内障では対称性の破綻を生じ，局所的な菲薄化を生じる（赤矢印部位は，対側の青矢印部位に比べ菲薄化している）．
（大音壮太郎：OCT 画像と網膜組織の対応．㉚ p.277．図4．）

検査とその所見
視野

　緑内障では，網膜神経線維の脱落部位に対応して，視野障害が引き起こされる．網膜神経線維の走行に沿った視野障害がみられることが，緑内障性視野障害の一つの特徴で，初期にはMariotte盲点から鼻側水平経線に至る弓状の領域に感度低下がみられる視野障害（弓状暗点，Bjerrum暗点）が好発する．視神経乳頭の構造的変化とあわせて，視野障害を検出することが緑内障の診断には重要である．また，症状進行の評価判定の要素ともなる．

　視野計測法としては，Humphrey視野計とOctopus視野計に代表される静的視野測定，Goldmann視野計に代表される動的視野測定がある．以前は，Goldmann視野計を用いた手動による動的視野測定が標準的な検査法だったが，現在では，視標の呈示から結果の解析までコンピュータ処理できる静的視野測定が主流になっている．

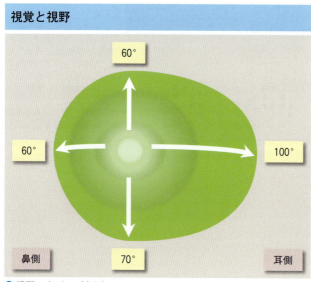

❶ 視野の広がり（右眼）
（松本長太：視野の定義．(27) p.3. 図1．）

視覚と視野

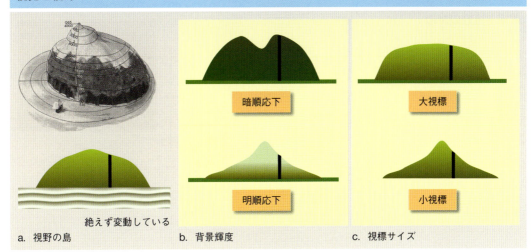

a. 視野の島　　絶えず変動している
b. 背景輝度　暗順応下／明順応下
c. 視標サイズ　大視標／小視標

❷ 視覚の感度分布
(a の上図/Harrington DO：The visual fields. A textbook and atlas of clinical perimetry. 5th ed. St. Louis：Mosby；1981.)
(松本長太：視野の定義. (27) p.4. 図2.)

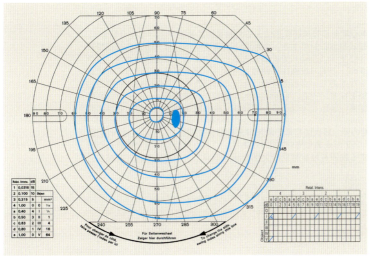

❸ Goldmann 視野計を用いた右眼の正常視野
(橋本茂樹：Goldmann 視野計. (27) p.21. 図2.)

Subnote

ヒトの視覚の感度分布は，固視点近傍で最も高く，周辺に向かうにつれ低下する不均一な分布をもっている．これは，網膜において視細胞や網膜神経節細胞の密度が，黄斑部に高密度に分布するためである．そのためヒトの視野は，固視点で最も感度が高く，周辺に向かうにつれ感度が低下する山型の分布を呈している．また，固視点から鼻側 15°付近には，Mariotte 盲点と呼ばれる，生理的な暗点が存在する．これは，眼球内の網膜神経線維の出口である視神経乳頭に対応する部位で，この部位には視細胞がないため光を感じることはできない．

(松本長太：視野の定義. (27) p.3, 4.)

網膜視神経と視野

眼底と視野の対応

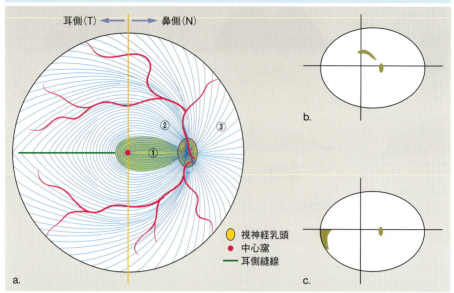

❹ 網膜神経線維と視野障害

a. 網膜神経線維の走行模式図. 中心窩から視神経乳頭に入る乳頭黄斑線維束 (①) は視力を伝え, 視野上, 中心窩は固視点, 乳頭は盲点に対応する. 中心窩の解像度を上げるため耳側の網膜神経線維は, 中心窩を避けるように上下に迂回して乳頭に入る. そのため, 耳側縫線を境に上下の網膜は, 完全に上下に分離され, 上側の線維は乳頭の上方へ, 下側の線維は乳頭の下方に入る. その走行は弓のような形をなすので, 弓状線維束 (②) と呼ばれる. 耳側縫線は視野の固視点から鼻側に伸びる水平経線をなす. 一方, 乳頭の鼻側の網膜からの線維は, そのまま乳頭に入っていくので, 放射状線維束 (③) と呼ばれる. 網膜は, 中心窩を通る垂直線を基準に耳側と鼻側に分けられる.

b, c. 網膜神経線維束欠損性視野障害の例. 緑内障初期の網膜神経線維束欠損として Goldmann 動的視野検査の Bjerrum 暗点 (b), Rönne 鼻側階段 (c) がある. これら神経線維束欠損性の視野障害の特徴は検眼鏡的に対応する網膜神経線維束の欠損を認める点で, 視野は眼底と対照して評価する.

(柏井 聡:視神経, 視交叉. 27 p.229. 図1.)

Editor's note ㉝

視野測定時の手順と考えかた

眼底網膜神経線維層走行と視野の対応は常に念頭において, 画像, 視野所見をみる必要がある. 所見に対応がない場合は, 基本的に自覚的な心理テストである視野所見を疑う. 視野測定のエラー, 視野測定プログラムの選択ミス, 精神的な問題も考えられる. そして, 視野測定に問題がない場合は緑内障以外の疾患を念頭において神経眼科的な検索を十分に行う. 緑内障専門医は神経眼科疾患に精通しておかねばならない. (相原 一)

網膜視神経と視野

眼底と視野の対応

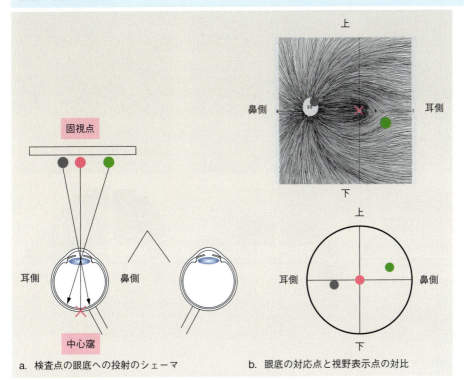

a. 検査点の眼底への投射のシェーマ　　b. 眼底の対応点と視野表示点の対比

❺ 眼底と静的視野の対応
(中村　誠：緑内障性視野異常と鑑別疾患. ③ p.102. 図2.)

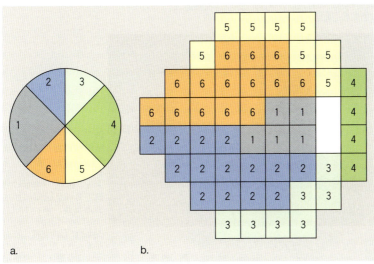

❻ 右眼の視神経乳頭と視野の関係
a. HRT II および HRT 3 の視神経乳頭の6セクタ.
b. Garway-Heath ら[1]による, 視神経乳頭の6セクタに対応する Humphrey 視野 24-2 の視野のクラスタ. 視神経乳頭の各セクタと同じ番号の視野のクラスタが対応する. 左眼はミラーイメージである.

(文献)
1) Garway-Heath DF：Moorfield Regression Analysis. In：Fingeret M, et al, editors. The essential HRT Primer. San Ramon：Jocoto Advertising, Inc.；2005. p.31-39.
(大久保真司：画像診断と視野の関係. ㉗ p.195. 図1.)

網膜視神経と視野

緑内障での典型所見

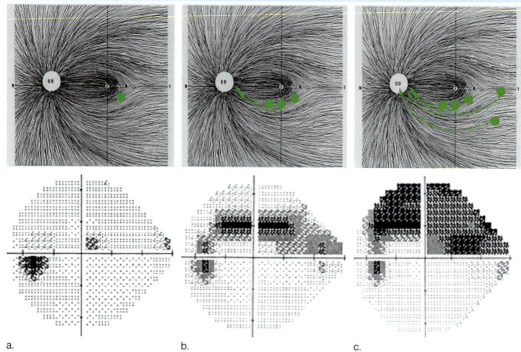

a.　　　　　　　　　　　　b.　　　　　　　　　　　　c.

❼ 典型的な緑内障視野所見と，眼底における異常点との対応
a. 固視点近傍の孤立性暗点．
b. 弓状暗点．
c. 上水平半盲．
いずれも緑丸矢印の領域に網膜神経節細胞と神経線維の障害が生じたことを表す．
（中村　誠：緑内障性視野異常と鑑別疾患．③ p.103．図 3.）

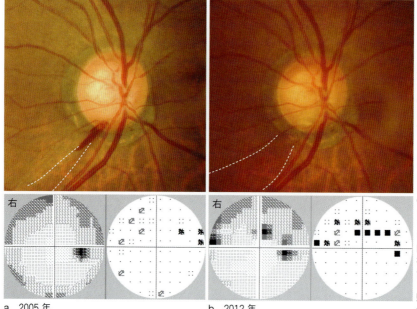

a. 2005 年　　　　　b. 2012 年

❽ 正常眼圧緑内障，乳頭線状出血（72 歳，女性）．視野は左図：グレースケール，右図：パターン偏差．7 年前に右眼下耳側乳頭縁に線状出血出現．細い NFLD (nerve fiber layer defect) の内側縁に出血がみられ，現在，同部のリムは菲薄化し，血管走行も変化している．NFLD の幅も広くなり，視野も同部に対応する沈下が検出されている．
（鈴村弘隆：緑内障性視野障害の特徴．㉗ p.185．図 7.）

網膜視神経と視野

緑内障と鑑別すべき所見

❾ 視神経疾患の視野の特徴

両眼性	中心視力の低下（＋）	乳頭黄斑線維束の限局性障害型 ↓ 盲中心暗点	中毒性視神経症 遺伝性視神経症 栄養障害性視神経症
両眼性	中心視力の低下（−）	非乳頭黄斑線維束障害型 ↓ 神経線維束障害型欠損	原発開放隅角緑内障 慢性うっ血乳頭 先天性視神経乳頭異常（低形成）
片眼性	中心視力の低下（±）	混合型＝ 乳頭黄斑線維束 ＋ 神経線維束欠損型	圧迫性視神経症 外傷性視神経症 視神経炎* 虚血性視神経症* 網膜中心動脈分枝閉塞症*

＊乳頭黄斑線維束を保存することもある．一方，圧迫性視神経症，外傷性視神経症は原則として中心視力の低下を伴うと考えてよい．
（柏井　聡：視神経，視交叉．27 p.231．表1．）

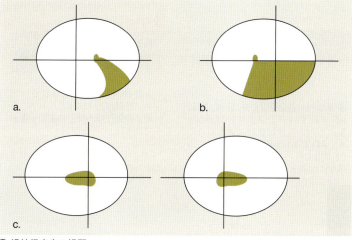

❿ 視神経疾患の視野
a．（網膜鼻側）放射状神経線維束欠損性視野．
b．下方水平視野欠損．
c．盲中心暗点．
（柏井　聡：視神経，視交叉．27 p.232．図3．）

網膜視神経と視野

緑内障と鑑別すべき所見

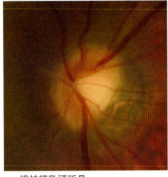

a. 視神経乳頭所見

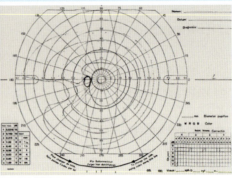

b. GP所見

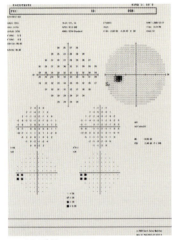

c. AP所見

⓫ 鼻側視神経部分低形成. 51歳, 男性. GPではV-4イソプタからMariotte盲点へ向かう楔状視野欠損を認めるが, APでは判定困難である.
(上野盛夫ら：Goldmann視野計による診断の限界と意義. ③ p.129. 図8.)

> **Subnote**
>
> **乳頭低形成と視神経低形成**
> 乳頭低形成は眼底所見で小乳頭を示すものであるが, 視神経低形成は必ずしも小乳頭を伴わない. 最も特徴的な所見は楔状視野欠損で, 乳頭陥凹を伴うことも多いため正常眼圧緑内障との鑑別が重要である.

(上野盛夫ら：Goldmann視野計による診断の限界と意義. ③ p.128. ＊2.)

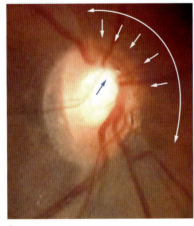

a.　　　　　　　　　b.

⓬ SSOHの眼底と視野
a. 眼底. 主管血管の上鼻側シフト（青矢印）. 乳頭周囲ハロー（白矢印の集団）. 神経線維欠損（長い白弧状矢印）.
b. Mariotte盲点へ連なる扇状視野欠損.
SSOH：superior segmental optic disc hypoplasia（上方視神経乳頭部低形成）
(中村　誠：緑内障性視野異常と鑑別疾患. ③ p.105. 図4.)

網膜視神経と視野

緑内障と鑑別すべき所見

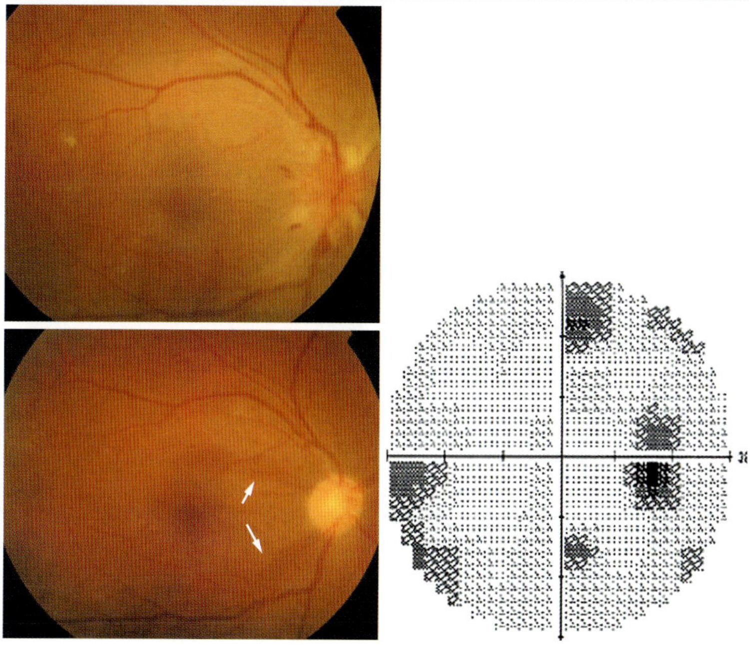

a.　b.

⑬ 比較的軽症の前部虚血性視神経症

a. 急性期（上）と後期（下）の眼底．急性期は乳頭腫脹と乳頭周囲軟性白斑，後期は上下の神経線維欠損（矢印）がみられる．

b. 慢性期の視野．びまん性の感度低下がみられるが，神経線維欠損に対応した領域でいくぶん明瞭である．

（中村　誠：緑内障性視野異常と鑑別疾患．3 p.105．図 5.）

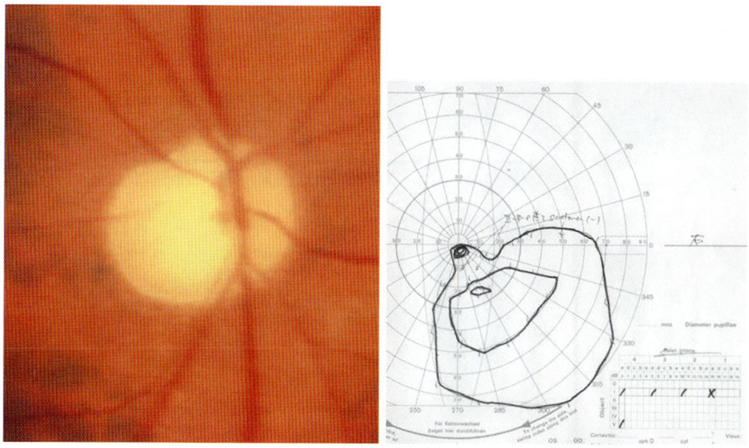

a.　b.

⑭ 梅毒性視神経症

a. 眼底．視神経萎縮を呈する．

b. Goldmann 視野．湖崎分類 IV 期の緑内障の視野変化に類似している（p.114 の (51) 参照）．

（中村　誠：緑内障性視野異常と鑑別疾患．3 p.106．図 6.）

Subnote

視路と視野

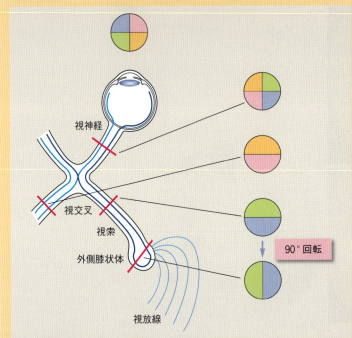

⑮ 視神経線維の走行と対応する視野．視交叉では耳側網膜からの視神経線維は耳側を走行しているが，交叉せずにそのまま同側の視神経の外側を通る．鼻側網膜からの視神経線維は交叉する．交叉する視神経線維のうち，上方の線維は後方を，下方の線維は前方を通ると考えられている．

視交叉から後方へは，左右の視索を通り外側膝状体に至る．外側膝状体から視放線を経て後頭葉に至る．視索の起始部では，網膜から視交叉までと同様に上方視野に対応する線維が下方を通るが，外側膝状体の手前までには上方視野に対応する下方線維が外側に至るように90°回転する．

図では簡略化してあるが，視索で90°回転する以外，おおむね視野と上下逆の配置を保つ．圧迫性視神経症では，圧迫される方向により視野障害の部位が決まる．
（芝　大介：頭部画像診断による鑑別．③ p.67. 図3.）

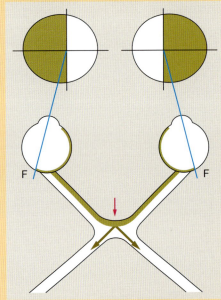

⑯ 両耳側半盲．交叉する鼻側網膜神経線維は，視交叉の前方で交叉するので，視交叉の下に位置する下垂体腫瘍や鞍部髄膜腫が上方に伸びて圧迫する（矢印）と，交叉線維が選択的に障害され両耳側半盲となる．
（柏井　聡：視神経，視交叉．㉗ p.237. 図6.）

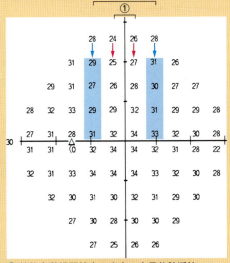

⑰ 静的自動視野検査の半盲の定量的診断法．スクリーニングの中心視野検査（30°，20°）の半盲を定量的に診断するには，最初に，正中線をはさんで，左右の対の数値を比較（赤矢印）し，2dB以上の差を有意とし，三つ以上連続していないか調べる．続いて，その対のすぐ横（2番目の縦の列）の数値の対（青矢印）を比べ，同様に，一方が閾値が高く，すべてにわたって他側の閾値より2dB以上高ければ半盲性欠損と診断する．
（柏井　聡：視神経，視交叉．㉗ p.238. 図7.）

検査とその所見 97

視野の測定方法

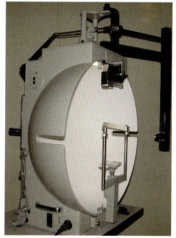

❶ 動的視野測定と静的視野測定（矢印：検査視標）

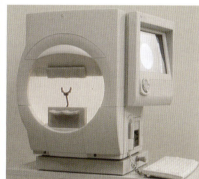

❶ Goldmann 視野計　　❷ Humphrey 視野計 700 シリーズ

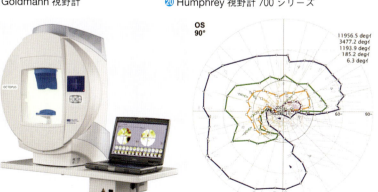

❷ Octopus 視野計 900（左図），半自動動的視野測定の結果（右図）
（❶〜❷ 松本長太：視野の測定方法. 27 p.5〜7. 図 1〜4.）

> **Subnote**
>
> **動的視野測定と静的視野測定の特徴**
>
> 今日では，検者の技量の影響が少ないコンピュータ制御を用いた自動視野計による静的視野測定が，視野検査の標準として普及している．静的視野検査は，特に視野の中心部（中心 30°内，10°内など）の評価に優れ，測定結果が dB で定量的に評価されているため，種々の統計解析，経過観察に適している．また，静的視野測定の場合，測定点が配置されている部位は確実に閾値を求めることができる．
> Goldmann 視野計は，周辺視野を含めた視野全体の形状をパターンとして評価するうえで非常に優れており，神経眼科疾患や網膜疾患，後期の緑内障の評価には今でも不可欠である．また，小児や高齢者などでは，検者とコミュニケーションをとりながら手動で測定できる Goldmann 視野計が有利な場合も多い．現在，Octopus 視野計など一部の自動視野計では，静的視野測定に加え半自動の動的視野測定法の導入が進められている．

（松本長太：視野の測定方法. 27 p.7.）

視野の測定方法

動的視野検査法（Goldmann 視野計）

		視標サイズ番号					
		0	I	II	III	IV	V
フィルタ番号	1	1	2	3	4	5	6
	2	2	3	4	5	6	7
	3	3	4	5	6	7	8
	4	4	5	6	7	8	9

㉒ Goldmann 視野計の視標サイズ番号とフィルタ番号．表内には視標サイズ番号とフィルタ番号の和が記載されており，その和が等しい両者の組み合わせでは，ほぼ同じ刺激効果となり，同様のイソプタになる．
（西田保裕：視標輝度，視標サイズ，視標呈示時間，背景輝度．㉗ p.14．図 3．）

> **Subnote**
>
> **測定方法**
>
> 視標面積には，大きいほうから V（64 mm²），IV（16 mm²），III（4 mm²），II（1 mm²），I（1/4 mm²），0（1/16 mm²）の 6 種類がある．視標輝度は明るい 4 から 1 までのフィルタがあり，一段階変化させると輝度が 5 dB 変化する．さらに e から a のフィルタを用いると，輝度を 1 dB ずつ変化させることができる．通常は V-4e，I-4e，I-3e，I-2e，I-1e の視標を使用．イソプタの間隔が開いた場合は，中間イソプタを測定する．Mariotte 盲点は通常 I-4e と Mariotte 盲点を囲む最小のイソプタで測定する．視標は，周辺の見えないところから中心に向かって求心性に動かして測定する．欠損や沈下が予測されるときは，予測されるイソプタに対して垂直に視標を呈示して測定する．また暗点の有無については，静的に視標を呈示しスポットチェックを行う．反応がなければ遠心性に視標を動かし，暗点の広さを測定する．暗点の深さは，見えない視標のなかで明るいものから測定する．視標を変えて次のイソプタを測定するときは，前の測定点と同じ経線上にならないように，少しずらして測定を行う．視標を動かす速度は周辺では 1 秒間に 5°，中心部は 1 秒間に 3°が原則となっている．
>
> （橋本茂樹：Goldmann 視野計．㉗ p.21．）

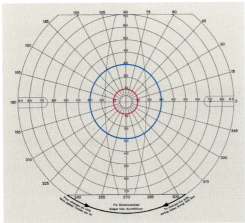

㉓ 中心視野での神経節細胞の局在．Goldmann 視野計の計測用紙の赤丸は半径 10°の円，青丸が半径 30°である．半径 10°の視野に相当する網膜には 40％の神経節細胞が，半径 30°では 80％の神経節細胞が局在する．
（西田保裕：網膜神経節細胞の密度と受容野について教えてください．㉗ p.17．図 4．）

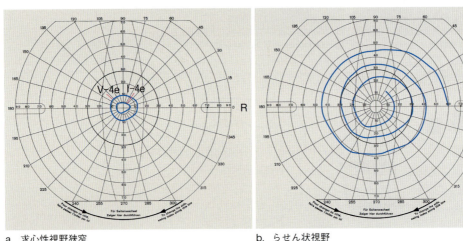

a．求心性視野狭窄　　　　　　　b．らせん状視野

㉔ Goldmann 視野計測定結果
（橋本茂樹：Goldmann 視野計の臨床における利点，問題点について教えてください．㉗ p.28．図 1．）

検査とその所見　99

Subnote

Goldmann 視野計による計測での留意点

a. GP 歴 1 年未満の測定者が計測　　b. GP 歴 7 年の測定者が計測

㉕ 測定者による GP 結果のばらつき．非熟練者では全体に視野が小さく，イソプタのプロットも安定していない．

a. 視神経乳頭所見　　　　b. GP 所見

c. GP 所見（12 か月後）　　d. GP 所見（17 か月後）

㉖ 変動の大きい検査結果．正常眼圧緑内障．16 歳，女性．視神経乳頭上方のリムが狭小化している．緑内障性視野障害の経過観察中（c：12 か月後，d：17 か月後）に GP 結果の変動を認める．

（上野盛夫ら：Goldmann 視野計による診断の限界と意義．❸ p.124，図 1．p.127，図 4．）

視野の測定方法

静的自動視野検査法（Humphrey 視野計）

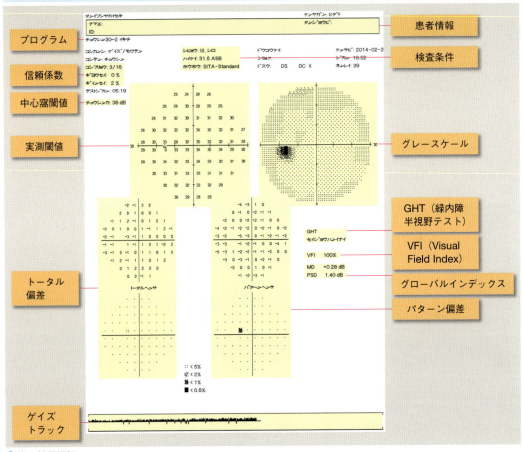

㉗ 単一視野解析
（野呂隆彦ら：Humphrey 視野計／測定結果の解釈. ㉗ p.39. 図1.）

視野の測定方法

静的自動視野検査法（Humphrey 視野計）

㉘ 信頼性の指標

信頼性の指標			信頼性不良の基準値
信頼係数 （Heijl-Krakau 法）	固視不良	検査中の固視の安定性を示す．Mariotte 盲点に視標を呈示し，応答があると固視不良となる．	20%
	偽陽性	本来見えないはずの視標を認知したと応答すること．検査に対する不慣れ，理解不足，応答不良（早すぎる，遅すぎる）の場合に高くなる．	15% （SITA） 33% （全点閾値）
	偽陰性	明らかに視認可能な高輝度の視標を呈示したにもかかわらず応答がないことを示す．患者の疲労による集中力の減退や，意図的に応答しない場合に高くなる．正確な応答をしていても視野障害が重度であると，高値を示すことがあるので注意する必要がある．	33% が目安となる
ゲイズトラック （Gaze-Tracking 法）	上方ライン	固視ずれを示す．1°単位で最大視角 10°．	
	下方ライン	瞬目，眼瞼下垂など赤外線による固視追尾が不可能な状態を表す．	

SITA：Swedish Interactive Threshold Algorithm
（野呂隆彦ら：Humphrey 視野計／測定結果の解釈．㉗ p.42. 表1.）

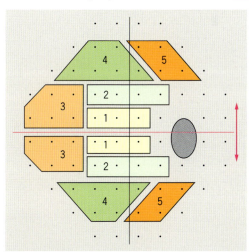

㉙ 緑内障半視野テスト（Glaucoma Hemifield Test；GHT）．緑内障性視野異常の判定プログラムで，上下半視野をそれぞれ網膜神経線維の走行を考慮して対称的な五つのゾーンに分け，上下の感度差を比較して検出する方法である．

㉚ GHT の表示とその基準

正常範囲外 （outside normal limits）	1組のゾーンのスコア差が $p<1\%$，または，2組のゾーンのスコアがともに $p<0.5\%$
境界域 （borderline）	1組のゾーンのスコア差が $p<3\%$
全体的な感度低下 （general reduction of sensitivity）	"正常範囲外"の基準に適合せず，最も感度のよい部分が年齢別正常値の $p<0.5\%$ の場合に表示される．
異常高感度 （abnormal high sensitivity）	最も感度がよい部分で，$p<0.5\%$ の高感度を示す．固視不良，偽陽性例でみられる．
正常範囲 （within normal limits）	上記4基準に適合しない場合

GHT：Glaucoma Hemifield Test

（㉙～㉝ 野呂隆彦ら：Humphrey 視野計／測定結果の解釈．㉗ p.42～43. 図3, 4. 表2, 3. *2.）

視野の測定方法

静的自動視野検査法（Humphrey 視野計）

㉛ グローバルインデックス

全点閾値検査	SITA	MD (mean deviation；平均偏差)	視野全体の年齢別正常値からの偏位で，マイナス値ほど，びまん性の視野欠損の程度が悪いことを表す．
		PSD (pattern standard deviation；パターン標準偏差)	年齢補正された正常パターンから，どの程度ばらついているかを示す指標．プラス値ほど視野の凸凹が大きい．
		SF (short term fluctuation；短期変動)	同一検査点を2回以上測定したときの感度閾値の標準偏差．測定中の反応のばらつきを表す．負の数値が高いほど反応のばらつきが多い．
		CPSD (corrected pattern standard deviation；修正パターン標準偏差)	PSD を SF で補正したもの．検査中のばらつきを補正し，視野の局所沈下を表す．

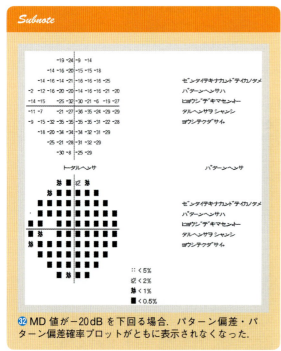

㉝ 確率シンボル．上段の数値を濃淡のシンボルに変換したプロット．

∷	<5%
▒	<2%
▓	<1%
■	<0.5%

㉜ MD 値が−20 dB を下回る場合．パターン偏差・パターン偏差確率プロットがともに表示されなくなった．

(㉙～㉝ 野呂隆彦ら：Humphrey 視野計／測定結果の解釈．㉗ p.42～43．図 3, 4．表 2, 3．＊2．)

視野の測定方法

静的自動視野検査法

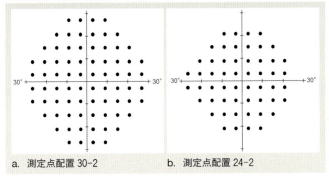

㉞ Humphrey 視野計 30-2, 24-2 の測定点配置
(橋本茂樹：進行した視野障害を有する後期緑内障患者の視野評価法について教えてください. ㉗ p.224. 図 1.)

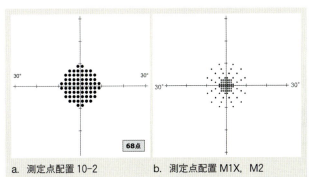

㉟ Humphrey 視野計 10-2, Octopus 視野計 M1X, M2 の測定点配置
(橋本茂樹：進行した視野障害を有する後期緑内障患者の視野評価法について教えてください. ㉗ p.224. 図 2.)

静的自動視野検査法 (Octopus 視野計)

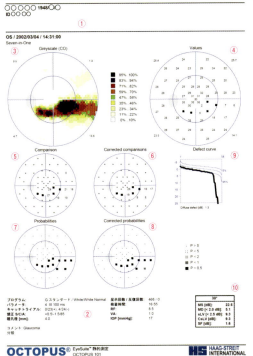

㊱ Seven-in-One (EyeSuite™ プリントアウトデータ). 症例は 54 歳, 女性, 原発開放隅角緑内障の左眼. ② より G (緑内障) プログラムの normal strategy を選択. キャッチトライアルの偽陽性は 0/23＝0％, 偽陰性は 4/24＝16.7％ であり, 信頼性のある結果といえる. ③ では下方に弓状の感度低下が一見してとらえることができる. ④ にて 5～15°内の領域には 0 dB (■) になる深い感度低下を示す部位があるが, 中心部の大事な 5°内は 30 dB 前後の正常感度である. ⑨ の Diffuse defect 値の 1.3 dB を ⑤ から差し引いて ⑥ の結果になるが, 局所の低下部位の範囲にほとんど変化なく, 全体的な感度低下が少ないことがわかる. ⑦⑧ では確率表示にて正常からの逸脱度を示し, 異常部位の範囲をよりとらえやすい.
(高田園子：Octopus 視野計／測定結果の解釈. ㉗ p.49. 図 1.)

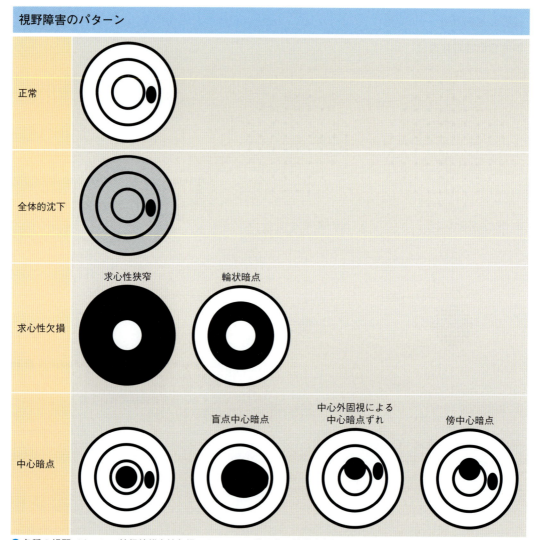

❸ 各種の視野パターン．神経線維束性欠損パターンは，乳頭黄斑線維束欠損による盲点中心暗点，盲点を頂点とする楔状欠損，弓状欠損（拡大すれば水平欠損）を含む．
弓状欠損 鼻側水平経線を境界として盲点に収束する弓状の視野欠損は，網膜神経線維束のうちの弓状線維束を含む障害による視野で，緑内障，虚血性視神経症や乳頭ドルーゼンなど他の乳頭部病変，網膜血管閉塞症などで生じる．10°～20°ないし25°の間で，耳側で盲点に収束する領域はBjerrum領域といい，緑内障で暗点を生じやすい（Bjerrum暗点）．弓状欠損の前段階の一つとして，鼻側水平経線が境界となる上下視野の感度差を鼻側階段という．神経線維束欠損による弓状狭窄や楔状狭窄が盲点と完全につながることを穿破という．神経線維束障害による弓状欠損が放射状線維束を含めて上あるいは下の半視野全体に及べば，水平欠損（半盲）となる．
（奥山幸子：視野障害のパターンと原因疾患の鑑別．27 p.130～133．図1．）

Subnote

うっ血乳頭や緑内障が原因の場合は，Mariotte盲点と連なる，あるいはBjerrum領域などの視神経線維束障害型欠損をきたし，視神経炎やLeber遺伝性視神経症では乳頭黄斑線維束が障害されて中心暗点や盲中心暗点を示す．

（鈴木利根：視神経の低形成と萎縮の違いについて教えてください．7 p.148．＊3．）

検査とその所見　105

視野障害のパターン

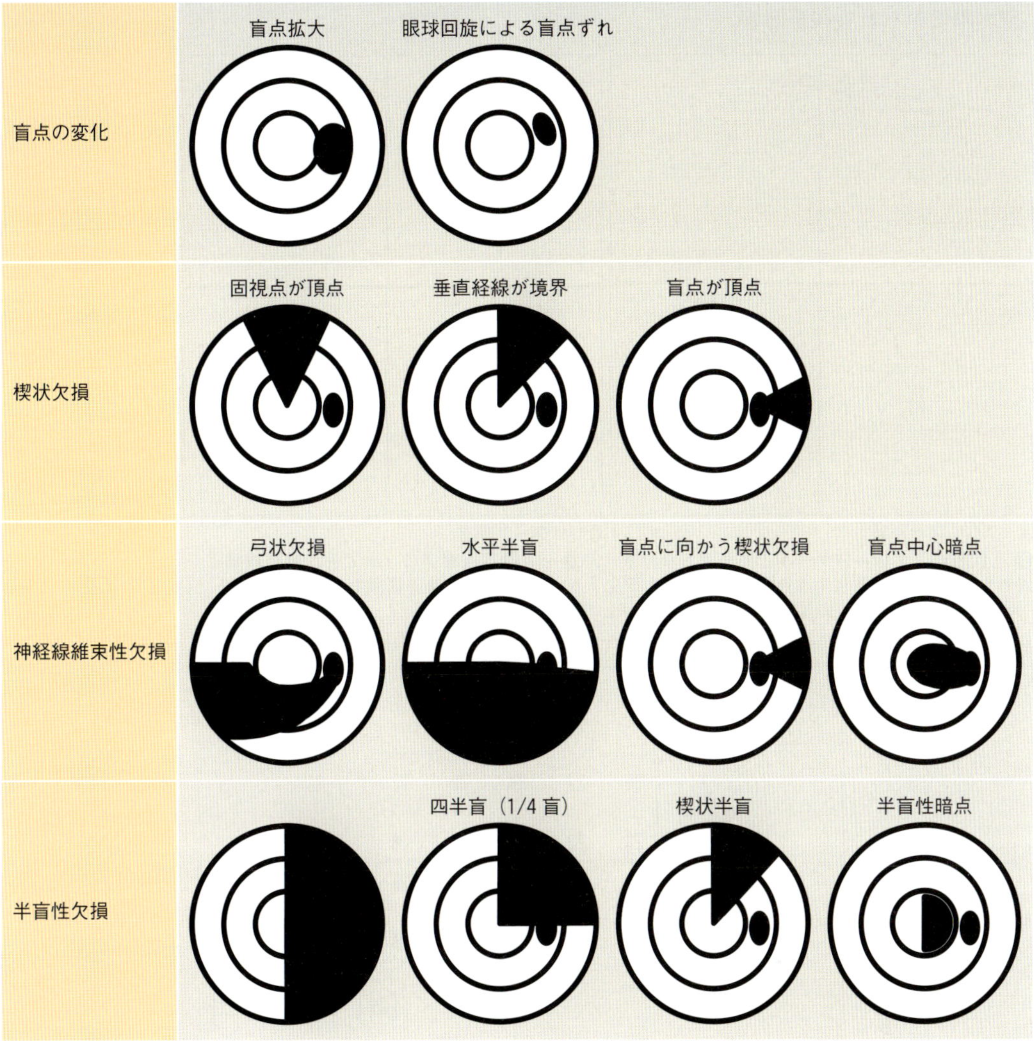

盲点の変化	盲点拡大	眼球回旋による盲点ずれ		
楔状欠損	固視点が頂点	垂直経線が境界	盲点が頂点	
神経線維束性欠損	弓状欠損	水平半盲	盲点に向かう楔状欠損	盲点中心暗点
半盲性欠損		四半盲（1/4盲）	楔状半盲	半盲性暗点

(37 のつづき)

Subnote

視野異常

視野異常は網膜から視神経，視中枢に至るどの部位の障害においても起こりうる．視野検査を行うことにより，病態の診断，障害部位の診断，病状の経過観察に有益な情報を得ることができる．視野障害には暗点（scotoma），狭窄（constriction），沈下（depression）がある．暗点は，見える範囲内にある孤立した見えない領域を示す．視野計の最高輝度の視標が見えない暗点を絶対暗点（absolute scotoma），感度低下はあるが視野計の最高輝度が見えるものを比較暗点（relative scotoma）という．狭窄は，視野範囲が正常よりも中心に寄って狭くなった状態である．中心に向かって全周性に狭窄した状態を，求心性視野狭窄（concentric constriction）と呼び，緑内障末期，網膜色素変性，ヒステリーなどで生じる．沈下は，視野の範囲は保たれるが，正常より感度が低下している状態であり，全体的沈下（general depression）と局所的沈下（local depression）がある．

（橋本茂樹：Goldmann 視野計．27 p.22.）

視野障害のパターン

緑内障にみられる視野障害

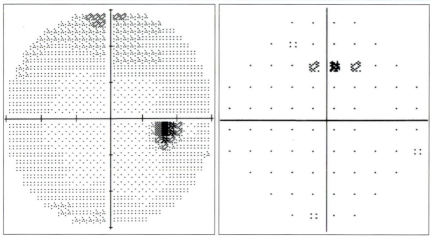

a. グレースケール　　　　　　　　b. パターン偏差

㊳ 弓状暗点．グレースケールではわからないが，パターン偏差確率プロットで弓状神経線維に沿った $p<1\%$ の沈下点1点を含む3点連続する沈下点がみられ，きわめて軽微な弓状暗点である．
（鈴村弘隆：緑内障性視野障害の特徴．㊗ p.181．図1．）

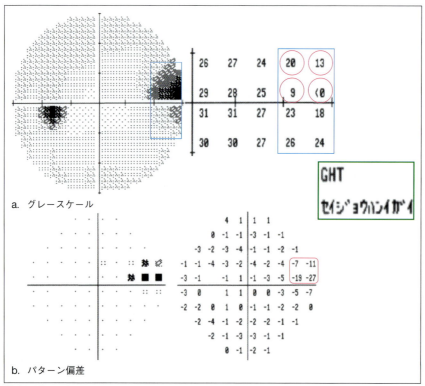

a. グレースケール

b. パターン偏差

㊴ 鼻側階段．鼻側周辺の弓状網膜神経線維の障害で，水平経線を挟んだ上下対称部位の網膜感度に5dB以上の差がある場合，階段状の感度低下部としてみられるものをいう．赤丸部分の感度は，対応する下半視野の検査点の感度と5dB以上の差がみられる．
Rönne が初めて報告し，動的視野でのイソプタが階段状になることから名づけられた．
（鈴村弘隆：緑内障性視野障害の特徴．㊗ p.181．図2．）

視野障害のパターン

緑内障にみられる視野障害

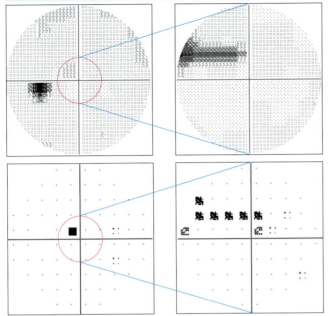

a. 中心 30-2　　　b. 中心 10-2

❹ 傍中心暗点（上図：グレースケール，下図：パターン偏差）．中心 30-2 では，検査点の間隔が 6°と広いため，傍中心部の 1 点にしか感度低下がみられないが，中心 10-2 では，連続した複数の検査点の感度低下が検出され，傍中心暗点であることが確認される．
（鈴村弘隆：緑内障性視野障害の特徴．㉗ p.182. 図 3.）

> **Subnote**
>
> **緑内障性視野変化**
>
> 初期においては，乳頭の上下方向のいずれかの陥凹拡大と神経線維束欠損を呈するため，水平経線を保って上下いずれかの半側視野内に異常が検出される．乳頭黄斑神経線維束に近い領域の障害では，孤立性の傍中心暗点をきたす一方，上下極に近い乳頭部位に流入する網膜神経線維束の障害では鼻側階段を示す．両者の中間に位置する神経線維束障害の場合は，弓状暗点となる．これらの領域が広がると，鼻側穿破，水平半盲というように，欠損領域が拡大していく（❼）．

（中村　誠：緑内障性視野異常と鑑別疾患．③ p.102.）

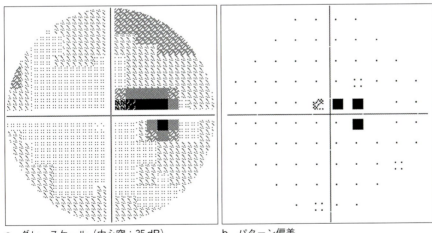

a. グレースケール（中心窩：35 dB）　　b. パターン偏差

❹ 盲点中心暗点．強度近視眼の緑内障でみられることが多く，乳頭黄斑神経線維束の障害による．視神経疾患との鑑別が必要になる．
（鈴村弘隆：緑内障性視野障害の特徴．㉗ p.182. 図 4.）

視野障害のパターン　緑内障にみられる視野障害

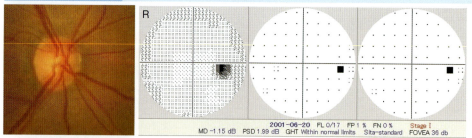

a. 2001年の乳頭所見と視野（左図：グレースケール，中図，右図：パターン偏差）

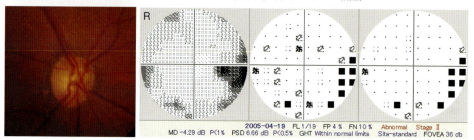

b. 2005年の乳頭所見と視野（左図：グレースケール，中図，右図：パターン偏差）

㊷ 耳側楔状視野欠損．鼻側網膜神経線維の障害による進行性耳側楔状視野欠損．視神経乳頭形成異常との鑑別が重要だが，経過観察の大切さがわかる．

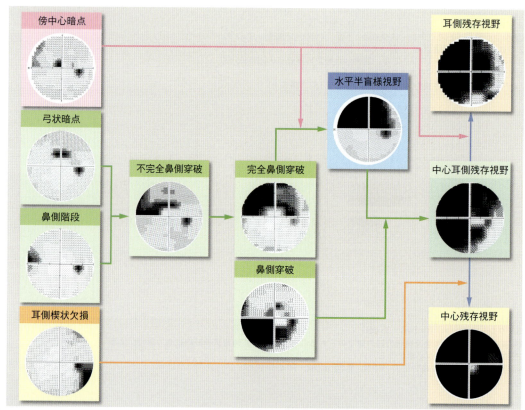

㊸ 緑内障性視野障害の進行パターン．三つの網膜神経線維領域（乳頭黄斑神経線維束，弓状神経線維，鼻側放射状線維）での四つの視野障害のパターンがいろいろに組み合わさって緑内障特有の視野障害を示し，緑内障の病型による違いはない．
（㊷㊸ 鈴村弘隆：緑内障性視野障害の特徴．㉗ p.183．図5，図6．）

検査とその所見 109

初期の緑内障性視野障害

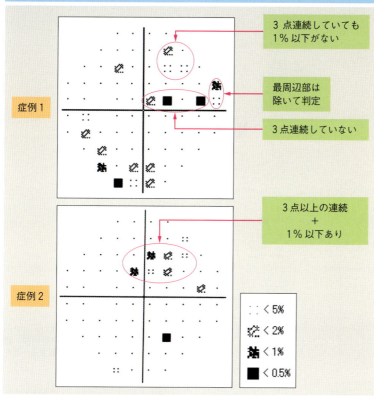

❹ 初期緑内障性視野障害の有無の判定の例
（野呂隆彦ら：HFA による診断. ③ p.115. 図 5.）

❺ 初期緑内障性視野障害の有無の判定
（Anderson-Patella の分類）

1. パターン偏差の確率プロットで，$p<5\%$ の点が三つ以上隣接して存在し，かつそのうち 1 点が $p<1\%$ 以上の沈下（最周辺部の検査点を除く）

2. PSD または CPSD が $p<5\%$ 以下

3. GHT が正常範囲外

上記 1〜3 のいずれかを満たす場合，緑内障性視野異常ありと判定する

（野呂隆彦ら：HFA による診断. ③ p.115. 表 3.）

Subnote

Humphrey 視野での判定基準・病期分類が用いられることが一般的になりつつある．ただし，30-2 の検査点は 6°間隔であるから，ごく早期の異常点を検出できない．中心付近の障害が先行する例では，10-2 で異常点が検出されても不思議ではない．しかしながら，現時点では，10-2 による判定基準は存在しない．このような症例を preperimetric stage と混同しないように注意したいものである．

（中村　誠：緑内障性視野異常と鑑別疾患. ③ p.103. ＊2.）

❻ 初期の緑内障性視野障害．近視性の傾斜乳頭を伴った正常眼圧緑内障．70歳，男性．視神経乳頭下方のリムが狭小化し（a），それに一致したわずかな暗点が AP では検出されているが（b），GP では描出されていない．
（上野盛夫ら：Goldmann 視野計による診断の限界と意義. ③ p.125. 図 2a,b.）

初期の緑内障性視野障害

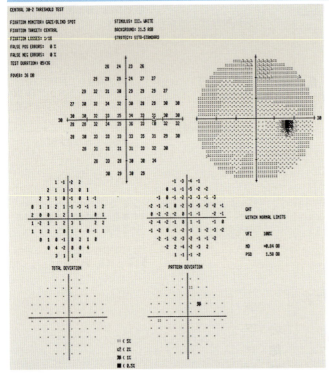

a. 右眼．明らかな異常はない．視野所見，眼底写真の所見，HRT の解析結果から，ごく初期の緑内障と診断される．

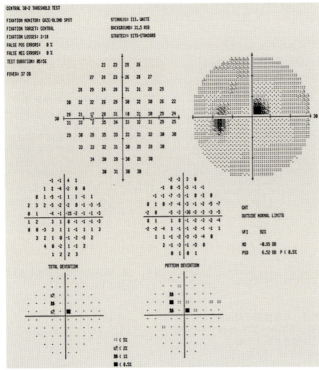

b. 左眼．上側に傍中心暗点がみられる．視野所見，眼底写真の所見，HRT の解析結果には整合性があり，初期緑内障と診断される．

㊼ 視野（52歳，女性．p.75 の⑱ と同一症例．Humphrey 視野計 30-2 SITA-Standard）
（白柏基宏：HRT による緑内障診断．③ p.93．図 8．）

初期の緑内障性視野障害

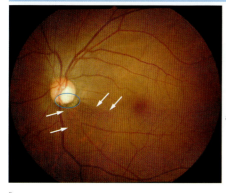

a. 眼底写真．下耳側（4時から6時）に網膜神経線維層欠損がみられ（白矢印），対応するリムも菲薄化している（青色線丸）．

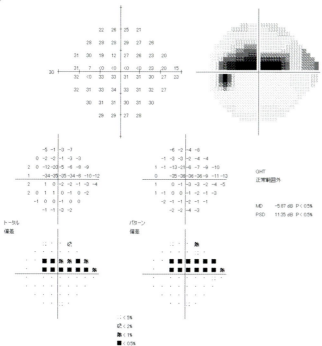

b. Humphrey視野24-2 SITA-Standard．眼底写真の下耳側の網膜神経線維層欠損に対応した視野障害がみられる．HRTのMRAではp.91の ❻ の5と6のセクタに対応する下鼻側（5）と下耳側（6）がoutside normal limitsであるが，視野障害は主にセクタ6に対応するクラスタにみられる．
HRT：Heidelberg Retina Tomograph
MRA：Moorfield regression analysis

❽ 緑内障の症例（50歳，女性，左眼）
（大久保真司：画像診断と視野の関係． ㉗ p.196. 図3a. p.197. 図3c.）

初期の緑内障性視野障害

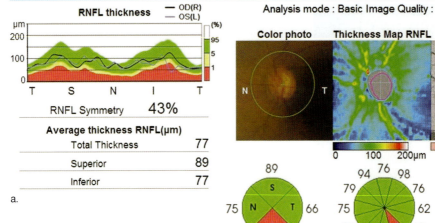
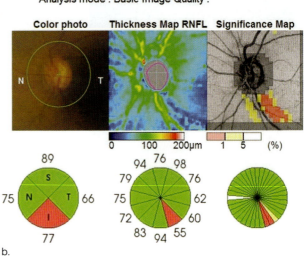

a.

b.

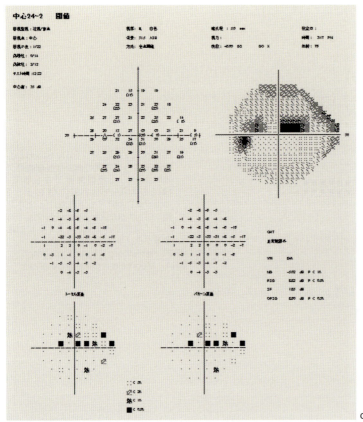

c.

㊾ 開放隅角緑内障（76歳，女性）
a, b. OCT による視神経乳頭周囲 RNFL 評価．開放隅角緑内障患者の 3D スキャン結果．耳下側の視神経乳頭辺縁が薄くなっていることが，TSNIT グラフ（a），および円周上に 4 分割，12 分割，36 分割したセクタごとの RNFL 厚平均と正常人の比較をしたマップ（b）でわかる．また Thickness Map，Significance Map で NFLD の連続性を確認することができる．
c. 同日施行した静的視野検査結果である．上方 Bjerrum 領域の暗点が認められ，OCT 結果と一致している．
（青山裕加ら：網膜神経線維層厚測定．⑱ p.224. 図1. p.225. 図2.）

初期の緑内障性視野障害

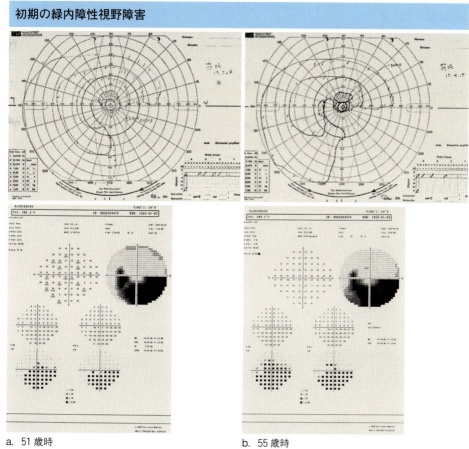

a. 51歳時　　　b. 55歳時

㊿ 緑内障性視野障害の軽度進行．原発開放隅角緑内障．55歳，男性．a に比して b は，GP では進行は認められないが，AP では上方の中心暗点と傍中心暗点が増加し MD 値も低下している．
（上野盛夫ら：Goldmann 視野計による診断の限界と意義．3 p.126．図 3．）

緑内障性視野障害の判定基準

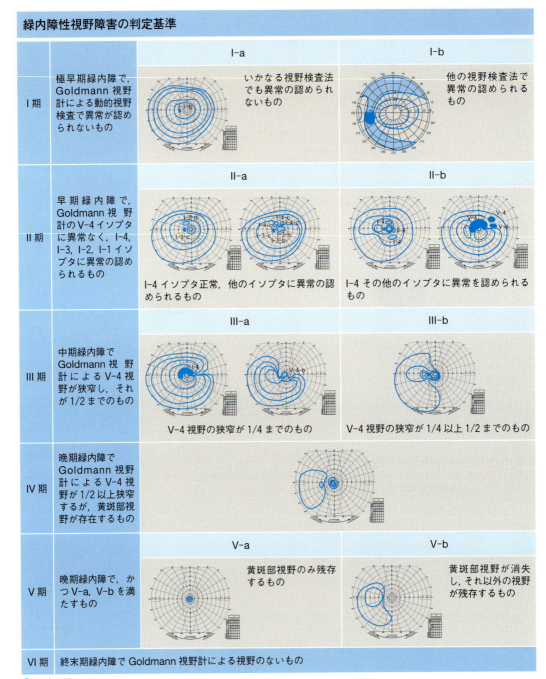

51 湖崎分類
(鈴村弘隆:緑内障視野の病期分類. [27] p.187. 図1.)

緑内障性視野障害の判定基準

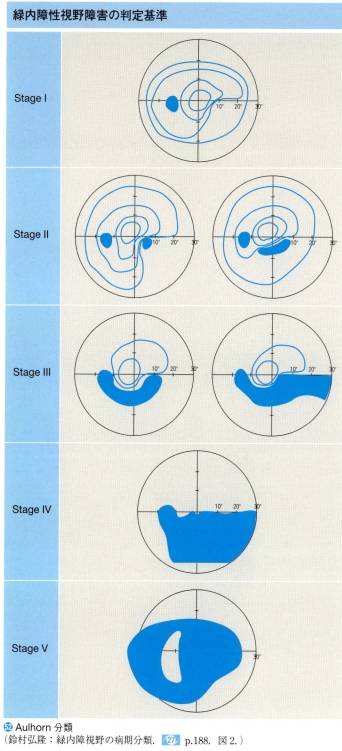

52 Aulhorn 分類
（鈴村弘隆：緑内障視野の病期分類. (27) p.188. 図2.）

緑内障性視野障害の判定基準

Stage 0～I	0.6～1.0 log unit（6～10 dB）までの比較的小さな比較暗点を認める	
Stage I	1.0 log unit（10 dB）以上の小さい比較暗点や絶対暗点を認める	
Stage II	不完全な（Mariotte 盲点〈blind spot of Mariotte〉から鼻側水平線に連続しない）弓状絶対暗点を認める	
Stage III	完全な（Mariotte 盲点から鼻側水平線に達する）弓状絶対暗点、または、鼻側穿破を伴う不完全な弓状絶対暗点を認める	
Stage IV	1象限以内にとどまり、鼻側穿破を伴う完全な弓状絶対暗点を認める	
Stage V	1象限以上を含み鼻側穿破を伴う完全な弓状絶対暗点、または輪状ないし半輪状の視野欠損を認め、中心視野は残存する	
Stage VI	耳側周辺視野のみ残存する	

㊾ Aulhorn 分類 Greve 変法
（鈴村弘隆：緑内障視野の病期分類. ㉗ p.189. 図 3.）

緑内障性視野障害の判定基準

64 Anderson 分類

	early defect	moderate defect	severe defect
	以下の基準をすべて満たすもの		以下の基準のうち一つ以上を満たすもの
mean deviation	＞－6 dB		＜－12 dB
total deviation （probability map での $p<5\%$ の点の数）	＜25％ 中心 30-2 なら 18 点以下 中心 24-2 なら 12 点以下	early defect の基準を一つ以上超え，severe defect の基準を満たさないもの	＞50％ 中心 30-2 なら 38 点以上 中心 24-2 なら 27 点以上
total deviation （probability map での $p<1\%$ の点の数）	＜10 点		＞20 点
中心 5°内の感度	すべての点≧15 dB		0 dB が 1 点以上または上下に 15 dB 未満の点がある

（鈴村弘隆：緑内障視野の病期分類．27 p.190. 表 1．）

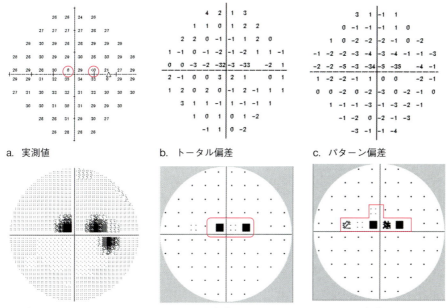

a. 実測値　　b. トータル偏差　　c. パターン偏差

d. グレートーン　　e. トータル偏差　　f. パターン偏差

65 原発開放隅角緑内障（POAG）（60歳，女性）．HFA 中心 30-2 SITA-Standard の結果．MD：－1.32 dB，PSD：7.88 dB，$p<0.5\%$，GHT：正常範囲外．0 dB の検査点は傍中心部と Mariotte 盲点直近の点の 2 か所にみられるのみの症例．Anderson 分類では，中心 4 点内に 0 dB が存在するため，severe defect に分類される．また，HFA では視標 III の 0 dB が Goldmann 視野計の視標 V-4 相当のため，湖崎分類では III-a 期に該当すると思われるが，Aulhorn 分類では 0 dB の検査点が Mariotte 盲点まで連続しないため Stage II，Aulhorn 分類 Greve 変法では，10 dB を超える感度低下部位が Mariotte 盲点よりも小さいため Stage I に相当し，同じ症例でも分類によって病期に大きな差がでる．
GHT：glaucoma hemifield test（緑内障半視野テスト）
PSD：pattern standard deviation（パターン標準偏差）
（鈴村弘隆：緑内障視野の病期分類．27 p.190. 図 4．）

118 2. 診断編

緑内障性視野障害の判定基準

❺❽ AGIS 判定とその基準

上半視野

鼻側

下半視野

プログラム 24-2 トータル偏差の異常判定テーブル．部位により異なり 5～9dB の感度低下を異常と判定する．

使用プログラム	Humphrey 24-2 full-threshold（盲点 2 か所を除く 52 点）		
判定手順	1. トータル偏差を用い，判定テーブルから測定点ごとに異常判定する 2. 鼻側，上下半視野の 3 部位に分け，下記基準でそれぞれスコア化する 3. 各 3 部位のスコアの総計（0～20）を求める		
	領域	スコア	判定基準
	鼻側	最大 2	鼻側 6 点で判定
		1	3 点以上連続する感度低下点（水平線の上下をまたいでよい） 鼻側領域の上下いずれかのみで 1 点以上連続する感度低下点（対側は 3 点とも正常）
		2	12dB 以上の感度低下が 4 点以上
	上下半視野	最大 9	盲点を除く上下半視野それぞれ 23 点で判定 3 点以上連続する感度低下点の総測定点数で判定
		1	3～5 点
		2	6～12 点
		3	13～20 点
		4	21～23 点
			（上記測定点の半数以上で）
		1	12dB 以上の感度低下
		2	16dB 以上の感度低下
		3	20dB 以上の感度低下
		4	24dB 以上の感度低下
		5	28dB 以上の感度低下
		1	3 点以上連続する感度低下点がない場合で，2 点以上の連続点があり，そのうち少なくとも一つが 12dB 以上の感度低下
進行判定	連続した 3 回の視野で，4 点以上のスコア上昇があった場合		

AGIS：The Advanced Glaucoma Intervention Study
（松本長太：視野障害度分類．**❸** p.140. 表 4.）

緑内障性視野障害の判定基準

㊗ CIGTS 判定基準

使用プログラム	Humphrey 24-2 full-threshold（盲点 2 か所を除く 52 点）	
判定手順	1. トータル偏差の確率レベルを用い，$p<5\%$ 未満の異常点を対象とする 2. 異常点の隣接点*が 2 点以上 $p<5\%$ 未満であった場合，最も障害の強い 2 点を選び，計 3 点にて下記判定基準でスコアを算定する．判定は，上下半視野それぞれ別々に行う 3. 測定点のスコアの総計を 10.4 で割り，最終的に 0〜20 のスコアを算出する	
判定基準	スコア	対象点と隣接 2 点がすべて下記条件を満たす場合
	0	隣接点の 2 か所に感度低下がなかった場合
	1	$p\leqq5\%$
	2	$p\leqq2\%$
	3	$p\leqq1\%$
	4	$p\leqq0.5\%$

CIGTS：The Collaborative Initial Glaucoma Treatment Study
*隣接点：上下，左右，斜め方向に接している測定点．
（松本長太：視野障害度分類．**③** p.141. 表 5.）

検査とその所見
隅角

隅角を観察することにより，隅角の開大度を把握し，隅角閉塞を起こしうる可能性を判定する．その結果をもとに，開大隅角，狭隅角，もしくは閉塞隅角に分類する．また，隅角に特徴的な所見がみられる眼疾患があり，隅角検査は疾患鑑別の重要な手段となる．特に隅角鏡での観察は，狭隅角であることを示す小さな周辺虹彩前癒着（peripheral anterior synechia；PAS）をはじめ，色素沈着，新生血管，隅角結節の発見には欠かせない．日常の診療には必須の検査といえる．

原発閉塞隅角症，原発閉塞隅角緑内障の診断基準

❶ 原発閉塞隅角症の診断基準（ISGEO 分類，WGA 改訂）の概要

primary angle closure suspect（原発閉塞隅角症疑い）	静的隅角鏡検査（static gonioscopy）において線維柱帯色素帯がみえない iridotrabecular contact（ITC；線維柱帯–虹彩接触）が 3/4 象限以上（2/4 とする場合もある）存在する原発性の閉塞隅角眼で，眼圧上昇や周辺虹彩前癒着はない．
primary angle closure（原発閉塞隅角症）	隅角鏡検査において線維柱帯色素帯が 3/4 象限以上（2/4 とする場合もある）みえない原発性の閉塞隅角眼であって，眼圧上昇か周辺虹彩前癒着，または両方が存在する．ただし，緑内障性視神経症はない．
primary angle closure glaucoma（原発閉塞隅角緑内障）	原発閉塞隅角症に緑内障性視神経症を伴ったもの．

（酒井　寛：超音波生体顕微鏡. **24** p.139. 表 1.）

Subnote

隅角閉塞は機能的閉塞と器質的閉塞に分けられる．前者は虹彩が線維柱帯に接しているだけで閉塞は可逆的であるが，後者は癒着によるので外科的介入を行わなければ閉塞を解除できない．どちらのタイプの閉塞でも眼圧は上昇しうる．

（栗本康夫：狭隅角なのですが，どの病型か診断するにはどうしたらよいでしょうか？ **3** p.210. ＊1.）

Subnote

iridotrabecular contact（ITC）
虹彩と線維柱帯とが接触することを指す．閉塞隅角緑内障は，虹彩と線維柱帯との接触が最初に起こり，線維柱帯の機能障害をきたして，眼圧上昇を引き起こす．暗室下の超音波生体顕微鏡や前眼部光干渉断層計によって，ITC の存在が明らかになる．

（大鳥安正：隅角鏡検査. **3** p.31. ＊1.）

❷ ISGEO による原発閉塞隅角緑内障の分類

acute primary angle closure（APAC）：急性原発閉塞隅角症

　急性緑内障発作 & GON（−）

acute primary angle closure glaucoma（APACG）：急性原発閉塞隅角緑内障

　AAC & GON（＋）

primary angle-closure suspect（PACS）：原発閉塞隅角症疑い

　PAS（−）& GON（−），隅角の 3/4 周以上で線維柱帯が観察できない

primary angle-closure（PAC）：原発閉塞隅角症

　PAS（＋）& GON（−），眼圧上昇の有無は問わない

primary angle closure glaucoma（PACG）：原発閉塞隅角緑内障

　PAC & GON（＋）

AAC：急性閉塞隅角症（acute angle-closure）
GON：glaucomatous optic neuropathy
ISGEO：International Society of Geographical and Epidemiological Ophthalmology
PAS：周辺虹彩前癒着（peripheral anterior synechia）
WGA：World Glaucoma Association
（大鳥安正：隅角鏡検査. **3** p.32. 表 2.）

原発閉塞隅角症，原発閉塞隅角緑内障の診断基準

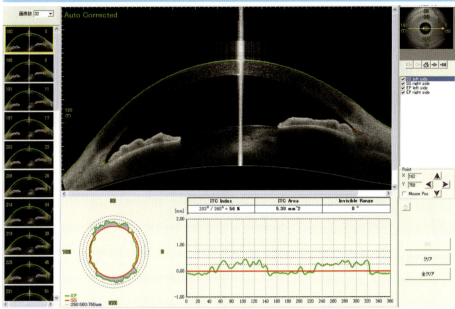

❸ swept-source 前眼部 OCT を用いた隅角閉塞の網羅的解析．隅角鏡にて Shaffer 分類で上方 Grade 1，下方 Grade 2，耳側 Grade 3，鼻側 Grade 2 であった狭隅角眼の暗所での ITC 解析結果である．強膜岬（scleral spur；SS）を越えて虹彩が線維柱帯部分に接触している領域が，全周のうち 56％ の部分に存在することがわかる．断層像ごとに強膜岬（SS）と虹彩−線維柱帯接触先端部（EP）を同定することで，虹彩−線維柱帯接触（ITC）領域を定量化できる．下部に示されたグラフで，SS のライン（赤線）を EP が越えた部分が，ITC 領域となる．隅角チャート形式表示（左下）をみると，上方および下方にて ITC 領域が多いことがわかる．
（三嶋弘一：OCT による隅角の評価．㉔ p.330．図 8．）

細隙灯顕微鏡検査（van Herick 法）

a．van Herick 分類

分類	周辺前房深度／周辺角膜厚	閉塞隅角眼の可能性
Grade 4	1/1	なし
Grade 3	1/2〜1/4	ほとんどなし
Grade 2	1/4	やや可能性あり
Grade 1	1/4 未満	可能性あり
Grade 0	なし	高い可能性あり

（大鳥安正：隅角鏡検査．❸ p.31．表 1．）

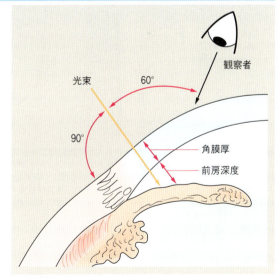

b．観察法
（b．資料提供：参天製薬株式会社．）
（宮原照良：原発閉塞隅角症．⑮ p.148．図 3 部分．）

❹ van Herick 法

細隙灯顕微鏡検査(van Herick 法)

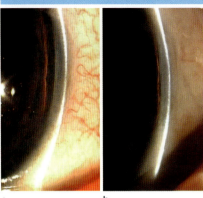
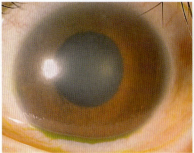
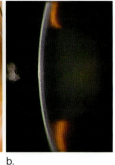

a.   b.

❺ 周辺前房深度の評価. 正常眼の周辺前房深度 (a) と原発閉塞隅角眼の周辺前房深度 (b). 周辺前房深度が浅ければ (特に Grade 2 以下), 隅角閉塞の可能性は高い.
(酒井 寛:原発閉塞隅角緑内障. ③ p.161. 図 1.)

a.   b.

❻ APAC (62 歳, 女性)
a. 結膜充血と毛様充血, 中等度散瞳, 高眼圧による角膜浮腫が認められる. 対光反射は減弱し, 眼圧は 55 mmHg. 抗アレルギー薬を内服すると, そのたびに見えにくくなっていたが, しばらくすると軽快するということを繰り返していたようである.
b. 細隙灯顕微鏡所見. 前房深度は浅く, いわゆるアンパン状虹彩をしており, 瞳孔ブロックがあるようにみえる.
APAC:acute primary angle-closure (急性原発閉塞隅角症)
(宮原照良:原発閉塞隅角症. ⑮ p.148. 図 1, 2.)

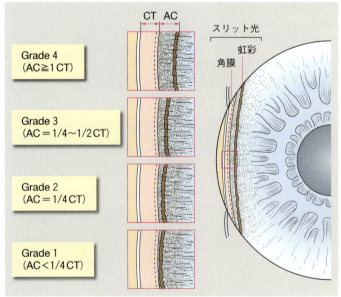

❼ van Herick 法. 患者に第一眼位をとらせ角膜輪部に角膜と垂直にスリット光を入射し, スリット光と 60°の角度から, スリット光で照らされた周辺角膜厚 (CT) と周辺前房深度 (AC) の比 (AC/CT) を測定する. AC/CT が 1/4 もしくは 1/3 以下の場合は狭隅角を疑い, 隅角鏡検査を行う.
(Allingham RR, et al:Shields' Textbook of Glaucoma. 5th ed. Philadelphia:Lippincott Willlams & Wilkins;2005 より改変して転載.)
(栗本康夫:狭隅角なのですが, どの病型か診断するにはどうしたらよいでしょうか? ③ p.211. 図 1.)

細隙灯顕微鏡検査（van Herick 法）

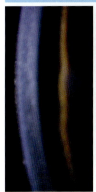 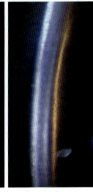 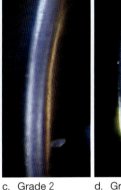 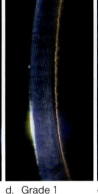 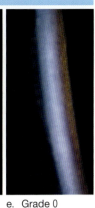

a. Grade 4　　b. Grade 3　　c. Grade 2　　d. Grade 1　　e. Grade 0

❽ van Herick 法
（陳　進輝：細隙灯顕微鏡所見．③ p.17．図3．）

隅角鏡検査

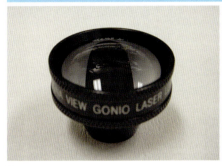 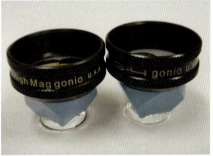

a.　　　　　　　　　　　　　　　b.

❾ 隅角鏡
a.　マグナビュー・ゴニオレーザーレンズ（オキュラー）．
b.　G-4 ゴニオレーザー（ボルク）．
マグナビュー（a）は，観察面が凸となっていて，1.3 倍の像が得られる．G-4 ゴニオレーザー（b）は，フランジ付きの4ミラータイプで，等倍（b．右図）のほか，1.5 倍のハイマグゴニオ（b．左図）もある．
（陳　進輝：細隙灯顕微鏡所見．③ p.18．図5．）

❿ 隅角鏡検査の種類

1. 静的隅角鏡検査 （瞳孔領に光を入れない）	スリット長1mm，幅極力狭く．第一眼位（正面位）
2. 動的隅角鏡検査 （瞳孔領に光を入れる）	スリット長最大，幅は適宜．レンズを傾斜または被検者の視線を動かしてもらい検査する．
	圧迫隅角鏡検査（動的隅角鏡検査の一種）：傾斜法による動的隅角鏡検査においても，隅角が狭く隅角閉塞が器質的かどうか不明な場合には，角膜中央部を圧迫し房水の移動により隅角を広げて診断する．

（酒井　寛：原発閉塞隅角緑内障．③ p.162．表4．）

> **Subnote**
>
> 隅角鏡検査には静的（Static），動的（Dynamic）と圧迫（Indentation）の三つの観察方法がある．疫学調査ではまず静的に行い，線維柱帯色素帯が観察できない場合，動的（隅角鏡を動かしたり，眼を動かす）や，さらに圧迫隅角鏡検査を行う．
>
> （澤口昭一：わが国の緑内障有病率：久米島スタディに至るまで．③ p.225．＊3．）

隅角鏡検査

Shaffer 分類

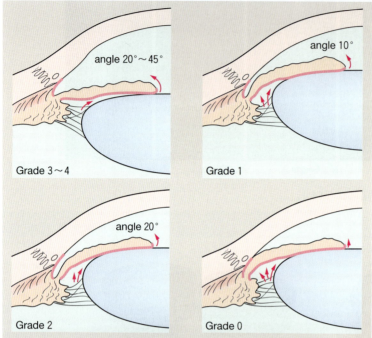

分類	臨床的意義
Grade 3〜4	隅角閉塞は生じない
Grade 2	隅角閉塞が生じうる
Grade 1	隅角閉塞がいずれ生じる
Grade 0	隅角閉塞が生じている

⓫ 隅角閉塞の指標である Shaffer 分類
(Stamper RL, et al：Becker-Shaffer's Diagnosis and Therapy of the Glaucoma. St. Louis：Mosby；1999.)
(有村尚悟ら：急性緑内障発作. ㉑ p.333. 図 2.)

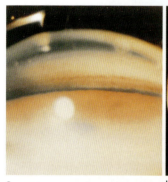
a.

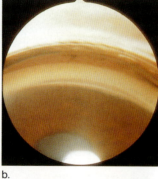
b.

> **Subnote**
> 閉塞隅角眼は"虹彩−線維柱帯接触の可能性がある"と定義され，隅角鏡検査を暗室，正面視，非圧迫，スリット光を絞って行い，線維柱帯色素帯が 3/4 象限以上観察できない眼（Shaffer 分類 Grade 2 以下）とされている．しかし，この基準は厳しすぎるとして 2/4 象限以上とする考えもある．
>
> (澤口昭一：わが国の緑内障有病率：久米島スタディに至るまで. ❸ p.225. ＊4.)

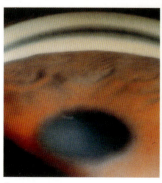
c.

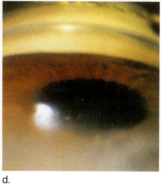
d.

⓬ 隅角像
a. 広い隅角（Shaffer 分類 Grade 4）.
b. 狭隅角眼（Shaffer 分類 Grade 2）.
c. 閉塞隅角眼（Shaffer 分類 Grade 0）.
d. 急性発作例の隅角（Shaffer 分類 Grade 0）.
(山本哲也：隅角. 北澤克明ら編. 眼科学大系 3A 緑内障. 東京：中山書店；1993. p.116. 図 9, 10.
近藤武久：原発閉塞隅角緑内障. 北澤克明ら編. 眼科学大系 3A 緑内障. 東京：中山書店；1993. p.183. 図 6.)

隅角鏡検査

緑内障での所見

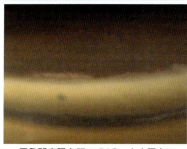

a. 原発閉塞隅角眼のPAS．上方隅角に多い．強膜岬がみえている部分はPASが形成されていない．

b. 血管新生緑内障のPAS．線維柱帯に新生血管が発芽しており，一部にPASが形成されている．

⓭ 周辺虹彩前癒着（PAS）
（大鳥安正：隅角鏡検査．③ p.31. 図 1b, d.）

> **Subnote**
> 緑内障患者には必ず一度は隅角鏡検査をすべきである．前眼部OCTがある施設では，隅角の開大度は正確に把握することができるが，隅角形成不全，隅角新生血管，隅角・毛様体の鈍的外傷や続発緑内障でみられることがある隅角結節，軽度のPAS (peripheral anterior synechia；周辺虹彩前癒着）などの所見は隅角鏡でないとわからないことが多い．

（久保田敏昭：隅角．㉚ p.197. ＊1.）

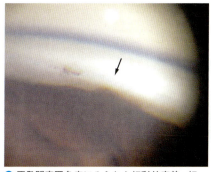
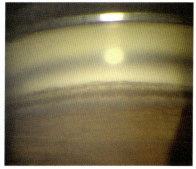

⓮ 原発閉塞隅角症にみられた虹彩前癒着．虹彩前癒着は隅角が狭い上方から形成される（矢印）．
（溝上志朗：レーザー虹彩切開術の戦略を教えてください．⑫ p.164. 図 2.）

⓯ 落屑緑内障症例の隅角所見（Sampaolesi線）．色素沈着が一部Schwalbe線を越えて存在している．
（鈴木康之：緑内障病型診断鑑別の基本指針．③ p.145. 図 3.）

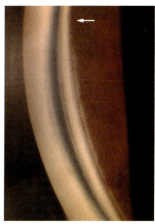

b.

⓰ 周辺虹彩前癒着の診断
a. 線維柱帯色素帯を覆う高さの周辺虹彩前癒着．
b. 強膜岬を越える高さの周辺虹彩前癒着．
（酒井 寛：原発閉塞隅角緑内障．③ p.162. 図 2.）

a.

Subnote

PAS と間違えやすい正常所見の虹彩突起

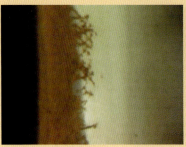

❶ 虹彩突起．強膜岬を越えて線維柱帯に伸びるのこぎり状の突起で，鼻側に多い．（大鳥安正：隅角鏡検査．③ p.31. 図 1a.）

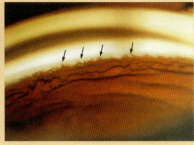

❽ 虹彩突起
（山本哲也：隅角．北澤克明ら編．眼科学大系 3A 緑内障．東京：中山書店；1993. p.115. 図 8.）

隅角をみたときに最初に探さなければならないのが，線維柱帯の後方にある白い帯として観察できる強膜岬である．強膜岬がみえていれば，線維柱帯は閉塞しておらず，開放隅角眼と考えてよく，逆に，強膜岬がみえなければ，狭隅角であると大まかに判断できる．さらに，白い強膜岬付近に出現する隅角結節，隅角色素沈着，新生血管，PAS などがないかを注意深くみることが重要である．PAS と間違えやすい虹彩突起は通常，強膜岬を越えて線維柱帯に伸びるのこぎり状の突起をいい，鼻側に多い ❶．
（大鳥安正：隅角鏡検査．③ p.30.）

Subnote

緑内障以外の周辺虹彩前癒着（PAS）をきたす疾患

❾ 周辺虹彩前癒着をきたす疾患とその特徴

原発閉塞隅角緑内障	テント状，台形，幅広 PAS などさまざま
ぶどう膜炎	テント状，台形など
血管新生緑内障	隅角新生血管を伴う
虹彩角膜内皮症候群	幅広 PAS が多い
内眼手術後	形態はさまざま
穿孔性眼外傷	創口に向かうことが多い
鈍的外傷	虹彩炎後は広範囲の PAS が多い
レーザー線維柱帯形成術後	テント状，レーザー照射部位に一致
線維柱帯切開術後	切開線位置に幅広 PAS が生じることがある

（本庄　恵：外傷性緑内障．③ p.204. 表 2.）

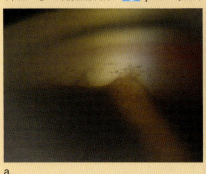

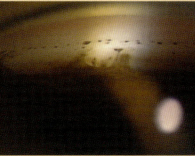

⑳ 隅角結節．米粒状の白い結節およびテント状の PAS が下方隅角にあることが多い．
（大鳥安正：隅角鏡検査．③ p.31. 図 1c.）

㉑ 周辺虹彩前癒着（PAS）．63 歳，女性．サルコイドーシス症例の隅角にみられた．
PAS：peripheral anterior synechia
（澤田　有：ぶどう膜炎に伴う続発緑内障，Posner-Schlossman 症候群．⑮ p.158. 図 1.）

a.　　　b.

超音波生体顕微鏡検査

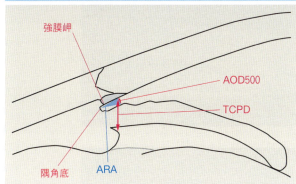

㉒ 主な UBM の指標．UBM における隅角の定量は，基準位置として強膜岬と隅角底を用いる．隅角開大度（angle opening distance；AOD）は，強膜岬から 500μm の線維柱帯上の点から，強角膜に垂直な垂線上の虹彩表面までの距離として測定される．同じ点から虹彩に垂直な垂線上の毛様体突起までの距離が線維柱帯毛様体突起間距離（trabecular-ciliary process distance；TCPD）であり，毛様体の位置の指標とされる．隅角角度（θ，図には表示していない）は，隅角底を起点に強膜岬から AOD500 の線維柱帯上と，虹彩上の点の3点からなる三角形の角度であり，この面積が隅角底面積（angle recess area；ARA）である．
（酒井　寛：超音波生体顕微鏡．㉔ p.139. 図 1.）

㉓ UBM によるプラトー虹彩の診断基準案（統一された見解ではない）

1. 毛様体突起が前方に位置し，周辺虹彩を支持し線維柱帯に水平である
2. 虹彩根部が急峻に立ち上がり（steep rise），強角膜から離れる方向に屈曲している
3. 中心部の虹彩が水平
4. 毛様溝がない
5. 強膜岬を越える高さの隅角閉塞（接触）

上記の五つすべてを満たす隅角が，4方向中2方向以上存在すること

（Kumar RS, et al：Prevalence of plateau iris in primary angle closure suspects an ultrasound biomicroscopy study. Ophthalmology 115；2008：430-434.）
（酒井　寛：原発閉塞隅角緑内障．③ p.163. 表 5.）

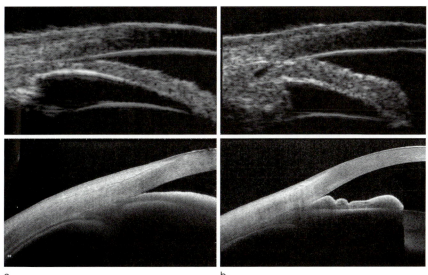

a.　　　　　　　　　　　　　　b.

㉔ UBM と前眼部 OCT による瞳孔ブロックとプラトー虹彩の診断（上図：UBM，下図：前眼部 OCT）
a. 瞳孔ブロックによる原発閉塞隅角．虹彩は前後房圧格差により前方膨隆している．虹彩は伸展しており比較的薄い．
b. プラトー虹彩優位の複合的メカニズムによる原発閉塞隅角．虹彩は平坦で根部が厚い．UBM 画像（上図）では虹彩と毛様体突起が接している．
（酒井　寛：原発閉塞隅角緑内障．③ p.163. 図 3.）

超音波生体顕微鏡検査

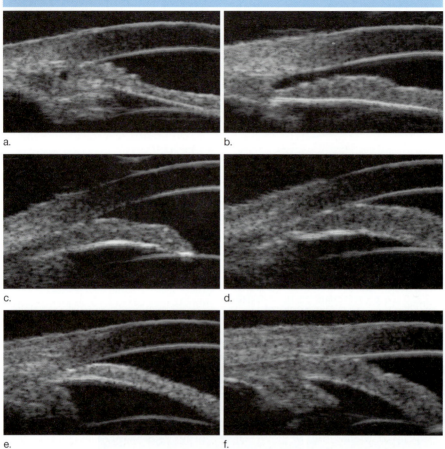

a.   b.
c.   d.
e.   f.

㉕ プラトー虹彩と瞳孔ブロックの合併. いずれも暗室で撮影された, 異なる眼の UBM 写真である. 上段の a, b は虹彩裏面が平坦でプラトー虹彩形状を示す. a は閉塞しているが, b は隅角は狭いが閉塞していない. 瞳孔ブロックが強くないので, レーザー虹彩切開術（LI）の効果は期待できないことが推測可能である.
中段の c, d と下段の e, f は虹彩裏面が上方凸であり, ある程度以上の相対的瞳孔ブロックが存在することを推定させる. 中段の c, d では毛様体突起の位置が下段の e, f と比べ, より前方に位置する. c, d, f の虹彩は厚く, LI を行っても隅角は開放しにくいことが推測できる.
（酒井　寛：超音波生体顕微鏡. ㉔ p.141. 図 3.）

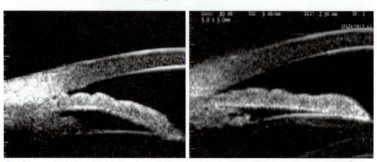

㉖ プラトー虹彩の一例. 60 歳, 女性. 右眼暗所下側の UBM 画像（UBM model 840®）.
左図：レーザー虹彩切開術（LI）前. 虹彩は前に凸になっており, 相対的瞳孔ブロックが存在している.
右図：LI 後. 瞳孔ブロックは解除され, 虹彩裏面は平坦になっているが, 虹彩根部は線維柱帯と接触し, 毛様溝は消失している.
（国松志保：画像による隅角所見〈UBM と OCT〉. ③ p.61. 図 1.）

前眼部 OCT 検査

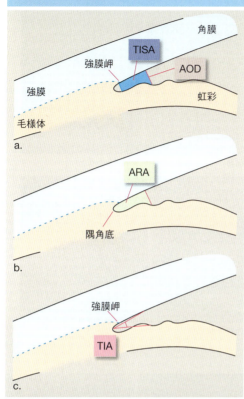

㉗ 前眼部 OCT による隅角パラメータ．強膜岬から 500 μm または 750 μm での隅角開放の程度を示す指標．
AOD：強膜岬から 500 μm または 750 μm の線維柱帯上から虹彩へ下ろした垂線の長さ．angle opening distance（隅角開大距離または隅角開大度）．
TISA：強膜岬から虹彩への垂線，線維柱帯表面，AOD ライン，虹彩表面で囲まれる面積．房水排出機能を担う線維柱帯の表面と虹彩の距離を表す．trabecular-iris space area（線維柱帯虹彩表面積）．
ARA：隅角底の面積．境界は AOD ライン．angle recess area（隅角底面積）．
TIA：隅角角度．隅角底から AOD ラインの両端への角度．trabecular-iris angle（線維柱帯虹彩角）．
いずれのパラメータも互いに相関しているが，2 次元指標である TISA や ARA のほうが統計的な差を検出しやすい．
（酒井　寛：OCT による隅角構造の測定について教えてください．㉚ p.207. 図 1．）

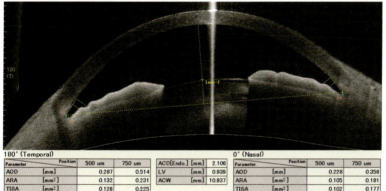

㉘ SS-1000 CASIA における隅角パラメータの解析
AOD：angle opening distance　　SS：scleral spur
ARA：angle recess area　　ACD：anterior chamber depth
TISA：trabecular-iris space area　　LV：lens vault
TIA：trabecular-iris angle　　ACW：anterior chamber width
（三嶋弘一：OCT による隅角の評価．㉔ p.327. 図 2．）

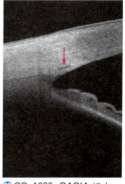

㉙ SS-1000 CASIA による隅角断層像．ラスタースキャンにより解像度の高い隅角断層像が得られる．Schlemm 管（矢印）も描出されている．
（三嶋弘一：OCT による隅角の評価．㉔ p.327. 図 1．）

前眼部 OCT 検査

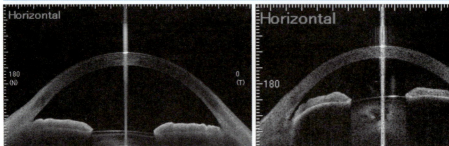

a. 健常   b. 狭隅角

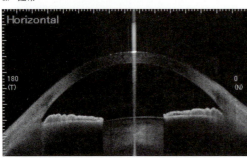

c. プラトー虹彩   d. 急性緑内障発作

㉚ 前眼部 OCT の写真
（有村尚悟ら：急性緑内障発作. ㉑ p.334. 図 3.）

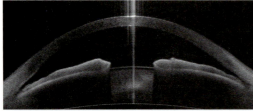
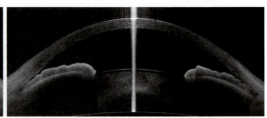

a.   b.

㉛ 狭隅角眼における異なる照明条件下での OCT 画像
a. 明所下での画像. 縮瞳しており, 隅角は狭いが開放している.
b. 暗所下での画像. 散瞳しており, 隅角は閉塞している（機能的隅角閉塞）. 虹彩の膨隆がみられ, 相対的瞳孔ブロックの存在が示唆される.
（三嶋弘一：OCT による隅角の評価. ㉔ p.328. 図 3.）

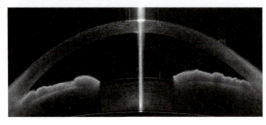

㉜ プラトー虹彩メカニズムが強い症例. 暗所での OCT 画像. 虹彩膨隆は認められないが, 隅角は閉塞している.
（三嶋弘一：OCT による隅角の評価. ㉔ p.328. 図 4.）

検査とその所見
目標眼圧の設定と再評価

　目標眼圧とは，進行性の視神経乳頭障害を抑えるのに十分な眼圧レベルである．緑内障のエビデンスにもとづいた治療法は，今のところ眼圧を下降することであり，治療を始めるにあたり，個々の症例において患者背景を勘案して当面の目標眼圧を設定することが必要である．

　一方で，眼圧には生理的な日内変動があることや，また中心角膜厚が薄いと Goldmann 圧平眼圧計では実測よりも高い数値が検出されることなど，眼圧計測に影響する因子はいくつかある．これらの因子の影響をできるだけ排除した，無治療時の眼圧であるベースライン眼圧が目標眼圧を設定するための基礎情報となる．

　また，緑内障患者は生涯にわたる長い期間，治療を受けなければならないことが多い．病期の進行状態や年齢なども考えあわせて，目標眼圧は定期的に再評価されるべきである．

ベースライン眼圧（無治療時眼圧）の把握

❶ ベースライン眼圧測定法	❷ 眼圧下降による視野障害進行抑制を示す多施設共同研究におけるベースライン眼圧の測定法	❸ 眼圧日内変動測定の絶対適応
1. 視神経が障害されてきたベースライン眼圧を把握することは，目標眼圧の設定，治療効果の判定に重要	**AGIS（Advanced Glaucoma Intervention Study）** 2 回受診の 2 回目の値	1. ベースライン眼圧が 15mmHg 以下で視野障害が高度な症例
2. 外来時間帯に，同じ時刻に，日を変えて 3 回以上測定し，その平均値をベースライン眼圧とする	**OHTS（Ocular Hypertension Treatment Study）** 同日に 2 回測定し，その平均（2mmHg 以上違えば 3 回測定） **EMGTS（Early Manifest Glaucoma Treatment Study）** 2 回受診の平均	2. 治療中眼圧が 15mmHg 以下で視野障害が進行する症例，および治療変更後の眼圧下降効果の確認時
3. 眼圧日内変動や体位による変動は，必要時に別のベースラインとして追加する	**CNTGS（Collaborative Normal Tension Glaucoma Study）** 10 回測定の中間値（初日は午前 8 時〜午後 6 時の間に 6 回，2 日目は 4 回） **CIGTS（Collaborative Initial Glaucoma Treatment Study）** 2 回受診時の平均（各 3 回測定）	

（❶❷❸ 杉本麗子：ベースライン眼圧測定にはどうしたらよいでしょうか？　③ p.39〜40．表 1〜3．）

Subnote

軽視してはならない眼圧測定
多治見スタディにおいて正常眼圧緑内障が全緑内障の 7 割以上を占めたことから，緑内障診断における眼圧測定の意義が軽視されがちになっているのは注意すべきことである．現在においても高眼圧の検出は，緑内障診断においてきわめて効率的なパラメータの一つであり，また予後を予測するうえでも重要なパラメータである．

（鈴木康之：緑内障病型診断鑑別の基本指針．③ p.144．＊1．）

ベースライン眼圧（無治療時眼圧）の把握

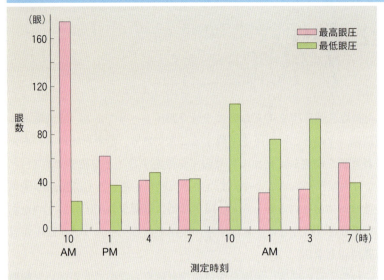

Subnote

無治療時眼圧が常に low teen で中心角膜厚も薄くない症例では，本当に low teen で緑内障性視神経障害をきたしたのかどうか，可能であれば眼圧日内変動測定を行う．この際は日中日内変動でなく，深夜から早朝にかけての時間帯を含めた日内変動測定を行うことが重要である．

（狩野　廉：low teen の眼圧の NTG 患者への処方はどうしますか？ ⑪ p.207. ＊4.）

❹ 無治療時正常眼圧緑内障患者の最高眼圧・最低眼圧時刻の分布．正常眼圧緑内障 145 例 290 眼．坐位測定では，最高眼圧は昼間に，最低眼圧は夜間に多い．
（中元兼二：眼圧日内変動および眼圧変動に影響する因子．③ p.27. 図 2.）

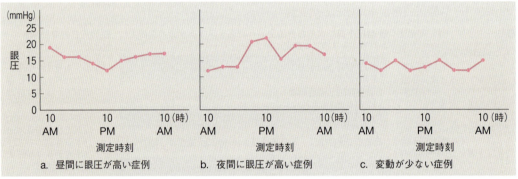

a. 昼間に眼圧が高い症例　　b. 夜間に眼圧が高い症例　　c. 変動が少ない症例

❺ 実際の無治療時眼圧日内変動例．眼圧日内変動パターンは個々の症例により異なる．坐位測定では昼間に眼圧が高い症例が多いが，実際には複数の時刻で最高眼圧をきたす症例もある．
（中元兼二：眼圧日内変動および眼圧変動に影響する因子．③ p.27. 図 3.）

目標眼圧の設定

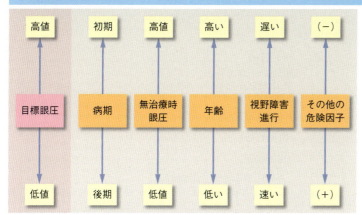

❻ 目標眼圧の設定．目標眼圧は，緑内障病期，無治療時眼圧，余命や年齢，視野障害進行，家族歴，他眼の状況などを考慮して決める．
(日本緑内障学会緑内障診療ガイドライン作成委員会：緑内障診療ガイドライン〈第4版〉．日本眼科学会雑誌 2018；122：5-53．)
(山本哲也：薬物治療ガイドライン／眼圧下降．⑪ p.8．図1より改変．)

❼ 目標眼圧の設定

まず，無治療時のベースライン眼圧を確実に把握
ベースライン眼圧から20％，30％の眼圧下降率で目標を設定するのがよい
ベースラインが低くても1mmHgでも下げることは重要
目標眼圧はあくまで目安となる治療手段で，目的ではない
個々の症例により危険因子を考え，柔軟に対応する
こだわるあまり，副作用が強く出たり，QOLに影響を与えるのもよくない．常に risk and benefit のバランスを考えて治療
数年ごとに定期的に乳頭所見，視野障害の進行を評価し設定し直す

(相原　一：原発開放隅角緑内障，高眼圧症．⑮ p.136．表3．)

❽ 病期／病型別目標眼圧

高眼圧症	30mmHg以下は経過観察
初期緑内障	20（18）mmHg未満，もしくは無治療時眼圧の20％減
中期緑内障	15mmHg以下，もしくは無治療時眼圧の25％減
末期緑内障（正常眼圧緑内障）	12mmHg以下，もしくは無治療時眼圧の30％減

(森　和彦：目標眼圧の設定．⑪ p.19．表3．)

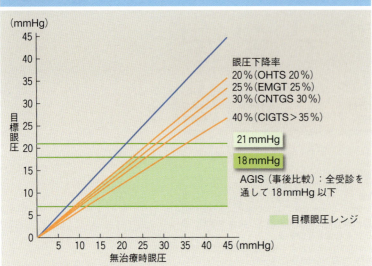

❾ 目標眼圧設定のためのダイアグラム．ダイアグラム上，目標眼圧はグラフの ▨ に設定される．すなわち，無治療時眼圧が低いほど目標眼圧も低く，逆に無治療時眼圧が高いほど目標眼圧は高くなる．また，無治療時眼圧が低いほど目標眼圧は眼圧下降率で規定され，逆に無治療時眼圧が高いほどカットオフ値（18 mmHg や 21 mmHg など）で規定される可能性が高くなる．さらに必要とされる眼圧下降率は，視野の障害程度のみならず，ほかの危険因子の存在に依存して決定される．
OHTS：Ocular Hypertension Treatment Study
EMGT：Early Manifest Glaucoma Trial
CNTGS：Collaborative Normal Tension Glaucoma Study
CIGTS：Collaborative Initial Glaucoma Treatment Study
AGIS：Advanced Glaucoma Intervention Study
(European Glaucoma Society：Terminology and Guidelines for Glaucoma. 3rd ed. Savona, Italy：Dogma srl；2008.)
(森　和彦：目標眼圧の設定．⑪ p.19．図 1.)

❿ ベースラインからの眼圧下降率

OHTS（Ocular Hypertension Treatment Study）[1]	20 %
EMGT（Early Manifest Glaucoma Trial）[2]	25 %
CNTGS（Collaborative Normal-Tension Glaucoma Study）[3]	30 %

(文献)
1) Kass MA, et al：The Ocular Hypertension Treatment Study：a randomized trial determines that topical ocular hypotensive medication delays or prevents the onset of primary open-angle glaucoma. Arch Ophthalmol 2002；120：701-713.
2) Heijl A, et al：Reduction of intraocular pressure and glaucoma progression：results from the Early Manifest Glaucoma Trial. Arch Ophthalmol 2002；120：1268-1279.
3) The effectiveness of intraocular pressure reduction in the treatment of normal-tension glaucoma. Collaborative Normal-Tension Glaucoma Study Group. Am J Ophthalmol 1998；126：498-505.
(布施昇男：点眼治療前に把握すべきこと．⑪ p.34．表 3.)

Subnote

目標眼圧を決めて治療することは方向として正しいが，いくつもの基準があること自体，具体的な数値設定の限界を示している．目標眼圧はあくまで治療開始から半年〜1 年の間の目標値であり，それ以降は，視野，視神経（OCT 含む），その間の眼圧などに応じて適宜数値の修正をしていくのが正しい姿勢と考える．

(山本哲也：薬物治療ガイドライン／眼圧下降．⑪ p.8．＊2.)

Subnote

片眼トライアル

monocular trial, uniocular trial. 片眼のみへ点眼を行い，他眼をコントロールとして薬剤の効果を判定，予測する方法であり，眼圧下降療法では日内変動，日々変動の影響を回避して薬剤の有効性を判定できる方法として行われる．点眼側の眼圧変化から非点眼側の眼圧変化を予測できないとする報告も多く，その有用性に関しては必ずしも意見が一致しないが，片眼点眼によりその点眼液の忍容性をより安全に把握できる方法としては異論がなく，欧米ならびにわが国の緑内障診療ガイドラインでも推奨されている．片眼トライアルを行わず投与前後の眼圧から効果判定を行うことを推奨する意見もあるが，いずれにしても，緑内障治療開始前の十分な無治療眼圧値把握の重要性に変わりはない．
（白土城照ら：緑内障配合点眼液の使い方について教えてください．⑪ p.192. ＊1.）

⑪ 片眼トライアルの成立のための前提条件と有用性

前提	1. トライアル開始時の両眼の眼圧レベルが一致
	2. 両眼の眼圧変動が一致
	3. 点眼薬が非点眼側の眼圧へ影響しない
有用性	1. 真の薬剤効果を知ることができる
	2. 他眼への点眼効果を予測できる
	3. 局所副作用の把握が容易である

（東出朋巳：片眼トライアルの意義について教えてください．⑪ p.26. 表1.）

⑫ 片眼トライアルの留意点

1. 前提条件の確認
2. 点眼前後での眼圧測定条件をそろえる
点眼時刻 眼圧測定機器，測定者，患者の状態
3. 点眼前後複数回ずつの眼圧平均値で評価する
4. 患者のアドヒアランスの確認

（東出朋巳：片眼トライアルの意義について教えてください．⑪ p.27. 表2.）

ノンレスポンダーを除外するために，点眼薬の導入時には，片眼トライアルを行って効果を確認したのちに両眼に投与を開始することが推奨されている．片眼トライアルは，片眼に投与し無治療眼との比較により効果や副作用を判定する方法である．
（桑山泰明：第一選択薬としてのプロスト系プロスタグランジン関連薬．⑪ p.23. ＊2.）

病型の診断
病型の判定と有病率

視神経乳頭所見異常や視野異常を契機に緑内障を疑う場合には，眼圧を測定する．眼圧が高い場合には，細隙灯顕微鏡検査，隅角検査，眼底検査，そのほかの検査により高眼圧の原因を探索する．もし原因となる事象が何もみつからなかったら，はじめて原発開放隅角緑内障もしくは高眼圧症の診断を考えることになる．一方，眼圧が正常である場合には，正常眼圧緑内障であるか，緑内障性視神経症に似た所見を示す眼底部の疾患もしくはその既往が原因か，鑑別する．頻度としては原発開放隅角緑内障，そのうちでも正常眼圧緑内障が圧倒的に高い．しかし確診に至るまでには，続発緑内障や網膜血管障害などを除外する必要がある．

このような手順を経て病型を判定する目的は，適切な治療方針を策定することにある．たとえば，狭隅角をみつけた場合，原発閉塞隅角緑内障ないし原発閉塞隅角症であれば手術加療が必要になり，原発開放隅角緑内障であれば点眼薬による眼圧下降が第一選択となる．

❶ 高眼圧を呈した場合の緑内障病型の鑑別

原発閉塞隅角緑内障
続発緑内障
落屑緑内障 ステロイド緑内障 ぶどう膜炎に伴う緑内障 血管新生緑内障 水晶体起因性緑内障 外傷緑内障 各種内眼手術に伴う緑内障 眼球突出に伴う緑内障 内頸動脈海綿静脈洞瘻 先天異常を伴う発達緑内障　　など
原発開放隅角緑内障
混合型緑内障
発達緑内障
原発閉塞隅角症
高眼圧症

（鈴木康之：緑内障病型診断鑑別の基本指針．**❸** p.144．表1.）

❷ 高眼圧を呈した場合の緑内障病型診断で重要な所見

中心角膜厚	隅角検査
眼圧	隅角開大度 色素沈着 周辺虹彩前癒着 結節 新生血管 隅角離開　　など
細隙灯顕微鏡所見	
前房深度 結膜・強膜所見 角膜所見 前房内所見 虹彩所見 水晶体所見 硝子体所見	
	眼底検査
	視神経乳頭所見 網膜神経線維走行 網膜血管異常（**❸**） 各種網膜疾患　　など
	視野検査

（鈴木康之：緑内障病型診断鑑別の基本指針．**❸** p.146．表4.）

病型の診断 137

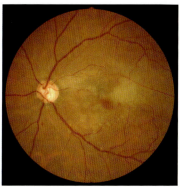

❸ 緑内障眼に発症した網膜中心動脈分枝閉塞症．この症例は，もともと正常眼圧緑内障（ただし網膜循環不全の要因もかなり関与していると思われる）があった症例だが，もし順序が逆だったら診断はきわめて困難となる．また，このような緑内障で視野欠損のある症例に網膜血管循環異常や網膜剝離などの網膜疾患が生じた場合，その発症を見逃す危険があることに留意が必要である．
（鈴木康之：緑内障病型診断鑑別の基本指針． ❸ p.146．図6．）

❹ 眼圧正常の場合の緑内障病型の鑑別

原発開放隅角緑内障における 　眼圧日内変動などによる正常眼圧時
慢性原発閉塞隅角緑内障の眼圧正常時
陳旧性続発緑内障
網膜循環障害
陳旧性視神経炎
正常眼圧緑内障
視神経乳頭形成異常
頭蓋内腫瘍
副鼻腔疾患

（鈴木康之：緑内障病型診断鑑別の基本指針． ❸ p.145．表2．）

❺ 眼圧正常の場合の緑内障病型診断で重要な所見

中心角膜厚
眼圧
細隙灯顕微鏡所見
隅角検査
眼底検査
視野検査
眼窩周辺部画像診断
頭蓋内画像診断

（鈴木康之：緑内障病型診断鑑別の基本指針． ❸ p.147．表5．）

Subnote
眼圧測定の重要性

緑内障病型診断における眼圧測定の重要性はどれだけ強調しても強調しすぎることはない．なぜならば厚い角膜厚による見かけ上の高眼圧症例を除けば高眼圧は，すなわち緑内障性視覚障害の進行可能性を強力に示唆するわけで，その正確な診断と迅速な治療は症例の予後を直接左右するものとなる．したがって，誤って原発開放隅角緑内障を見逃す罪は，誤って正常眼圧緑内障を見逃す罪よりも数倍重い．

（鈴木康之：緑内障病型診断鑑別の基本指針． ❸ p.144～146．）

Subnote
病型判定と誘発試験の意義

PAC では総じて眼圧の変動が大きい．生理的条件の変化に伴い，隅角が閉じたり開いたりしているためと考えられる．閉塞隅角による眼圧上昇がある症例でも，診察時にはたまたま眼圧が正常であることはしばしば経験するところである．狭隅角症例で開放隅角型か閉塞隅角型かの判断に迷う場合，暗室うつむき試験や散瞳負荷試験などの誘発試験が有用である．
PACS で眼圧は正常であるが GON を認める場合：こうした症例では正常眼圧緑内障（normal tension glaucoma；NTG）か PACG かの鑑別が問題となる．前述のように PAC は眼圧の変動が大きいので，眼圧が正常だから PAC ではないとするのは早計である．誘発試験を行って陽性（8 mmHg 以上の眼圧上昇）もしくは偽陽性（6～7 mmHg の眼圧上昇）であれば閉塞隅角による眼圧上昇があると考え，NTG ではなく PACG と診断する．ただし，誘発試験の感度は必ずしも高くないので，陰性であっても閉塞隅角をただちに否定することはできない．
高眼圧症例で隅角所見が PACS の場合：その眼圧上昇が機能的閉塞隅角に由来するのか，あるいは単に隅角は狭いだけで機能的には開放しており開放隅角型なのか，判定に困る場合がある．隅角鏡検査で狭隅角に伴う線維柱帯への著しい色素沈着を認めれば，PAC（G）と診断してよいが，誘発試験を行って陽性あるいは偽陽性の結果が得られれば，閉塞隅角の診断はより強固なものとなる．

PAC：primary angle closure（原発閉塞隅角症）
PACG：primary angle closure glaucoma（原発閉塞隅角緑内障）
PACS：primary angle closure suspect（原発閉塞隅角疑い）
GON：glaucomatous optic neuropathy（緑内障性視神経症）
（栗本康夫：狭隅角なのですが，どの病型か診断するにはどうしたらよいでしょうか？ ❸ p.212．）

138　2. 診断編

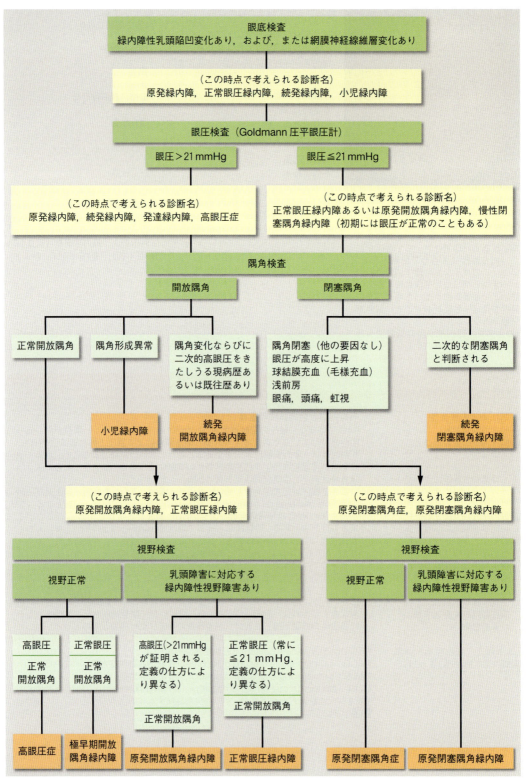

❻ 眼底検査から緑内障を疑った場合の診断のフローチャート
（新家　眞ら：緑内障ハンディマニュアル．改訂第5版．大阪：参天製薬；2009.）
（富田剛司：緑内障診断の基本指針．❸ p.3. 図1.）

病型ごとの有病率

❼ 多治見スタディによる緑内障有病率

	男性	女性	計
原発開放隅角緑内障（広義）	4.1 (3.0—5.2)	3.7 (2.8—4.6)	3.9 (3.2—4.6)
眼圧＞21 mmHg（狭義）	0.3 (0.0—0.7)	0.2 (0.0—0.5)	0.3 (0.1—0.5)
眼圧≦21 mmHg（正常眼圧緑内障）	3.7 (2.7—4.8)	3.5 (2.6—4.4)	3.6 (2.9—4.3)
原発閉塞隅角緑内障	0.3 (0.0—0.7)	0.9 (0.5—1.3)	0.6 (0.4—0.9)
続発緑内障	0.6 (0.2—1.0)	0.4 (0.1—0.7)	0.5 (0.2—0.7)
計	5.0 (3.9—6.2)	5.0 (4.0—6.0)	5.0 (4.2—5.8)
高眼圧症	0.6 (0.2—1.0)	0.9 (0.5—1.4)	0.8 (0.5—1.1)

（ ）内は95％CI．
（岩瀬愛子：わが国の緑内障有病率：多治見スタディ．❸ p.220．表3．）

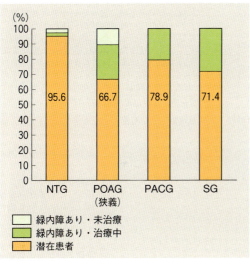

❽ 多治見スタディにおける潜在患者の割合
NTG：正常眼圧緑内障
POAG：原発開放隅角緑内障
PACG：原発閉塞隅角緑内障
SG：続発緑内障
（岩瀬愛子：わが国の緑内障有病率：多治見スタディ．❸ p.221．図1．）

病型の診断
高眼圧症

　高眼圧症は，緑内障を疑う事象がなにも認められない，高眼圧を示す症例である．測定された眼圧値を再評価するために，眼圧を複数回測定してベースライン眼圧を割り出す必要がある．また，原発開放隅角緑内障へと進行しやすい危険因子も探索したうえで，基本的には無治療で，定期的な経過観察を行う．

❶ 高眼圧症の診断

1. 眼圧値が Goldmann 圧平眼圧計による測定で 21 mmHg を超える
2. 正常開放隅角である
3. 視神経乳頭および網膜神経線維層に緑内障性障害を認めない
4. 自動視野計による閾値検査で緑内障性視野障害を認めない
5. 二次的に眼圧上昇をきたす原因を認めない

（根木　昭編：眼科プラクティス 11 緑内障診療の進めかた．東京：文光堂；2006．p.38 より引用改変．）
（喜田照代：高眼圧症． **❸** p.149．表 1．）

> **Subnote**
>
> 非接触式の眼圧測定器での測定にて高眼圧を呈した場合は，必ず Goldmann 眼圧計でも測定して眼圧値に差がないかどうか確認すべきである．非接触式の眼圧計では，患者自身が空気噴射の際に強く閉瞼してしまうことや，検者側が無理に開瞼して眼球を圧迫することで高く測定される場合がある．
>
> （吉川晴菜ら：高眼圧症の治療は，どうしたらよいでしょうか？ **⑪** p.213．＊1．）

❷ OHTS[1-3]で示された高眼圧症における POAG 発症の単変量解析・多変量解析ともに有意な危険因子（Cox 比例ハザードモデル）

POAG 発症の予測因子	多変量解析でのハザード比（95％信頼区間）	単変量解析でのハザード比（95％信頼区間）
角膜厚の薄さ（40 μm ごと）	1.71（1.40－2.09）	1.88（1.55－2.29）
大きな垂直 C/D 比（0.1 ごと）	1.32（1.19－1.47）	1.32（1.19－1.46）
大きな PSD（0.2 dB ごと）	1.27（1.06－1.52）	1.36（1.16－1.60）
大きな水平 C/D 比（0.1 ごと）	1.27（1.14－1.40）	1.25（1.14－1.38）
高年齢（10 歳ごと）	1.22（1.01－1.49）	1.43（1.19－1.71）
高眼圧（1 mmHg ごと）	1.10（1.04－1.17）	1.11（1.04－1.18）
糖尿病	0.37（0.15－0.90）	0.40（0.18－0.92）

OHTS：Ocular Hypertension Treatment Study
POAG：原発開放隅角緑内障（primary open-angle glaucoma）
PSD：Humphrey 視野検査の pattern standard deviation
（文献）
1) Michael A, et al：The Ocular Hypertension Treatment Study：a randomized trial determines that topical ocular hypotensive medication delays or prevents the onset of primary open-angle glaucoma. Arch Ophthalmol 2002；120：701-713.
2) Brandt JD, et al：Central corneal thickness in the Ocular Hypertension Treatment Study（OHTS）. Ophthalmology 2001；108：1779-1788.
3) Gordon MO, et al：The Ocular Hypertension Treatment Study：Baseline factors that predict the onset of primary open-angle glaucoma. Arch Ophthalmol 2002；120：714-720.
（吉川晴菜ら：高眼圧症の治療は，どうしたらよいでしょうか？ **⑪** p.214．表 1．）

> **Editor's note** ㉞
>
> **高眼圧症をみて思うこと**
>
> 高眼圧症をみて思うのは，この眼圧は最近上昇してきたのか，生来この眼圧なのかということである．それがわかれば治療方針がたてやすく，患者にとっても朗報だ．われわれ眼科医は過去の眼球発達の経過はある程度，屈折異常についての患者情報で想像できるが，過去の眼圧の推移は知るすべがない．何かよいマーカーがないものかと探索している．
>
> （相原　一）

病型の診断
前視野緑内障（preperimetric glaucoma）

"前視野緑内障（preperimetric glaucoma）"とは，緑内障性の変化が視神経乳頭異常および網膜神経線維層欠損としてみられるものの，通常の視野検査（Humphrey 視野 30-2 もしくは 24-2）で緑内障性視野異常を認めない，極早期の緑内障である．この段階で視野異常を検出しにくい理由としては，器質的には，まだ障害を受けていない網膜神経節細胞が，網膜神経線維層欠損部位の機能を補うこと，検査手法的には，検査視標のサイズ，検査点の配置が微弱な視野障害を検出できる精度にはないことが挙げられる．また，緑内障で静的視野計で異常が検出される頃には，30〜50％の網膜神経節細胞が失われているとの報告もあり，この段階の緑内障では，眼底部の構造変化が，視野異常を含む機能的変化に先行していると考えられる．

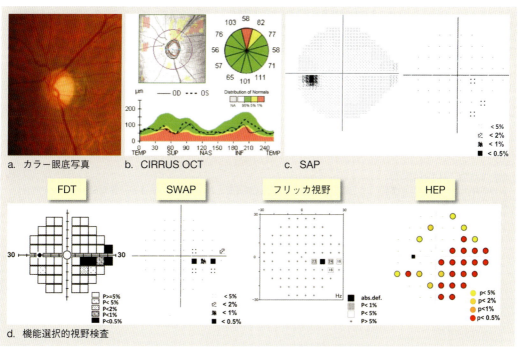

❶ 極早期の緑内障と考えられる症例．62歳，女性．眼底に視神経乳頭の陥凹拡大および上方にリムの菲薄化を認め，OCT には 12 時と 1 時方向に網膜神経線維層厚の菲薄化を認める．SAP では正常であるが，FDT，SWAP，フリッカ視野，HEP には，いずれも眼底と OCT の構造的異常に一致した鼻下側の部位に感度低下を認め，極早期緑内障といえる．
SAP：standard automated perimetry
FDT：Frequency Doubling Technology
SWAP：short-wavelength automated perimetry
HEP：Heidelberg Edge Perimeter
（高田園子：機能選択的視野検査は，どのような時に有用ですか？ 27 p.88．図1．）

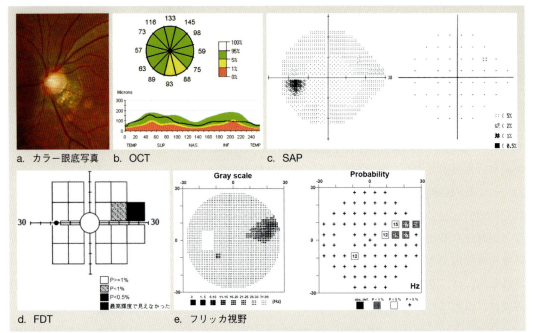

a. カラー眼底写真　b. OCT　c. SAP
d. FDT　e. フリッカ視野

❷ 極早期の緑内障と考えられた症例. 43歳, 男性. RV＝(1.0), LV＝(1.2). 眼圧：RT＝15 mmHg, LT＝15 mmHg. 眼底写真より, 左眼に C/D 比 0.8 の視神経乳頭陥凹があり, 耳側には PPA を認め, 傾斜している. SAP では緑内障性視野変化は認めていない. OCT では左眼の5時, 6時方向に軽度の網膜神経線維層厚 (RNFLT) の菲薄化を認める. 同時期に測定した FDT およびフリッカ視野では, OCT の RNFLT の菲薄化部位に一致すると考えられる上方の鼻側に感度低下を認める. この時点では, 極早期の段階の緑内障と考えられる.
FDT：Frequency Doubling Technology
PPA：parapapillary atrophy（乳頭周囲脈絡網膜萎縮）
RNFLT：retinal nerve fiber layer thickness
SAP：standard automated perimetry
（高田園子：フリッカ視野. 27 p.77. 図2.）

Editor's note

悩める症例, 前視野緑内障

前視野緑内障（PPG）は悩ましい. 眼圧が高ければほぼ治療対象とみてよいと考えるが, 正常眼圧のときが厄介だ. 生来の構造障害かもしれないし, 一時障害が出たが停止しているだけかもしれない. 一過性にステロイドなどを使用したときの高眼圧の影響が残っただけかもしれない. やはり進行してきているのかどうか, これがわかれば！ 最初の一本の処方には悩みがつきない. 点眼開始してしまうと, 手術しない限り止める理由がないのである. PPG をみて, すぐには一生点眼することを強いるほどの自信がないので, 私は進行や進行の危険因子が判明するまで待つことにしている.

（相原　一）

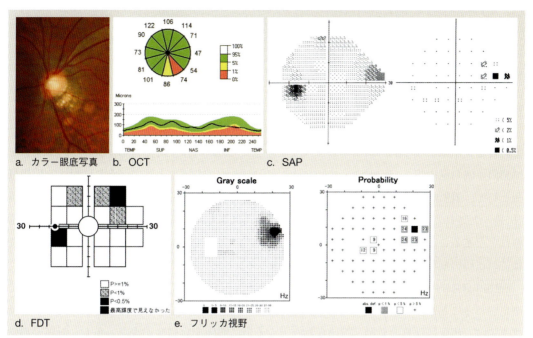

a. カラー眼底写真　b. OCT　c. SAP

d. FDT　e. フリッカ視野

❸ ❷ の症例の 6 年後の計測結果．OCT では菲薄化が強くなり，❷ の FDT およびフリッカ視野と同部位に SAP にて感度低下を認めている．
(高田園子：フリッカ視野．27 p.78．図 3．)

病型の診断
原発開放隅角緑内障（広義）

　明らかな原因がなく隅角が閉塞して高眼圧をきたし，緑内障性視神経障害がみられる疾患を原発閉塞隅角緑内障（primary angle closure glaucoma；PACG）と呼ぶ．それに対する疾患概念として，隅角が開放されたまま緑内障性視神経障害がみられる状態は，原発開放隅角緑内障（広義）とされる．さらに，比較的高い眼圧を示す原発開放隅角緑内障（狭義）と眼圧が正常値にとどまることが多い正常眼圧緑内障の二つの臨床病型に分類されており，日本人においてはこの二つの病型の境として，眼圧 21 mmHg が採用されている．

原発開放隅角緑内障（狭義）　primary open angle glaucoma（POAG）．眼圧が正常値を超えて測定されることが多く，この眼圧上昇が視神経症の発症に関与していることが強く疑われるサブタイプ．眼圧には日内変動，季節変動などがあり，眼圧測定回数が少ない場合，眼圧が異常高値を示さない可能性がある．

正常眼圧緑内障　normal tension glaucoma（NTG）．緑内障性視神経障害がみられるものの，眼圧が常に正常値にとどまっているサブタイプ．視神経症の発症に眼圧異常が関与していないことを必ずしも意味するわけではない．また，眼圧には日内変動，季節変動などがあることから，眼圧が常に正常範囲にあることを証明するために，日内変動測定などを行う必要がある．

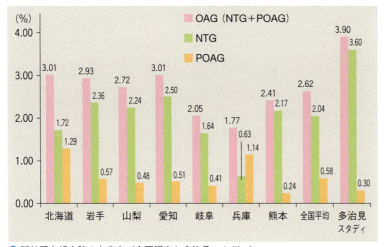

❶ 開放隅角緑内障の有病率（全国調査と多治見スタディ）
（澤口昭一：わが国の緑内障有病率：久米島スタディに至るまで．③ p.224. 図 1.）

病型の診断　145

❷ Anderson 基準

PSD または CPSD が *p*＜5% 以下
GHT（緑内障半視野テスト）が正常範囲外
pattern deviation probability plots（PD plots）において C30-2 の最周辺部以外の検査点で，*p*＜5% の点が隣接した 3 点以上で，うち 1 点が *p*＜1% 以上の沈下を示すもの（ただし，これらの異常は緑内障視野障害出現可能部位にあること）
いずれか一つを満たせば，緑内障視野異常の可能性が高い.

PSD：pattern standard deviation（パターン標準偏差）
CPSD：corrected pattern standard deviation（修正パターン標準偏差）
GHT：glaucoma hemifield test
（鈴村弘隆：緑内障性視野障害の判定. ㉗ p.191. 表 1.）

❸ OAG の治療方針

病期評価時期	緑内障性視神経症の早期発見をする OAG 以外の疾患ではないかと疑って，診断を確実に行う 乳頭写真，眼底写真を撮る 危険因子を把握する ベースライン眼圧を測る（最低 3 回） 信頼できる視野測定をする
治療経過観察時期	危険因子に応じて治療を開始する 長期的に眼圧下降効果を評価（1〜2 か月で見切らない） 副作用に注意して危険因子に応じた目標眼圧まで下げる 低くても 1 mmHg でも下げることは有効 まずプロスト系薬剤 2 剤，3 剤目は β 遮断薬か炭酸脱水酵素阻害薬を選択 きちんと点眼してもらうことが重要であり，そのためにアドヒアランスを把握して，配合薬の使用も考慮
	視野進行のトレンド解析をする 余命と残存視野パターンを予測する

OAG：open angle glaucoma（開放隅角緑内障）
（相原　一：原発開放隅角緑内障，高眼圧症. ⑮ p.140. 表 5.）

Subnote

1950 年に，正常開放隅角を有し，同様な緑内障性視神経障害と視野障害を認めるにもかかわらず，眼圧が正常範囲である低眼圧緑内障（low-tension glaucoma；LTG，のちに NTG と改名）が定義されると，1958 年に Leydhecker らが Schiötz（シェッツ）眼圧計で測定した眼圧の正規分布から，2×標準偏差である 21 mmHg が正常眼圧の上限として決められた. 1963 年に，Aemaly が正常眼圧緑内障の定義を眼圧が 22 mmHg を超えないものなどとした. この後，一度でも22 mmHg を超えた症例を原発開放隅角緑内障，常に 21 mmHg 以下であるなどの定義に合致する症例を NTG であるとした. しかし，もともと日本人の平均眼圧は欧米人に比べ 1〜2 mmHg 低いといわれており，日内眼圧変動の測定後や眼圧の季節変動などによる冬場の眼圧上昇などにより，正常眼圧緑内障の症例が開放隅角緑内障に診断が変更することもあった. また点眼治療を開始した後に無治療時の眼圧を知るすべもなく，この二つの疾患を便宜的に設けられた眼圧のみで明確に分類することに無理があることは明らかであった. このため海外でも開放隅角緑内障（OAG）のなかに POAG と NTG を含める方向に変化していった. これを受けて 2003 年に日本緑内障学会により作成された緑内障診療ガイドラインでは POAG（広義）という一つの病型のなかに POAG（狭義）と NTG が含まれるかたちで記載されている.

（川瀬和秀：原発開放隅角緑内障〈広義〉. ❸ p.151〜152.）

Editor's note ㊱

眼圧って何？

POAG は，眼圧上昇の原因は構造的に見当たらないが，眼圧依存性の視神経障害を呈し，相当する視野障害がある疾患である. つまり，眼圧上昇の原因あるいは過去の上昇の既往の可能性を徹底的に探って初めて診断できる. NTG も眼圧が統計学的に正常といっても，昼に数回測定しただけでは，その眼の真の眼圧はわからない. 夜の高眼圧や日内変動，季節変動などがあり，本当に眼圧の把握は難しい. いつも，NTG 疑いがくると，何か眼圧が高かったあるいは本当は高いのではないか，緑内障ではないのでは…と疑ってかかることにしている. NTG は本当に除外診断でやむをえず，つけたいろいろな疾患の集まりだと思う. ただ，ほとんどは眼圧依存性で，眼圧を正確に把握できていないのだろう. （相原　一）

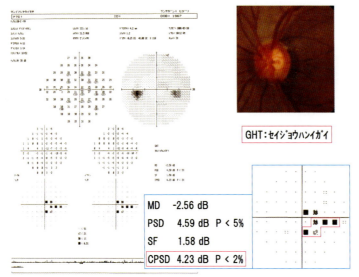

❹ 原発開放隅角緑内障（POAG）．38歳，男性．Anderson 基準（❷）の三つの基準をすべて満たす症例．Full Threshold での測定のため，視野指標は CPSD で判定する．Weber-Caprioli の基準でも，TD，PD いずれでも基準を満たしている．

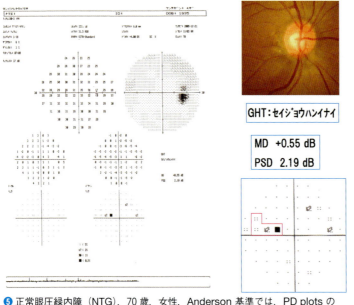

❺ 正常眼圧緑内障（NTG）．70歳，女性．Anderson 基準では，PD plots のみ基準を満たす．一方，Weber-Caprioli の基準では，TD で該当する異常はなく，PD で $p<1\%$ の点は1点しかないものの，$p<5\%$ の点は鼻側で4点連続してみられ，基準に該当する．
（❹～❼ 鈴村弘隆：緑内障性視野障害の判定．㉗ p.192～193．図1～4．）

Subnote

Weber-Caprioli の基準[1]：Caprioli の分類[2] をアレンジし，上下の弓状領域で $p<0.01$（または 10 dB の沈下）の点が二つ以上隣接する，または，上下の弓状領域で $p<0.05$（または 5 dB の沈下）の点が三つ以上隣接する場合，もしくは鼻側水平経線上下で 10 dB の差の点が 2 点以上隣接する場合を早期と定義している．
（文献）
1) Weber J, et al：Interpretation and differential diagnosis. In：Atlas of Computerized Perimetry. Philadelphia：WB Saunders；2000. p.187-231.
2) Caprioli J：Automated perimetry in glaucoma. Am J Ophthalmol 1991；111：235-239.

（鈴村弘隆：緑内障性視野障害の判定．㉗ p.192～194．）

病型の診断　147

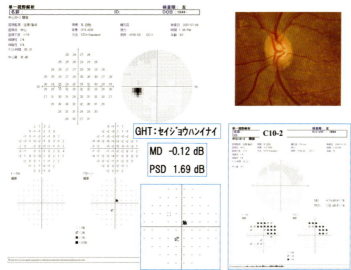

❻ NTG．62歳，女性．Anderson 基準では，三つの基準とも要件を満たさないが，RNFL の走行と一致する傍中心暗点がみられ，緑内障性視野障害の可能性が高い．確認のため行った C10-2 では，該当する暗点を核とする感度低下が上半視野にみられ，C30-2 の傍中心暗点が緑内障性視野障害であることが裏づけられた．Weber-Caprioli の基準には該当しない．
RNFL：retinal nerve fiber layer

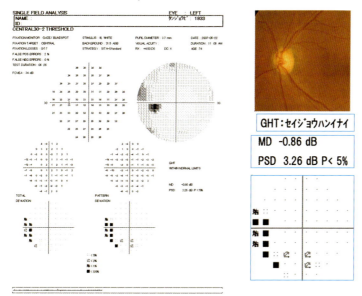

❼ NTG 疑い．74歳，男性．Anderson 基準では，PSD のみ該当し，半視野に感度低下があるにもかかわらず，GHT では引っかからない．これは，GHT のクラスタが Mariotte 盲点よりも鼻側領域にしかないため，耳側の視野障害があっても，異常と判定されないことによる．Weber-Caprioli の基準でも，Mariotte 盲点より耳側領域での基準がないので判定ができない．

❽ 開放隅角緑内障（広義）の症例

初期原発開放隅角緑内障．58歳，男性．
視力：R＝0.08（1.5×−4.25D◯C−1.5D Ax5°），
　　　L＝0.08（1.5×−3.25D◯C−1.5D Ax175°）
無治療時眼圧：両眼　23mmHg，
細隙灯顕微鏡所見：角膜清明，前房深く清明，水晶体軽度白内障
隅角：正常開放隅角

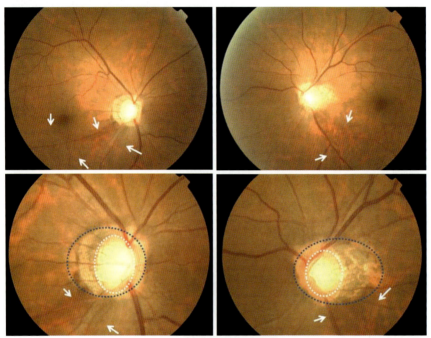

a.　　　　　　　　　　　　　　b.

❾ 眼底写真（❽の症例．矢印：NFLD，白点線：視神経乳頭陥凹，青点線：PPA）
a. 右眼．0.95×1.0　耳側のリムは残っているが，その他のリムは高度に菲薄化している．6時半〜8時に幅の広いNFLDを認め，黄斑近くまで障害されている．全周に緑内障輪を認め，耳側にはPPAを認める．
b. 左眼．0.85×0.9　耳側のリムは比較的厚いが，耳側の1時から6時のリムは菲薄化している．リムの菲薄化に一致したPPAを認める．4時から6時の幅広いNFLDを認める．
（❽〜⓫ 川瀬和秀：原発開放隅角緑内障〈広義〉．❸ p.155〜157．表5，図4〜6．）

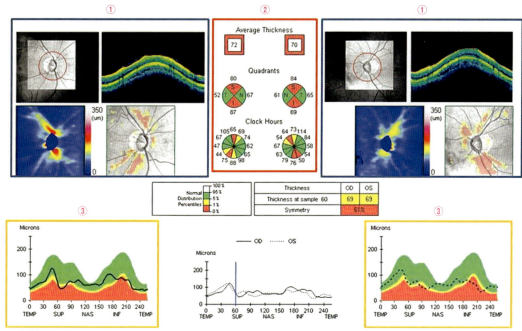

a. 視神経乳頭
① 視神経周囲の網膜神経線維層の厚さが表示されている．眼底写真によるNFLDの位置との一致を確認．さらに眼底写真で確認できなかったNFLDについても確認する．
② 視神経乳頭辺縁の網膜厚の数値を確認．上下の網膜が薄いことが確認できる．これらの値は経時的な変化を確認する場合に有用である．
③ 上方と下方の乳頭辺縁が異常値に達していることがわかる．

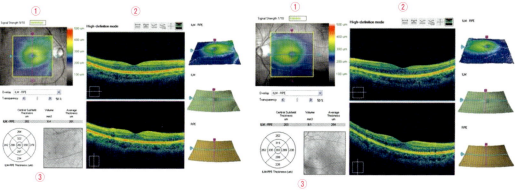

b. 黄斑部OCT像
① 黄斑周囲のNFLDの像が確認できる．
② 縦方向での断面図で，下方網膜厚が薄いことが確認できる．
③ 傍黄斑部の網膜厚が数値で表示されており，経過観察時に有用である．
❿ OCT像（❽の症例）

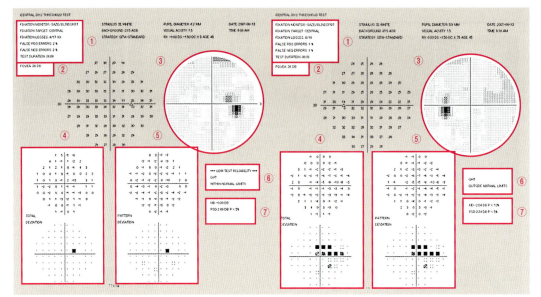

a. 中心 30-2

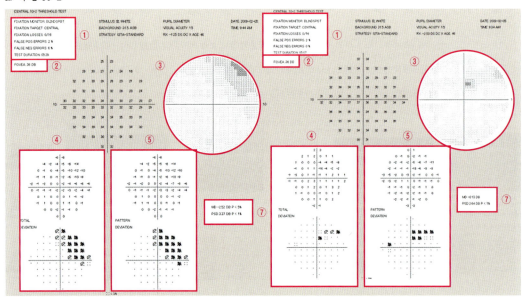

b. 中心 10-2

⓫静的視野検査（❽の症例）
① 固視率，偽陽性率，偽陰性率により視野検査の信頼性を確認する．
② 中心窩閾値を確認する（特に，中心視野障害の症例や視力低下をきたしている症例）．
③ グレースケールにより全体像を確認する．
④⑤ トータル偏差やパターン偏差により，年齢や白内障などの影響を評価する．グレースケールよりも暗点がわかりやすい場合も多い．
⑥ 30-2 では GHT（緑内障半視野テスト）による評価を確認する．しかし，緑内障性視神経障害と一致する暗点を認める場合には，GHT が正常範囲内であっても緑内障であると判断する．
⑦ MD（平均偏差）値や PSD（パターン標準偏差）値は経過観察に有用であるが，自覚的検査である視野検査では，変動が大きいためいくつかの視野検査の結果を総合して判断する必要がある．

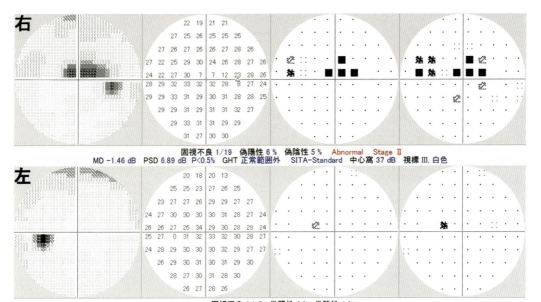

a. 両眼 Humphrey 自動視野計プログラム 30-2

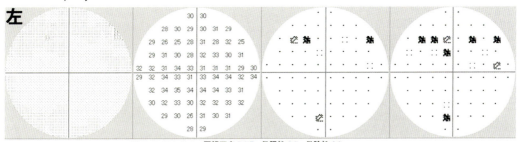

b. 左眼 Humphrey 自動視野計プログラム 10-2

⓬ Humphrey 自動視野計プログラム 30-2 で正常範囲であるものの 10-2 で視野障害を認める例．80歳，女性．両開放隅角緑内障．洋裁をしている．右眼は 30-2 で視野異常（+），左眼は 30-2 では正常範囲内であるが，10-2 で視野異常を認める．右眼はすでに中心上方が絶対暗点に進行しつつあり，左眼の視野変化が今後進行した場合に日常生活における不自由さが出現することが予測されるので，この点に注意してニーズを聴取する．
（片井麻貴ら：緑内障．㉖ p.191．図1．）

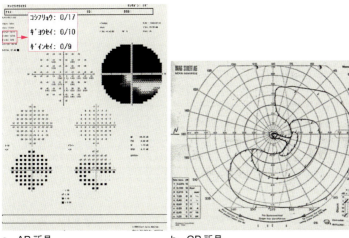

a. AP 所見　　　b. GP 所見

⓭ 中期以上の緑内障性視野障害．原発開放隅角緑内障．75歳，男性．AP では視野評価は困難だが，GP では周辺部視野を含めて視野障害の把握が可能である．
（上野盛夫ら：Goldmann 視野計による診断の限界と意義．❸ p.128．図7．）

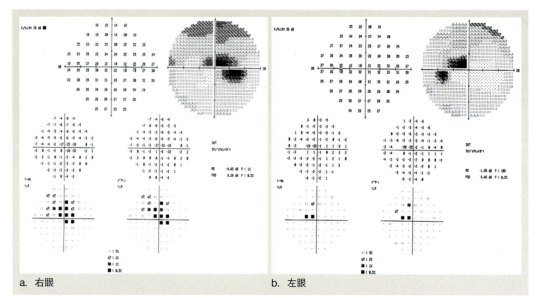

a. 右眼　　　　　　　　　　　　　　　　b. 左眼

⓮ 視力良好でも読書困難を訴える例．71歳，女性．両開放隅角緑内障．Humphrey 自動視野計プログラム 30-2 の結果を示す．視力：右眼（1.0×−2.75D○C−1.0D Ax110°），左眼（1.25×−1.75D○C−1.5D Ax90°）．小説を長時間読んでいると疲れてくるとの訴えで，改行がわかりやすくなるようにタイポスコープを勧め，疲れにくくなったと自覚の改善を得た．
（片井麻貴ら：緑内障．㉖ p.193．図4．）

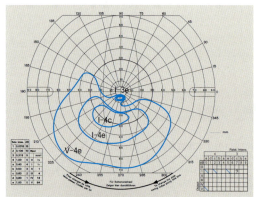

⓯ 末期緑内障で羞明を訴える例．79歳，女性．両開放隅角緑内障，両眼内レンズ挿入眼．視力は右眼：明暗不弁，左眼：0.09（0.2×+0.5D○C−1.25D Ax40°）．右眼はすでに失明しており，図に示すように左眼の視野欠損部分も大きいが，両眼羞明の訴えが強い．遮光眼鏡屋内用としてCCP400MG（東海光学），屋外用として CCP400TR（東海光学）を処方．
（片井麻貴ら：緑内障．㉖ p.193．図2．）

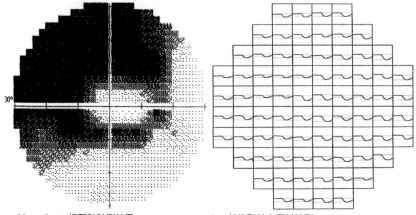

a. Humphrey 視野計計測結果　　　b. 部位別対光反射波形

⓰ 60歳，男性，POAG（primary open angle glaucoma；原発開放隅角緑内障）の患者のデータで，視野障害の認められる部位では対光反射が減弱していることがわかる．実際には自動視野計に準じた76 点の刺激点で刺激を行い，結果は波形ではなく，グレースケールで表示している．
（吉冨健志：瞳孔視野．㉗ p.111．図1．）

正常眼圧緑内障

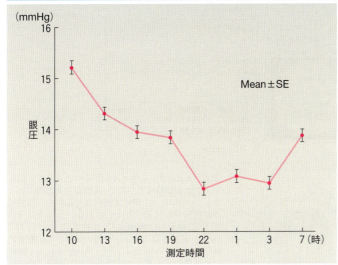

❽ 正常眼圧緑内障（NTG）の定義

1. 正常眼圧（日内変動を含めて 21 mmHg 以下）
2. 正常開放隅角
3. 緑内障性視神経乳頭変化と対応する緑内障性視野変化
4. 視神経乳頭の緑内障様変化を惹起しうるとされる疾患の除外

（川瀬和秀：原発開放隅角緑内障〈広義〉．③ p.151．表 1．）

❼ 正常眼圧緑内障患者の眼圧日内変動．無治療時の正常眼圧緑内障 243 例 486 眼．全対象の眼圧平均値は午前 10 時に最高値を，夜間に最低値を示した．眼圧測定は，坐位で Goldmann 眼圧計により測定．
（安田典子：より質の高い緑内障治療をめざして．あたらしい眼科 2011；28：1115-1123．）
（大鳥安正：眼圧下降の評価方法を教えてください．変動や測定誤差，アドヒアランスなどで評価が難しい点を挙げてください．⑪ p.38．図 2．）

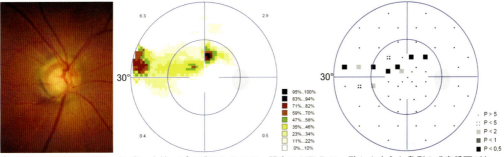

❾ 正常眼圧緑内障の所見．75 歳，女性．プログラム G にて，眼底の NFLD に一致した中心と鼻側の感度低下がとらえられている．
NFLD：nerve fiber layer defect（網膜神経線維層欠損）
（髙田園子：測定プログラムとストラテジの使い分けをどのようにしたらよいのでしょうか？ ㉗ p.54．図 1．）

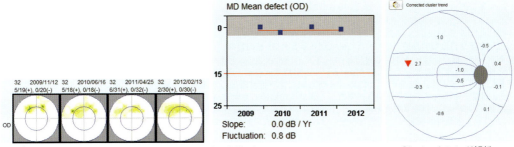

a．グレースケール　　　b．MD slope　　　c．Cluster トレンド解析

❿ NTG（58 歳，女性）．NTG だが，Octopus では上方の視野障害を認めた．眼圧はベースライン（15 mmHg）から継続的に 20％ 下降していた．上方 Bjerrum 領域の感度低下に注目したところ，MD slope では有意な悪化は認めなかったが，一方，Cluster トレンド解析では▼のマークを認め，悪化が明らかだった．その平均沈下量の傾きは 2.7 dB/年であり，変動範囲とされる 2.0 dB/年を超えたため，治療の追加を考慮した．
（吉川啓司：各種進行判定プログラムの使い分けと視野検査の頻度について教えてください．㉗ p.217．図 4．）

正常眼圧緑内障

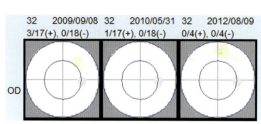

a. グレースケール

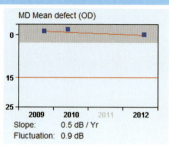

b. MD slope

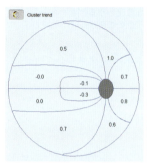

c. Cluster トレンド解析

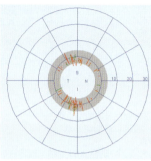

d. Polar トレンド解析

㉑ NTG（69歳，女性）．NTG でベースライン眼圧は 14 mmHg 前後だったが，乳頭の上下方向にノッチングがあり，11 時に乳頭出血を認めた．眼圧は点眼薬投与により 12 mmHg 前後にコントロールされており，Octopus により算出された MD slope，Cluster トレンド解析の両者ともに有意の悪化を認めなかった．しかし，Polar トレンド解析では正常範囲を超えた感度低下を 11 時と 6 時方向の測定点において認め，特に 6 時でこれが目立ち，乳頭出血の位置に相応すると考えた．
（吉川啓司：各種進行判定プログラムの使い分けと視野検査の頻度について教えてください．㉗ p.218．図 5．）

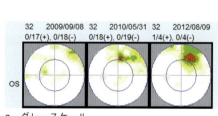

a. グレースケール

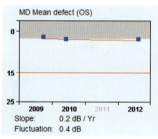

b. MD slope

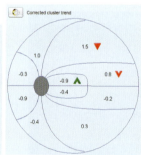

c. Cluster トレンド解析

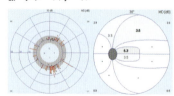

d. 2009 年 9 月 8 日の結果

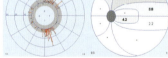

e. 2010 年 5 月 31 日の結果

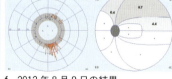

f. 2012 年 8 月 9 日の結果

㉒ NTG（67歳，女性）．NTG で眼圧はベースラインから 20％下降し，12 mmHg にコントロールされていた．MD slope は悪化していなかったが，Cluster トレンド解析では有意の悪化を認めた．ここで，Octopus の 2010 年の Polar 解析に注目すると，2009 年のそれに比べ 6 時方向に沈下量が増加した測定点を限局的に認めた．さらに，2012 年の Polar 解析ではそれまで沈下が明らかであった測定点に隣接した測定点でも同様の変化を認め，緑内障性視野障害の典型的進行パターンが反映されたと考えた．Polar 解析の軽度視野変化に対する鋭敏性を示す典型例と考えた．
（吉川啓司：各種進行判定プログラムの使い分けと視野検査の頻度について教えてください．㉗ p.218．図 6．）

病型の診断
原発閉塞隅角緑内障

　原発閉塞隅角緑内障（primary angle closure glaucoma；PACG）は，隅角の閉塞を生じることで眼圧上昇をきたす緑内障である．現在では，眼圧上昇がみられるものの緑内障性視神経障害をきたしていないものは，原発閉塞隅角症（primary angle closure；PAC）とされる．また，原発閉塞隅角症疑い（primary angle closure suspect；PACS）は，原発閉塞隅角症でみられる器質的閉塞隅角（周辺虹彩前癒着〈peripheral anterior synechia；PAS〉）を伴わないことで鑑別できる．

　閉塞隅角は，① 瞳孔ブロック，② プラトー虹彩，③ 水晶体起因，④ 水晶体より後方の起因のメカニズムが複合しながら起こる．プラトー虹彩とは，中央前房は深く，虹彩も平坦であるが，虹彩根部のみ狭く隅角閉塞となっている状態である．瞳孔ブロックは，虹彩が前方膨隆し，隅角が閉塞する状態である．

【急性原発閉塞隅角症】　治療が遅れた場合に数日で不可逆性の視力障害をきたしうる疾患であり，急性緑内障発作とも呼ばれる．急激な激しい痛みが生じる．発作眼の多くの症例で，相対的瞳孔ブロックが生じ，眼圧が 40～80 mmHg にまで上昇する．発作は片眼性のことが多いが，5～10％ の症例においては両眼同時に発症する．急性期には，視神経の乳頭浮腫や乳頭出血を伴うことが多く，緑内障性視神経症は通常存在しない．また，発作による高眼圧により網膜静脈閉塞症を合併することもある．まずは薬物療法によって，隅角閉塞 → 散瞳 → 眼圧上昇 → 虹彩虚血 → 散瞳 → 隅角閉塞の悪循環を解消する．

【原発閉塞隅角緑内障】　高齢者，女性に多く，多くは慢性の経過をとる．発症背景として，短眼軸の遠視気味の裸眼視力良好である場合が多い．治療の第一選択は手術であり，薬物療法は手術までの一時的治療と考えるべきである．

Editor's note ㊲

閉塞隅角は早期診断が重要
PACG は解剖学的な房水流出抵抗上昇なので，診断をきちんとできれば外科的治療が奏効するので安心だ．ただ PACS の時点で診断できることは少なく，おおむね片眼が悪くなってからの診断となるのが残念．ともかく早期診断する機会を増やさねばなりません．　　　　　　　　　　　　　　　　　　　　　　　　　　　（相原　一）

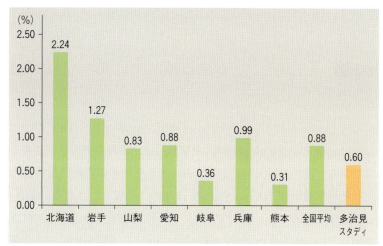

❶ 閉塞隅角緑内障の有病率（全国調査と多治見スタディ）
（澤口昭一：わが国の緑内障有病率：久米島スタディに至るまで．3 p.224．図 2．）

Subnote

相対的瞳孔ブロックは虹彩中央部と水晶体前面が接触する際に前後房間に圧格差が生じ，後房圧が前房圧を超えることで生じる[1]．
（文献）
1）Mapstone R: Mechanics of pupil block. Br J Ophthalmol 1968；52：19-25.

（有村尚悟ら：急性緑内障発作．21 p.332．）

❷ 原発閉塞隅角症の分類

ISGEO 分類	日本緑内障学会分類	GON	PAS or 高眼圧	治療すべきか
PACS (primary angle closure suspect)	原発閉塞隅角症疑い	−	−	予防的治療適応の基準は定まっていない 眼科医の判断
PAC (primary angle closure)	原発閉塞隅角症	−	＋	原則として治療すべき
PACG (primary angle closure glaucoma)	原発閉塞隅角緑内障	＋	＋	治療適応

ISGEO：International Society of Geographical and Epidemiological Ophthalmology
GON：glaucomatous optic neuropathy
PAS：peripheral anterior synechia
（宮原照良：原発閉塞隅角症．15 p.147．表 1．）

急性原発閉塞隅角症，急性緑内障発作

❸ 急性原発閉塞隅角症の症状，所見

症状	所見
虹視 霧視 眼痛 頭痛 眼周囲痛 悪心・嘔吐 徐脈	結膜充血（うっ血） 中等度散瞳（対光反応の消失・減弱） 角膜浮腫 中心浅前房 周辺浅前房 前房内炎症 高眼圧（通常 40 mmHg 以上）

（酒井 寛：原発閉塞隅角緑内障．3 p.161．表 3．）

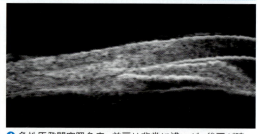

❹ 急性原発閉塞隅角症．前房は非常に浅いが，後房が確認できる．虹彩の厚みは正常で，虹彩裏面は瞳孔縁付近でわずかに前方凸である．瞳孔ブロックよりも極度の浅前房自体が閉塞により引き起こされた隅角閉塞と考えられる．後に水晶体再建術を施行した際にも，毛様小帯の脆弱や水晶体の亜脱臼は確認されなかった．非常に前房の浅い急性の原発閉塞隅角眼，瞳孔ブロックの関与のない水晶体起因性緑内障や悪性緑内障では，後房が観察されない点で鑑別される．
（酒井 寛：超音波生体顕微鏡．24 p.143．図 7．）

急性原発閉塞隅角症，急性緑内障発作

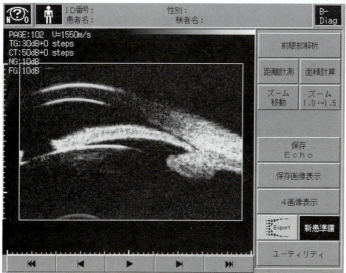

❺ APAC の UBM．虹彩は弓なりに前弯し，隅角が狭くなっている．
APAC：acute primary angle closure
（宮原照良：原発閉塞隅角症．⑮ p.149. 図4．）

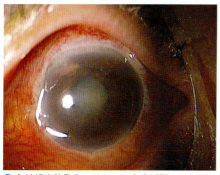

❻ 急性緑内障発作でみられる上皮浮腫．上皮下に貯留した水面にプリズム効果が生じ，そのために虹視を生じると考えられている．
（篠田 啓：昼盲〈羞明〉．⑭ p.41. 図7．）

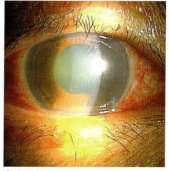

❼ 急性緑内障発作眼．中等度散瞳，毛様充血，すりガラス状角膜浮腫を認める．
（有村尚悟ら：急性緑内障発作．㉑ p.332. 図1．）

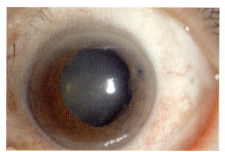

❽ 緑内障発作既往眼．68歳，女性．発作後3か月で，瞳孔は縦長に散大し，虹彩には部分的な萎縮がみられる．
（筑田 眞：ぶどう膜／外傷性散瞳．㉑ p.191. 図8．）

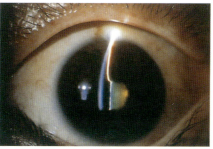

❾ 水晶体膨隆による急性緑内障．水晶体が膨隆し前房が浅くなり，隅角が閉塞して瞳孔ブロックの状態になっている．本症例は，このあとECCE と周辺虹彩切除術を施行し，前房は深くなり，眼圧は正常に戻った．
ECCE：extracapsular cataract extraction（水晶体嚢外摘出術）
（山林茂樹：水晶体．北澤克明ら編．眼科学大系3A 緑内障．東京：中山書店；1993. p.221. 図7．）

原発閉塞隅角症，原発閉塞隅角緑内障

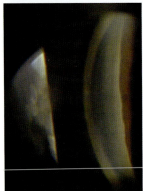

❿ 原発閉塞隅角緑内障症例の隅角所見．狭隅角のため線維柱帯はまったくみえない．
(鈴木康之：緑内障病型診断鑑別の基本指針．③ p.145. 図1.)

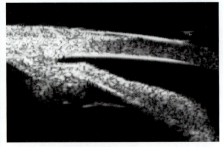
a.

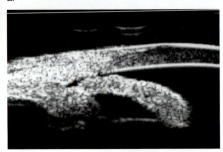
b.

⓫ 瞳孔ブロックのUBM画像．明所下（a）では開放しているが，暗所下（b）では虹彩が上方に膨隆している．
UBM：ultrasound biomicroscope（超音波生体顕微鏡）
(三嶋弘一：原発閉塞隅角緑内障／瞳孔ブロックの治療．⓫ p.217. 図2.)

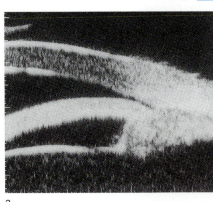
a.
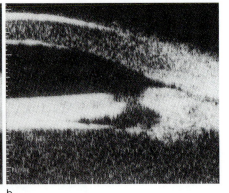
b.

⓬ レーザー虹彩切開術（LI）前後のUBM所見
a. LI前．瞳孔ブロックによって虹彩が前方に膨隆している．
b. LI後．瞳孔ブロックは解除され虹彩は平坦化しているが，プラトー虹彩の機序が残っている．
LI：laser iridotomy
(宮原照良：原発閉塞隅角症．⓯ p.150. 図7.)

原発閉塞隅角症，原発閉塞隅角緑内障

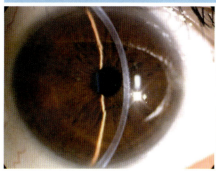

a. 細隙灯顕微鏡所見

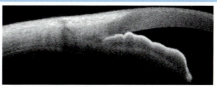

b. 点眼前 UBM 所見

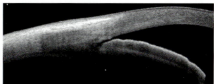

c. 点眼後 UBM 所見

❸ プラトー虹彩が主因となる隅角閉塞でのピロカルピン点眼による治療効果．プラトー虹彩（優位の）機序による隅角閉塞では，前房が深く瞳孔ブロックの増大による効果が少ないので隅角開大が期待できる．
（酒井 寛：原発閉塞隅角緑内障／プラトー虹彩．⑪ p.220. 図 2.）

Subnote

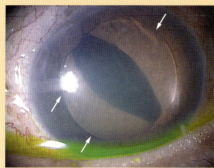

a.

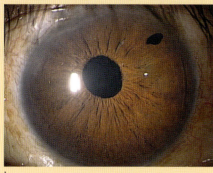

b.

❹ 虹彩捕捉による緑内障発作．53 歳，男性．IOL 亜脱臼に対する IOL 縫着術の既往歴がある．突然の視力低下と眼痛にて受診された．
a. 眼圧は 55 mmHg であり，iris capture（白矢印）を認めたため手術的に IOL を整復し，硝子体カッターにて周辺虹彩切除術を施行した．
b. 術後 2 日目の前眼部写真．術翌日より眼圧は 12 mmHg と正常化した．
（安宅伸介：虹彩捕捉．⑰ p.344. 図 3.）

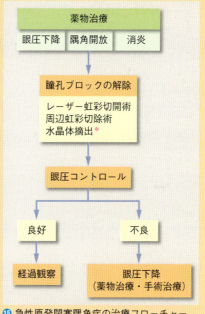

❺ 急性原発閉塞隅角症の治療フローチャート
＊急性期の水晶体摘出術は合併症が生じやすいので熟練した術者が行うことが推奨される．
（日本緑内障学会診療ガイドライン作成委員会：緑内障診療ガイドライン〈第 4 版〉．日本眼科学会雑誌 2018；122；5-53.）
（宮原照良：原発閉塞隅角症．⑮ p.150. 図 6.）

Subnote

⓰ 原発閉塞隅角緑内障（プラトー虹彩）の薬物療法

	有効	効果はあるが副作用が多い	効果はあるが限定的
手術前	低濃度ピロカルピン点眼		炭酸脱水酵素阻害薬点眼 β遮断薬点眼
レーザー虹彩切開術後		ピロカルピン点眼	プロスタグランジン関連薬点眼 炭酸脱水酵素阻害薬点眼 β遮断薬点眼
水晶体再建術後	すべての抗緑内障薬		

（酒井　寛：原発閉塞隅角緑内障／プラトー虹彩．⓫ p.219．表1．）

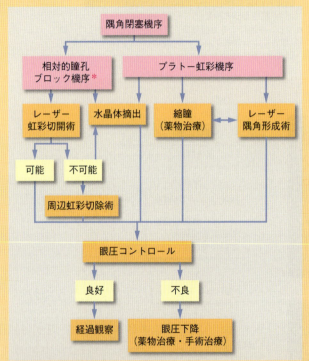

⓱ 原発閉塞隅角症の治療フローチャート
＊実際には水晶体因子と水晶体後方因子も関与する．
（日本緑内障学会診療ガイドライン作成委員会：緑内障診療ガイドライン〈第4版〉．日本眼科学会雑誌 2018；122；5-53．）
（宮原照良：原発閉塞隅角症．⓯ p.150．図5．）

病型の診断
小児緑内障

　小児緑内障の用語は小児期に発症した病態に起因する緑内障である．従来のガイドラインにおいては発達緑内障という用語を用いてきたが，World Glaucoma Association（WGA）コンセンサス会議での提言をふまえて[1]，『緑内障診療ガイドライン（第4版）』では定義と分類が大幅に変更された[2]．小児緑内障の診断基準[1]を ❶ に示す．また，分類では，原発と続発に大きく分け，さらに ❷ のように細分化された．ただし，小児期の定義する上限年齢については国際基準では明確に定められていない．

　発症頻度は，3〜10万人に一人と，比較的まれである．症状は，高度の眼圧上昇による角膜浮腫のため流涙，羞明，眼瞼けいれんをきたすが，乳幼児では訴えがないため，発見が遅れることが多く，なかには3歳児健診での視力不良により発見されることがある．治療は，隅角に切開を加える手術となり，わが国では角膜が混濁していても施行可能な線維柱帯切開術が選択されることが多い．

（文献）
1) World Glaucoma Association：Childhood Glaucoma. In：Weinreb RN, et al, editors. The 9th Consensus Report of the World Glaucoma Association. Kugler Publications. 2013；Amsterdam：1-270.
2) 日本緑内障学会緑内障診療ガイドライン作成委員会：緑内障診療ガイドライン（第4版）．日本眼科学会雑誌 2018；122：5-53.

❶ World Glaucoma Association（WGA）における小児緑内障の診断基準

緑内障の診断基準（2項目以上）
眼圧が21mmHgより高い（全身麻酔下であればあらゆる眼圧測定方法で）
陥凹乳頭径比（cup-to-disc ratio；C/D比）増大の進行，C/D比の左右非対称の増大，リムの菲薄化
角膜所見：Haab線または新生児では角膜径11mm以上，1歳未満では12mm以上，すべての年齢で13mm以上
眼軸長の正常発達を超えた伸長による近視の進行，近視化
緑内障性視神経乳頭と再現性のある視野欠損を有し，視野欠損の原因となるほかの異常がない
緑内障疑いの診断基準（1項目以上）
2回以上の眼圧測定で眼圧が21mmHgより大きい
C/D比増大などの緑内障を疑わせる視神経乳頭所見がある
緑内障による視野障害が疑われる
角膜径の拡大，眼軸長の伸長がある

（日本緑内障学会緑内障診療ガイドライン作成委員会：緑内障診療ガイドライン〈第4版〉．日本眼科学会雑誌 2018；122：5-53.）

162　2. 診断編

❷ 小児緑内障の分類

原発小児緑内障	**1. 原発先天緑内障（primary congenital glaucoma；PCG）**
	（診断基準） 隅角発生異常（軽微な先天的な虹彩形成異常があってもよい） 小児緑内障の診断基準を満たす（通常は眼球拡大を伴う） 発症年齢でさらに細分類（① 出生前または新生児期〈0〜1 か月〉，② 乳児期〈1〜24 か月〉，③ 遅発性〈2 歳以上〉） 自然に停止し正常眼圧となった症例であっても PCG の典型的徴候があれば PCG として分類される
	2. 若年開放隅角緑内障（juvenile open angle glaucoma；JOAG）
	（診断基準） 4 歳以降に発症する小児緑内障 眼球拡大を伴わない 先天性の眼形成異常や全身疾患を伴わない 開放隅角（正常隅角所見） 小児緑内障の診断基準を満たす
続発小児緑内障	**3. 先天眼形成異常に関連した緑内障（glaucoma associated with non-acquired ocular anomalies）**
	（診断基準） 全身所見との関連が明らかではない眼形成異常が出生時から存在 小児緑内障の診断基準を満たす （先天眼形成異常の代表例） Axenfeld-Rieger 異常，Peters 異常，ぶどう膜外反，虹彩形成不全，無虹彩症，硝子体血管系遺残，眼皮膚メラノーシス（太田母斑），後部多形性角膜ジストロフィ，小眼球症，小角膜症，水晶体偏位など
	4. 先天全身疾患に関連した緑内障（glaucoma associated with non-acquired systemic disease or syndrome）
	（診断基準） 出生時から眼所見に関連する先天全身疾患がある 小児緑内障の診断基準を満たす （先天全身疾患の代表例） ダウン症などの染色体異常，結合組織異常（マルファン症候群，Weill-Marchesani 症候群，Stickler 症候群），代謝異常（ホモシスチン尿症，Lowe 症候群，ムコ多糖症），母斑症（神経線維腫症，Sturge-Weber 症候群，Klippel-Trenaunay-Weber 症候群），Rubinstein-Taybi 症候群，先天性風疹症候群など
	5. 後天要因による続発緑内障（glaucoma associated with acquired condition）
	（診断基準） 出生時にはなく，生後に発生した後天要因によって発症した緑内障で小児緑内障の診断基準を満たす ただし，白内障術後の緑内障は除く 隅角所見（① 開放隅角〈50％ 以上開放〉，② 閉塞隅角〈50％ 未満開放または急性閉塞隅角〉） （後天要因の代表例） ぶどう膜炎，外傷（前房出血，隅角離開，水晶体偏位），ステロイド，腫瘍（良性/悪性，眼内/眼窩），未熟児網膜症など
	6. 白内障術後の緑内障（glaucoma following cataract surgery）
	（診断基準） 白内障術後に発症した緑内障で診断基準を満たす（① 特発性の先天白内障，② 緑内障を伴わない眼形成異常または全身疾患に関連した先天白内障，③ 緑内障を伴わない併発白内障） 隅角所見（① 開放隅角〈50％ 以上開放〉，② 閉塞隅角〈50％ 未満開放または急性閉塞隅角〉）

（日本緑内障学会緑内障診療ガイドライン作成委員会：緑内障診療ガイドライン〈第 4 版〉. 日本眼科学会雑誌 2018；122：5-53.）

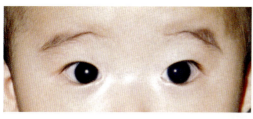

❸ 原発先天緑内障. 生後 9 か月, 男児. 左眼の原発先天緑内障のため, 左右の角膜径に差がみられる. 眼圧の上昇により, 左眼角膜が混濁してきたことに気づき受診した.
(橋本禎子：乳幼児健診. ⑨ p.244. 図 2.)

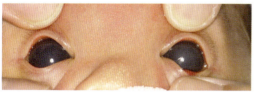
a.

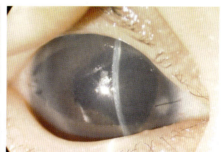

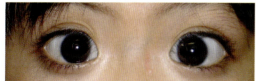
b.

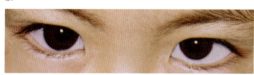
c.

d.

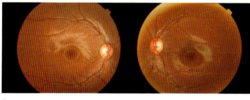
e.

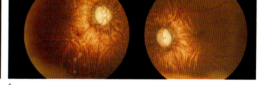
f.

❹ 小児緑内障. 光過敏性, 易刺激性. photophobia（羞明）, epiphora（流涙）, blepharospasm（眼瞼けいれん）.
a. 両眼の角膜混濁と角膜径拡大を示す（典型例）.
b. pretty eye の例.
c. 片眼性（右眼発症）.
d. 先天閉塞隅角緑内障の術後（角膜浮腫が遷延している）.
e. 視力予後良好例.
f. 視力予後不良例（弱視治療により, 左眼は最終矯正視力 0.8 まで上昇）.
(松下賢治：発達緑内障の画像診断. ㉔ p.309. 図 1.)

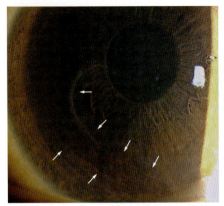

❺ 原発小児緑内障でみられる Haab striae（線状・円周状病変）
（白石　敦：内皮面混濁・囊胞状病変. ⑫ p.31. 図3.）

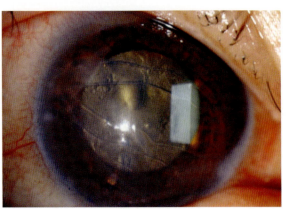

❻ Haab striae. 39歳，男性．原発小児緑内障．線状の Descemet 膜破裂の治癒瘢痕（Haab striae）が残存している．
（齋藤代志明：発達緑内障. ③ p.166. 図1.）

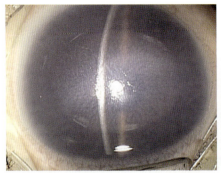

❼ 角膜混濁．生後1か月，男児，原発小児緑内障．角膜浮腫と混濁を認める．虹彩の平坦化がスリット照明で確認できる．
（齋藤代志明：発達緑内障. ③ p.166. 図2.）

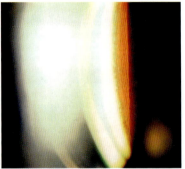

❽ 続発小児緑内障．26歳，女性．太田母斑に伴った遅発型小児緑内障．隅角には，全周に虹彩高位付着を認める．
（廣岡一行：続発閉塞隅角緑内障. ③ p.195. 図6.）

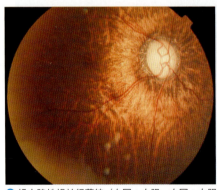

❾ 緑内障性視神経萎縮（左図：右眼，右図：左眼）．6歳，男児．両眼に原発小児緑内障による乳頭陥凹を伴う視神経萎縮を認める．
（松下賢治ら：視神経炎，うっ血乳頭，視神経萎縮. ⑨ p.194. 図6.）

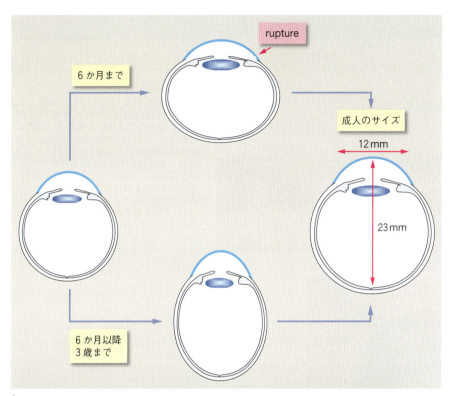

a.

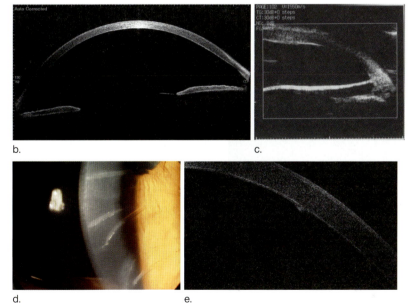

b.　　　　　　　　　　　　　　c.

d.　　　　　　e.

❿ 原発先天緑内障の前眼部所見
a. 眼球の発育における小児緑内障の前眼部変化.
b. CASIAの所見.前房隅角は広く,中央前房深度は深い.周辺角膜や輪部は眼圧によって伸展され菲薄化し,虹彩も引き伸ばされ菲薄化している.
c. UBMの所見.前房隅角は広く,中央前房深度は深い.角膜浮腫を起こしている.
d. Haab striaeの細隙灯顕微鏡写真.
e. Haab striaeの前眼部OCT像.
(松下賢治:発達緑内障の画像診断. 24 p.316. 図8.)

Peters 異常

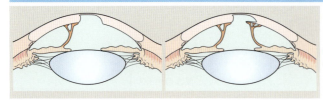
a.

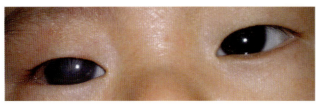
b.

⓫ Peters 異常
a. Peters 異常では，角膜中央部に混濁，角膜内皮・Descemet 膜・後部実質の欠損，thinning 欠損が大きいと水晶体と癒着し，広範囲に PAS（peripheral anterior synechia；周辺虹彩前癒着）を形成することがある．混濁の経過はさまざまで自然軽快する例もある．
b. 右眼に Peters 異常を生じ，前房消失による続発緑内障がみられる．眼球摘出を勧められたが，大阪大学医学部附属病院眼科で白内障手術を施行し，前房形成した．その後，眼圧は安定し，乳頭形状も正常を維持している．
（松下賢治：発達緑内障の画像診断．24 p.317．図9．）

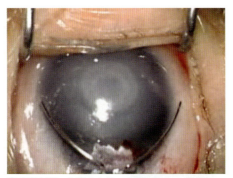
⓬ 角膜混濁．生後1か月，女児．Peters 異常による角膜混濁と高眼圧による角膜浮腫のため隅角がみえず，手術は線維柱帯切開術を選択している．
（齋藤代志明：発達緑内障．3 p.167．図3．）

Sturge-Weber 症候群

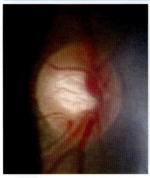
a. 健眼

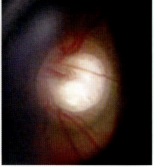
b. 患眼

⓭ 視神経乳頭所見．生後4か月，男児，Sturge-Weber 症候群．スリット照明で硝子体レンズを使用して観察している．視神経乳頭陥凹に左右差を認め，陥凹拡大は同心円状である．
（齋藤代志明：発達緑内障．3 p.168．図5．）

Sturge-Weber 症候群

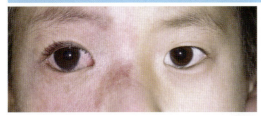

a.

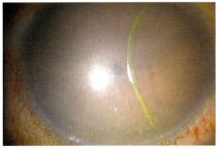 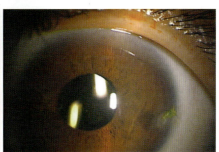

b.

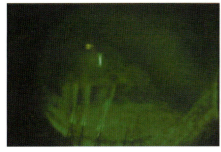 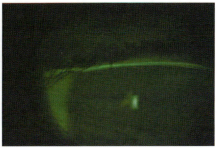

c.

⓮ Sturge-Weber 症候群（典型例）（b, c ともに左図は右眼，右図は左眼）
a. 右顔面に広がる血管腫と充血，眼圧上昇がみられる．
b. 右眼はその後，線維柱帯切開術と毛様体光凝固に反応せず，多剤併用点眼でも眼圧は 40 mmHg 付近を推移，角膜径の拡大を示す．
c. 右眼に，下眼瞼内反症のため角膜びらんを生じている．
（松下賢治：発達緑内障の画像診断．24 p.317．図 10．）

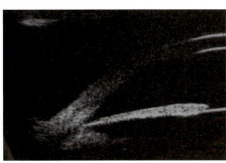 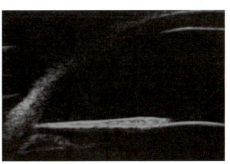

a. 健眼　　　　　　　　　　b. 患眼

⓯ 超音波生体顕微鏡検査（UBM）．生後 2 か月，男児，Sturge-Weber 症候群（⓭ とは別症例）．患眼（b）の前房深度は 3.7 mm，健眼（a）は 2.6 mm．眼圧が上昇している患眼の前房深度は深く，虹彩は平坦化・菲薄化している．
（齋藤代志明：発達緑内障．3 p.168．図 6．）

Sturge-Weber 症候群

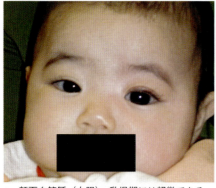

a. 顔面血管腫（左眼）．乳児期には軽微である

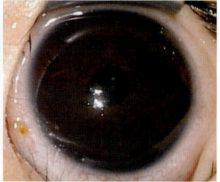

b. 緑内障（左眼）

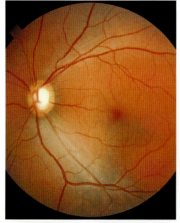

c. 脈絡膜血管腫

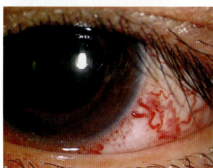

d. 脈絡膜血管腫による滲出性網膜剥離

e. 上強膜血管の拡張・蛇行
（仁科幸子：母斑症．⑨ p.223. 図3.）

⑯ Sturge-Weber 症候群

Editor's note

手術のリスクが高い Sturge-Weber 症候群
Sturge-Weber 症候群の治療は困難だ．房水流出先の血管腫のため流出路再建術を行っても重篤な前房出血や術中の低眼圧による漿液性脈絡膜剥離を生じて失明することもある．手術のリスクが高く本当に悩ましい．ただ，点眼である程度下げておくと高眼圧の割には進行が緩やかであると感じるのは私だけだろうか．　　　　（相原　一）

病型の診断
ステロイド緑内障

　ステロイド緑内障は，ステロイド投与によってみられる眼の副作用の一つで，ほかには白内障やヘルペス性角膜炎などの眼感染症の誘発がある．ステロイドを投与することによって，眼圧上昇がみられやすい人をステロイドレスポンダーと呼び，ステロイドの負荷試験を行って見分ける．しかし，ステロイドレスポンダーでなくとも，ステロイド投与によって眼圧が上昇することもある．

　隅角の開大度には異常はなく，原発開放隅角緑内障との鑑別が必要になる．眼圧が高い割には視神経乳頭に異常がみられないことや，ステロイドの投与休止により眼圧が低下することで見分ける．

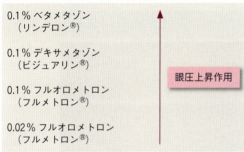

❶ ステロイド点眼薬と眼圧上昇作用との関係

（稲谷　大：ステロイド緑内障．眼科手術 2007；20：41-43．）
（稲谷　大：ステロイド緑内障．❸ p.176．表 2．）

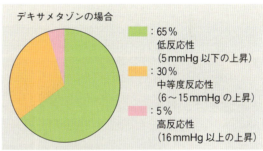

❷ ステロイド点眼薬の眼圧上昇効果
(Armaly MF：EFFECT OF CORTICOSTEROIDS ON INTRAOCULAR PRESSURE AND FLUID DYNAMICS. I. THE EFFECT OF DEXAMETHASONE IN THE NORMAL EYE. Arch Ophthalmol 1963；70：482-491.)
（福島敦樹：ステロイド．❷ p.213．図 2．）

Editor's note

緑内障診療のカオス②　ステロイドと緑内障

ステロイド緑内障も個体差がある厄介な病型である．また，眼疾患に伴わないステロイド投与による眼圧上昇は病型確定が容易だが，ぶどう膜炎など眼の原疾患があるときは必ずしもステロイドの影響だけではないと思われることがしばしばある．開放隅角であればともかく流出路再建術が奏効することが多く，結局，眼圧が下がれば OK ということで，何となく病態解明がおろそかになっている．緑内障には，わからないことがたくさんある．　　　　　（相原　一）

病型の診断
落屑緑内障

　落屑症候群（exfoliation syndrome）は，眼内の落屑物質が貪食能を有する細胞に取り込まれないため，瞳孔縁，水晶体前嚢表面，Zinn小帯，毛様体ひだ部などに沈着し，白色のフケ様物質となってみられる疾患で，高齢者に多い．落屑症候群患者の約25％に続発緑内障を発症し，落屑緑内障（exfoliation glaucoma）と呼ばれる．隅角検査では線維柱帯部への高度な色素沈着を認め，Schwalbe線より前方にみられる波状の色素線（Sampaolesi線）は，この疾患に特徴的な所見である．

　落屑症候群患者は，緑内障以外にもZinn小帯脆弱，散瞳不良，血液房水関門の障害，角膜内皮機能不全があることが多く，白内障手術および眼内レンズ移植術に際しては，合併症を起こす可能性を念頭におくべきである．

落屑物質の所見

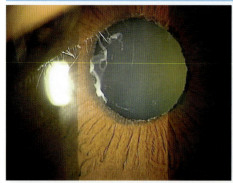
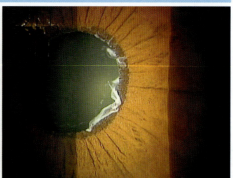

a. 右眼，無散瞳状態　　　　　　　　b. 左眼，無散瞳状態

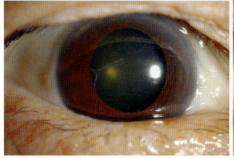
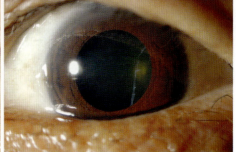

d. 右眼，散瞳状態　　　　　　　　c. 左眼，散瞳状態

❶落屑症候群（77歳，女性）．前嚢中央と周辺部に典型的な落屑の沈着を認める．虹彩縁にも沈着を認め，散瞳により伸展されるのが観察できる．落屑のため極大散瞳はしていない．
（松田憲明ら：落屑緑内障の薬物治療．⑪ p.223. 図1．）

落屑物質の所見

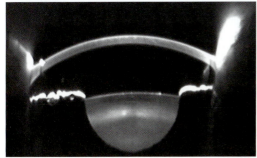

❷ 落屑症候群（EAS-1000）．前嚢上の輝度が高い点は落屑物質である．35 例を比較検討したところ，水晶体前面曲率半径は落屑症候群が 8.1 mm に対して健常眼は 9.8 mm と落屑症候群で有意に小さく，前房深度も落屑症候群が 2.2 mm に対して健常眼は 2.6 mm と落屑症候群で有意に浅い．これにより落屑症候群は，健常眼と比べて Zinn 小帯の牽引力が弱いことを示すことができた．
（坂部功生：Zinn 小帯．㉚ p.249．図 15．）

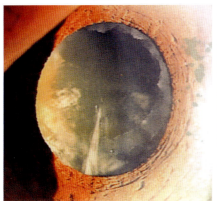

❸ 落屑緑内障の症例．68 歳，男性．ミドリン P® による散瞳は不良．瞳孔縁および水晶体表面に白い落屑物質がみられる．
（陳　進輝：細隙灯顕微鏡所見．③ p.18．図 7．）

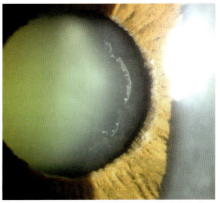

❹ 落屑緑内障の細隙灯顕微鏡写真．瞳孔縁と水晶体表面に落屑物質が付着している．
（木内良明：緑内障性眼障害のとらえ方と進行評価の注意点．③ p.230．図 2．）

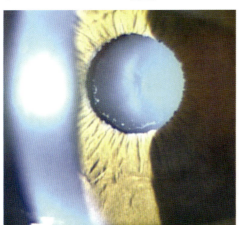

❺ 落屑緑内障症例の水晶体上に認められる落屑物質
（鈴木康之：緑内障病型診断鑑別の基本指針．③ p.145．図 2．）

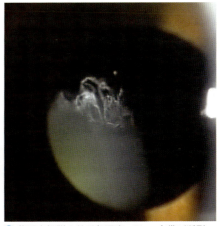

❻ 落屑症候群の前眼部写真．Zinn 小帯が断裂し，水晶体が下方に脱臼している．Zinn 小帯にはフケ様の落屑物質が観察される．
（久保田敏昭：落屑緑内障．③ p.178．図 1．）

落屑物質の所見

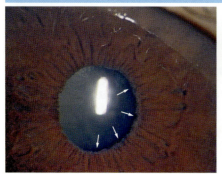
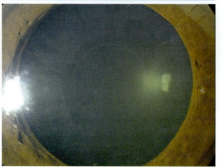

❼ 偽落屑症候群にみられるフケ状物質（落屑物質）．瞳孔縁と水晶体表面にフケ状物質（矢印）が観察される．
（細谷比左志：虹彩異常．⑫ p.43．図1．）

❽ 落屑緑内障の前眼部所見（散瞳後）．水晶体前嚢表面に白色の落屑物質の沈着を認める．
（溝上志朗：落屑緑内障．⑮ p.154．図1．）

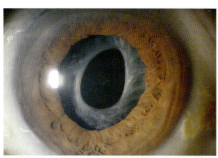

a.　　　　　　　　　　　　　　b.

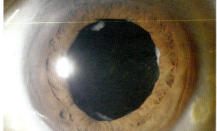

❾ 落屑症候群眼で起こった前嚢収縮
a. 散瞳不良例のため，白内障手術時に瞳孔括約筋切開を行っている．術後に前嚢切開縁の線維化が進み前嚢収縮をきたし，患者は霧視を自覚している．
b. Nd：YAG レーザー前嚢切開直後．6 本の前嚢切開を行い，切開直後から切開窓が開大している．
c. 前嚢切開後 1 週間の前嚢切開窓．切開窓は十分に広がり，コントラスト感度は改善した．
（瀧本峰洋：前嚢収縮．⑳ p.352．図 6〜8．）

c.

Subnote

落屑緑内障はほかの緑内障病型に比べ，進行が早い[1]ことが特徴であり，初診時にすでに後期の視野障害であることも珍しくない．また眼圧レベルも高いため，早い段階から多剤併用を開始するケースが多いため，薬剤性角膜上皮障害の発症には注意を要する．また，多剤併用は点眼アドヒアランスの低下も招きやすいことから，配合点眼薬の使用も考慮する．
（文献）
1) Hyman L, et al：Natural history of intraocular pressure in the Early Manifest Glaucoma Trial. Arch Ophthalmol 2010；128：601-607.

（溝上志朗：落屑緑内障．⑮ p.155．）

Editor's note ㊵

最も手こずるのが落屑緑内障

個人的に最も困る緑内障サブタイプが落屑緑内障である．治療に抵抗性で薬物での眼圧下降も不十分であり，流出路再建術後もすぐ上昇してくるし，濾過手術の成功率も低い．一番困るのが患者の眼圧が変動しすぎて薬物評価はまったく当てにならないため，緑内障性視神経障害があれば，3 剤点眼にして，それでも進行したら眼圧に頼らず手術することにしている．2 年ぐらいであっという間に悪くなるので，だらだら薬物治療を追加したりする暇もない．きわめて特殊な眼疾患だと思う．LOXL1 遺伝子変異はヨーロッパと日本では機能が異なっているようだし，最近は CACNA1 遺伝子変異が日本で報告されているので，見た目には落屑があってもいろいろなタイプの疾患が混ざっていると考えている．　（相原　一）

落屑物質の所見

⑩ 落屑物質の成分

弾性線維	エラスチン トロポエラスチン アミロイド P ビトロネクチン
マイクロフィブリル 関連因子	フィブリリン1 MAGP-1 LTBP-1, LTBP-2 LOXL1 フィブリリン2
分子シャペロン	クラスタリン
非コラーゲン 基底膜分子	ラミニン フィブロネクチン
プロテオグリカン/ グリコサミノグリカン	ヘパラン硫酸プロテオグリカン コンドロイチン硫酸プロテオグリカン デルマタン硫酸プロテオグリカン ケラタン硫酸プロテオグリカン ヒアルロン酸

MAGP：microfibril-associated glycoprotein
LTBP：latent TGF-β binding protein
LOXL：lysyl oxidase-like protein
（根木　昭編：眼のサイエンス　眼疾患の謎．東京：文光堂；2010．p.88-89．）
（岡本芳史：毛様体．㉚ p.193．表2．）

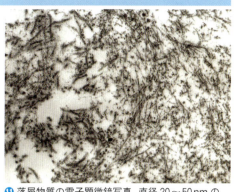

⑪ 落屑物質の電子顕微鏡写真．直径20～50nmの線維に細かい高電子密度顆粒が付着した構造のものが集塊をなして存在する（写真の左半分）．その集塊には直径約10nmのマイクロフィブリルが混在している（写真の右半分）．
（久保田敏昭：落屑緑内障．③ p.180．図2．）

隅角所見

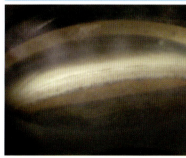
a.

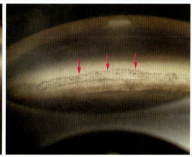
b.

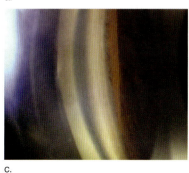
c.

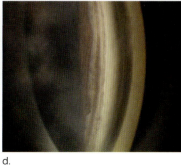
d.

⑫ 片眼性の眼圧上昇をきたした落屑緑内障の症例．僚眼（a, c）に比べて落屑緑内障眼（b, d）は線維柱帯の色素沈着が強く，落屑緑内障眼では，毛様体帯がみえない．Schwalbe線を越えて色素の帯（Sampaolesi線，矢印）が下方隅角にある．
（大鳥安正：隅角鏡検査．③ p.33．図2．）

隅角所見

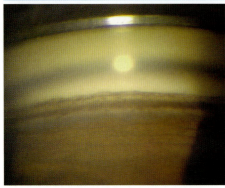

❸ 落屑緑内障症例の隅角所見（Sampaolesi 線）. 色素沈着が一部 Schwalbe 線を越えて存在している.
(鈴木康之：緑内障病型診断鑑別の基本指針. ❸ p.145. 図 3.)

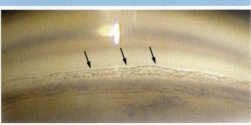

❹ 落屑緑内障の隅角所見. Schwalbe 線より前方の波状の色素線（Sampaolesi 線）を認める（矢印）.
(溝上志朗：落屑緑内障. ⓯ p.154. 図 2.)

Subnote

⓯ 落屑症候群の部位別の臨床所見，合併症および手術合併症

部位	臨床所見	合併症	手術合併症
水晶体，毛様体 Zinn 小帯	水晶体動揺 水晶体前嚢の薄い膜 落屑物質の沈着	白内障 水晶体動揺 水晶体亜脱臼 閉塞隅角緑内障	Zinn 小帯断裂 硝子体脱出 後嚢破損 眼内レンズ偏位 前嚢収縮
虹彩	瞳孔縁の萎縮 虹彩の transillumination 散瞳時の前房内色素 散瞳不良	前房内色素遊出 散瞳不良 虹彩の弾性減少 血液房水関門破綻 偽ぶどう膜炎 虹彩後癒着	後発白内障 術中，術後前房出血 術後炎症 血液房水関門破綻の延長 虹彩後癒着，瞳孔ブロック
線維柱帯	色素沈着 眼圧の左右差 散瞳後眼圧上昇	高眼圧 開放隅角緑内障	術後眼圧上昇
角膜	内皮細胞の多形性	角膜内皮機能不全	角膜内皮機能不全
網膜		網膜静脈分枝閉塞	

(久保田敏昭：落屑緑内障. ❸ p.179. 表 1.)

Subnote

偽落屑症候群と PEX 関連角膜内皮障害

偽落屑症候群（pseudoexfoliation syndrome；PEX）は，1917年フィンランドの医師 Linderberg によって初めて報告された，100年近くの歴史をもつ古い疾患である．PEX の臨床所見としてわれわれになじみなものは，水晶体前囊，虹彩瞳孔領に白色，フケ状物質が沈着した所見であり，緑内障を合併しやすく白内障など内眼手術時には合併症が発生しやすいことでもよく知られている（⓰）．近年，PEX は *LOXL1* 遺伝子変異に関与していることが明らかとなり，全身疾患として脳梗塞，心筋梗塞，動脈瘤，Alzheimer 病などにも関連していると報告されている．一方，眼に至っては，PEX 関連角膜内皮障害という新たな概念が 1998 年，Naumann らから提唱され，以前 Abbott が提唱した Non-guttata Fuchs は実際のところ，PEX 関連角膜内皮障害であることを指摘した[1]．
（文献）
1) Naumann GOH, et al：Keratopahty in pseudoexfoliation syndrome as a cause of corneal endothelial decompensation-A clinicopathologic study. Ophthalmology 2000；107：1111-1124.）

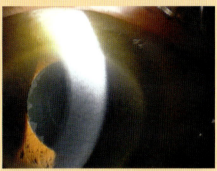 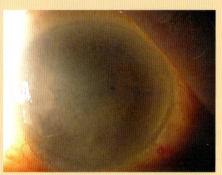

⓰ 偽落屑症候群（PEX）症例の前眼部所見．水晶体前囊，虹彩瞳孔領の白いフケ状物質沈着が特徴であり，緑内障を合併しやすく内眼手術時，合併症が発生しやすいことで知られている．

⓱ PEX 水疱性角膜症．しばしば原因不明の水疱性角膜症として診断され，角膜全面浮腫をきたすことが多い．必ずしも PEX 物質の量と相関しない．

（鄭　暁東：偽落屑症候群関連角膜内皮障害．⑫ p.92．図1, 2.）

病型の診断
血管新生緑内障

　血管新生緑内障（neovascular glaucoma；NVG）は，虹彩，隅角などの前眼部に新生血管がみられ，房水流出抵抗が増大して眼圧が上昇する，難治性の続発緑内障である．前眼部に新生血管がみられる主な原因には，糖尿病網膜症や網膜中心静脈閉塞症などによる眼内虚血の状態がある．虚血状態が契機となって，網膜グリア細胞から血管内皮増殖因子（vascular endothelial growth factor；VEGF）が産生される．そのため，抗VEGF療法が臨床応用され，病初期の段階では奏効することもある．病期が進行するほど治療が困難となり，進行期では眼圧が正常化しても視機能の予後は不良である．

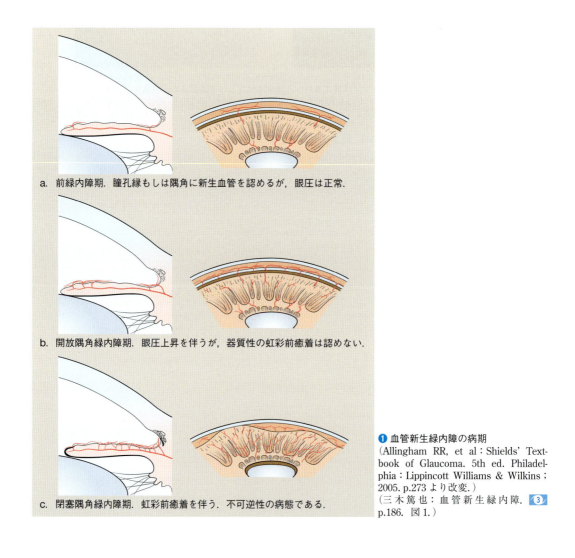

a. 前緑内障期．瞳孔縁もしくは隅角に新生血管を認めるが，眼圧は正常．

b. 開放隅角緑内障期．眼圧上昇を伴うが，器質性の虹彩前癒着は認めない．

c. 閉塞隅角緑内障期．虹彩前癒着を伴う．不可逆性の病態である．

❶ 血管新生緑内障の病期
（Allingham RR, et al：Shields' Textbook of Glaucoma. 5th ed. Philadelphia：Lippincott Williams & Wilkins；2005. p.273 より改変．）
（三木篤也：血管新生緑内障. ❸ p.186. 図1.）

❷ 血管新生緑内障を併発しうる疾患．NVG はあらゆる眼疾患の終末像といっても過言ではないほど，さまざまな疾患に続発するが，やはり特に重要なのは糖尿病網膜症，CRVO，眼虚血症候群（内頸動脈・眼動脈閉塞）の 3 疾患である．

1. 虚血性網膜疾患

糖尿病網膜症
網膜中心静脈閉塞症
網膜中心動脈閉塞症
網膜静脈分枝閉塞症
網膜動脈分枝閉塞症

2. その他の網膜疾患

網膜剝離
Coats 病
Eales 病
高安病
鎌状赤血球網膜症
未熟児網膜症
網膜分離症
Stickler 症候群
放射線網膜症
眼手術後：硝子体手術，白内障手術，強膜バックル

3. 眼外血管障害

内頸動脈・眼動脈閉塞，内頸動脈海綿静脈洞瘻

4. 眼炎症疾患

Behçet 病
原田病
梅毒性網膜血管炎
交感性眼炎
眼内炎

5. 眼腫瘍

虹彩腫瘍：メラノーマ，血管腫
毛様体：メラノーマ
脈絡膜：メラノーマ
網膜：網膜芽細胞腫，リンパ腫
視神経膠腫

（三木篤也：血管新生緑内障．❸ p.185. 表 1.）

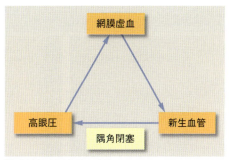

❸ 血管新生緑内障の病態
（廣岡一行：治療／薬物療法．⓰ p.199. 図 1.）

Subnote

NVG 診断は，前眼部新生血管の発見に尽きる．ある程度以上習熟した眼科医にとって細隙灯顕微鏡で虹彩新生血管を見いだすのは困難ではないと思われるが，実際には早期発見できず，眼圧上昇に至って初めて診断される NVG が多い．その大きな原因のひとつとして，無散瞳での虹彩観察を日常的に行っていないことが挙げられる．NVG をきたす疾患は網膜中心静脈閉塞症（central retinal vein occlusion；CRVO），増殖糖尿病網膜症（proliferative diabetic retinopathy；PDR）などの網膜疾患が多いため，定期経過観察時には無散瞳での細隙灯顕微鏡検査を経ずにいきなり散瞳してしまうケースが多い．散瞳下では早期のか細い新生血管を発見するのは困難をきわめる．

（三木篤也：血管新生緑内障．❸ p.186.）

虹彩・隅角の新生血管

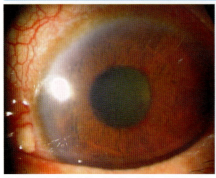

❹ 瞳孔領の新生血管．66歳，男性．眼圧は高く（49mmHg），角膜浮腫もみられる．
（廣岡一行：治療／薬物療法．⑯ p.199. 図2.）

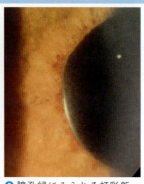

❺ 瞳孔縁にみられる虹彩新生血管
（三木篤也：血管新生緑内障．③ p.187. 図2.）

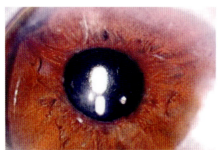

❻ 虹彩ルベオーシス．瞳孔縁全周，10時方向では瞳孔縁から虹彩周辺に及ぶルベオーシスを認める．
（安藤伸朗：予防．⑯ p.190. 図1.）

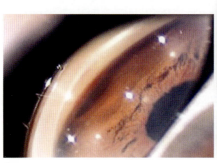

a.　　　　　　　　　　　　　　b.
❼ 血管新生緑内障の隅角所見
a. 周辺虹彩前癒着（PAS）があるが，ルベオーシスは認め難い．
b. 前眼部蛍光造影所見．蛍光造影をすると，隅角ルベオーシスの詳細な所見を得ることができる．
（安藤伸朗：予防．⑯ p.190. 図2. p.191. 図4.）

虹彩・隅角の新生血管

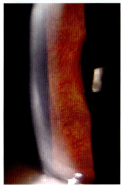
a.

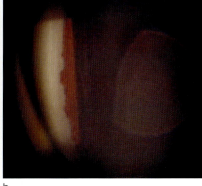
b.

❽ 出血性緑内障
a. 虹彩上新生血管．これは目立つので見逃さないはずである．
b. a の僚眼隅角所見．こちらは虹彩上には新生血管は認めず，隅角検査にて周辺虹彩前癒着と新生血管を認める．これを見逃すと大変なことになる．
（鈴木康之：緑内障病型診断鑑別の基本指針．❸ p.145．図 4, 5．）

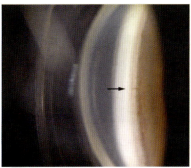

❾ 血管新生期の左眼隅角鏡写真（43 歳，女性）．線維柱帯部に新生血管が観察される（矢印）．
（石橋真吾：病態と診断．⑯ p.195．図 1．）

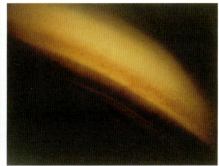

❿ 隅角新生血管
（山本哲也：隅角．北澤克明ら編．眼科学大系 3A 緑内障．東京：中山書店；1993．p.117．図 14．）

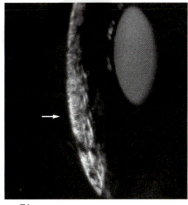
a. FA

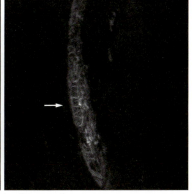
b. IA

⓫ 血管新生期における左眼隅角の造影検査所見（❾と同一症例）．造影剤注入 22 秒後．FA で新生血管網から蛍光漏出がみられる（a，矢印）．IA で前房隅角に新生血管網が観察される（b，矢印）．
（石橋真吾：病態と診断．⑯ p.198．図 6．）

開放隅角緑内障期

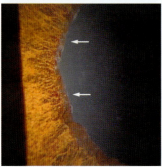

⑫ 開放隅角緑内障期の左眼前眼部写真（71歳，男性）．虹彩瞳孔縁部に新生血管が観察される（矢印）．
（石橋真吾：病態と診断．⑯ p.195．図2．）

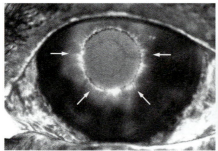

a. FA   b. IA

⑬ 開放隅角緑内障期における左眼虹彩の造影検査所見（⑫と同一症例）．造影剤注入2分22秒後．FAでは，虹彩の瞳孔縁や虹彩の表面から蛍光漏出がみられる（a，矢印）．IAでは，虹彩の新生血管が観察される（b，矢印）．
（石橋真吾：病態と診断．⑯ p.198．図5．）

閉塞隅角緑内障期

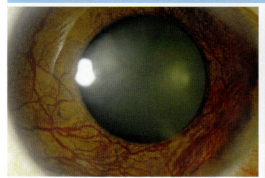

⑭ 糖尿病患者にみられた血管新生緑内障の虹彩．虹彩面上の新生血管，瞳孔縁の瞳孔外反がみられる．
（市邉義章：糖尿病患者の瞳孔異常．⑯ p.221．図3．）

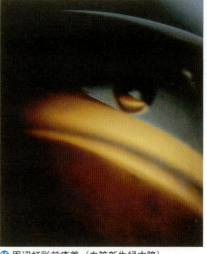

⑮ 周辺虹彩前癒着（血管新生緑内障）
（山本哲也：隅角．北澤克明ら編．眼科学大系 3A 緑内障．東京：中山書店；1993．p.117．図13．）

治療の方針と効果判定

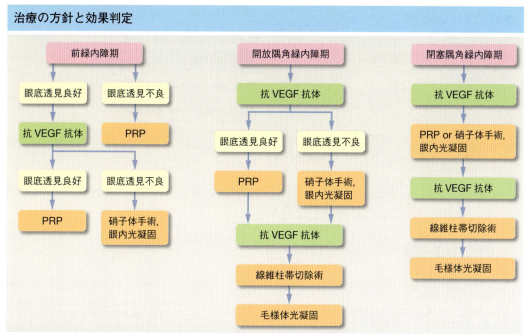

⓰ 病期別の NVG 治療方針． PRP：panretinal photocoagulation（汎網膜光凝固）
（三木篤也：血管新生緑内障． ③ p.189．図3．）

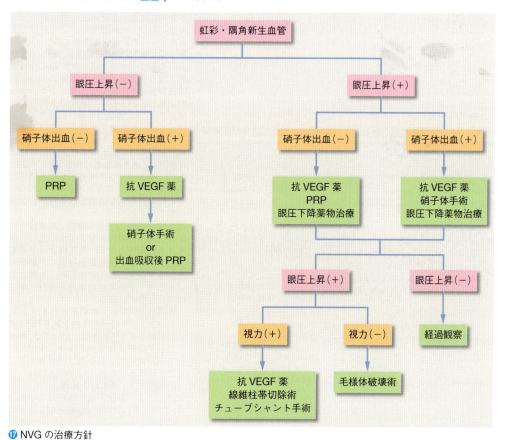

⓱ NVG の治療方針
（馬場哲也：治療／手術． ⑯ p.204．図2．）

治療の方針と経過観察

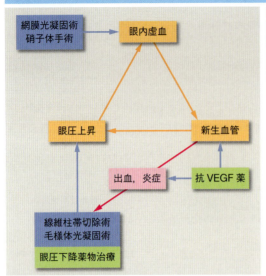

⓳ 血管新生緑内障の病態と対策

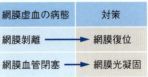

（安藤伸朗：予防. ⑯ p.193. 表 2.）

⓲ NVG の病態と抗 VEGF 薬の作用部位. 抗 VEGF 薬は，新生血管に直接作用して VEGF 活性を抑制するとともに，線維柱帯切除術による出血や術後炎症を抑制する．（馬場哲也：治療／手術. ⑯ p.203. 図 1.）

⓴ 病期による血管新生緑内障の治療方針．白内障や硝子体出血で眼底がモニターできない場合は，白内障手術や硝子体手術を併用する．PRP：panretinal photocoagulation（汎網膜光凝固）

第 1 期（前緑内障期） 新生血管が瞳孔縁と隅角に出現．まだ眼圧上昇はきたしていないので，汎網膜光凝固にて網膜の虚血をとり，血管新生を抑制する．

第 2 期（開放隅角緑内障期） 新生血管が虹彩表面に広がる．隅角部が線維性血管膜で覆われて眼圧が上昇し始める．汎網膜光凝固にて網膜の虚血をとるが，眼圧が上昇しているので，眼圧の上昇程度に準じて，①②を処方する．眼圧が十分下降しない，血管新生が残存している場合は，アバスチン®の硝子体内注射（1.25 mg/0.05 mL）．これで眼圧が下がることが多いが，再上昇もありうる．上記点眼以外に，③タプロス®を追加しても眼圧下降が得られない場合は線維柱帯切除術，視機能の残存がない場合は毛様体凝固が必要となる．

第 3 期（閉塞隅角緑内障期） 線維性血管膜の収縮で虹彩前癒着を全周に生じ，持続する高眼圧となる．瞳孔縁はぶどう膜外反を呈する．汎網膜光凝固にて網膜の虚血をとるが，眼圧がきわめて上昇しているので，薬物療法は無効で線維柱帯切除術が必要になる．

線維柱帯切除術の前処置として，①②とアバスチン®の硝子体内注射を行う．術前のアバスチン®の使用については，予後についての評価は分かれるが，術中・術後の出血の抑制など手術がやりやすくなることは確かである．

術後も眼圧上昇がある場合は，①②③を追加する．眼圧下降が得られない場合は，アバスチン®の硝子体内注射と再手術が必要となる．

（山川良治：血管新生緑内障. ⑮ p.164. 図 2.）

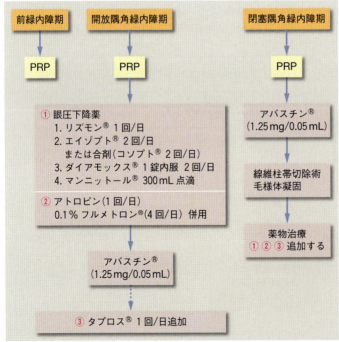

治療の方針と経過観察

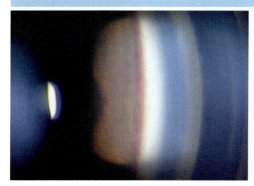
a.

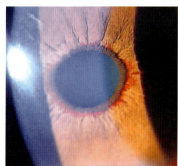
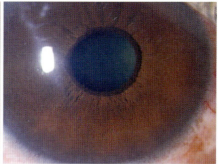
b.　　　　　　　　　　　　c.

㉑ 隅角の新生血管（53歳, 男性）
a. 虹彩面に新生血管が不明瞭でも, 隅角鏡を使用した隅角検査で新生血管が著明にみられることがある.
b. ベバシズマブ硝子体内投与前には瞳孔領に著明な新生血管を認める.
c. ベバシズマブ硝子体内投与7日後. 瞳孔領の新生血管は, ほぼ消失している.
（廣岡一行：治療／薬物療法. ⑯ p.200. 図3. p.201. 図4.）

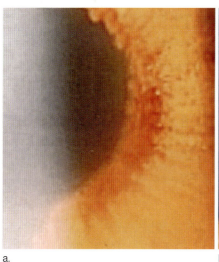
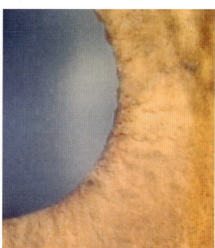
a.　　　　　　　　　　　　b.

㉒ ベバシズマブ投与前後の前眼部写真
a. 投与前には瞳孔領に著明な新生血管を認める.
b. 投与7日目には, 新生血管はほぼ消失している.
（馬場哲也：血管新生緑内障の薬物治療. ⑪ p.228. 図2.）

治療の方針と経過観察

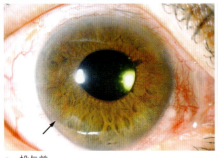
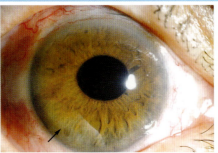

a. 投与前　　　　　　　　　　　　　　b. 投与後

㉓ 抗VEGF抗体硝子体内注入による血管新生の抑制．57歳，男性．硝子体術後の血管新生緑内障（眼内レンズ挿入眼）．矢印は血管新生を示す（a）．投与後，消失しているのがわかる（b）．
（山川良治：血管新生緑内障．⑮ p.163．図1．）

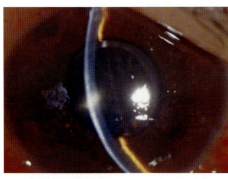

㉔ 血管新生緑内障患者の術後の脈絡膜剝離と浅前房．血管新生緑内障患者に線維柱帯切除術を行った直後に網膜光凝固を追加したら，脈絡膜剝離と浅前房を生じた．
（木内良明：緑内障性眼障害のとらえ方と進行評価の注意点．③ p.232．図5．）

Subnote

㉕ 続発閉塞隅角緑内障の眼圧上昇機序

1. 瞳孔ブロックによる：膨隆水晶体，水晶体脱臼，小眼球症，虹彩後癒着による膨隆虹彩など
2. 瞳孔ブロック以外の原因による虹彩-水晶体の前方移動による直接隅角閉塞：膨隆水晶体や水晶体脱臼など
3. 水晶体より後方に存在する組織の前方移動による：小眼球症，汎網膜光凝固後，眼内腫瘍，後部強膜炎，ぶどう膜炎（Vogt-小柳-原田病など）による毛様体脈絡膜剝離，悪性緑内障，眼内充填物質，大量の眼内出血，未熟児網膜症など
4. 前房深度に無関係に生じる周辺前癒着による：血管新生（閉塞隅角期），虹彩角膜内皮（ICE）症候群，ぶどう膜炎，手術，外傷など

㉖ 続発開放隅角緑内障の眼圧上昇機序

1. 線維柱帯と前房の間に房水流出抵抗の主座がある：血管新生（開放隅角期），異色性虹彩毛様体炎，前房内上皮増殖など
2. 線維柱帯に房水流出抵抗の主座がある：ステロイド，落屑物質，アミロイド，ぶどう膜炎，水晶体物質，外傷，眼科手術（白内障手術・硝子体手術・角膜移植など），眼内異物，眼内腫瘍，Schwartz症候群，虹彩色素など
3. Schlemm管より後方に房水流出抵抗の主座がある：上強膜静脈・上眼静脈圧亢進など

ICE症候群：iridocorneal endothelial syndrome
（日本緑内障学会緑内障診療ガイドライン作成委員会：緑内障診療ガイドライン〈第4版〉．2018；122：5-53．）

病型の診断
悪性緑内障（毛様体ブロック緑内障）

　通常は，房水は後房から前房へと流れるが，手術などの侵襲を契機として，毛様体浮腫・前方回旋が生じ，この流れがブロックされ，毛様体で産生された房水が後房さらには硝子体中に流れ込む．その結果，硝子体が前方に押し上げられ，さらに房水が硝子体腔にたまるとともに水晶体，虹彩が押し上げられる．そのため隅角閉塞が生じ，眼圧が上昇することで発症する病態を悪性緑内障（malignant glaucoma）と呼ぶ．

　浅前房と高眼圧を示す所見は，急性閉塞隅角症と似ている．しかし，発症機序が異なり，急性閉塞隅角症と同様の治療ではまったく効果がないために，"悪性緑内障"と呼称されることとなった．"aqueous misdirection syndrome"もしくは"毛様体ブロック緑内障"と呼ばれることもある．

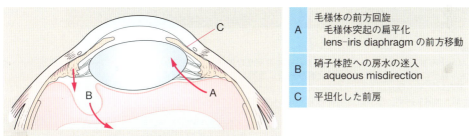

❶ 悪性緑内障の機序．lens-iris diaphragm が前方移動し，硝子体腔への房水の迷入が起こる．その結果，水晶体と虹彩が硝子体に押され，隅角が閉塞し眼圧上昇する．
（布施昇男：眼手術学．6 緑内障：悪性緑内障．東京：文光堂；2012．）
（宮原照良：悪性緑内障．⑮ p.160．図 1．）

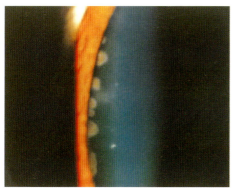

❷ 悪性緑内障にみられた毛様体突起の前方偏位と水晶体の接着
（荻野誠周：外傷，術後．北澤克明ら編．眼科学大系 3A 緑内障．東京：中山書店；1993．p.225．図 1．）

> **Subnote**
>
> 悪性緑内障と名づけたのは，Albrecht von Graefe（1828-1870）である．PACG（原発閉塞隅角緑内障；primary angle closure glaucoma）に対し周辺虹彩切除を行ったところ，通常の緑内障治療に抵抗する眼圧上昇が生じたと報告している．病態が解明された現在でさえ調節麻痺薬や後嚢切開で眼圧下降が得られず悩んでいるというのに，病態生理が解明されていない，その時代に Graefe は高眼圧の患者を前にどのような気持ちで名づけたのかよく理解できる．

（結城賢弥：悪性緑内障．③ p.197．＊1．）

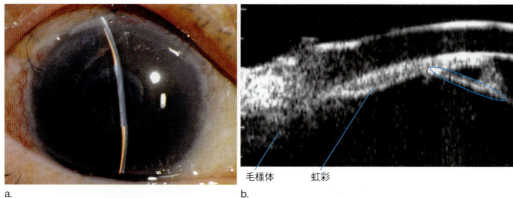
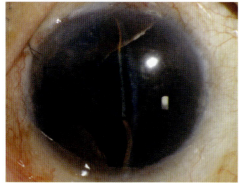
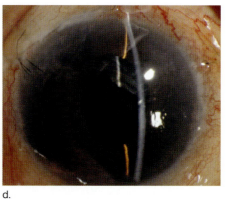

❸ 悪性緑内障
a. 前眼部スリット写真．眼内レンズと角膜内面が接触する高度な浅前房を呈している．
b. UBM 画像．扁平に押しつぶされた毛様体と角膜内面に接触している虹彩を認める．
　　◯：眼内レンズ（IOL）
c. YAG レーザー後嚢切開術．中心前房深度はやや回復したものの，眼内レンズ挿入眼としてはかなりの浅前房である．悪性緑内障は解除できていないと考えられる．
d. 前部硝子体切除術．前房深度は十分に回復し，眼圧下降が得られた．
（結城賢弥：悪性緑内障．❸ p.199．図 2〜5．）

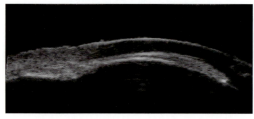

❹ 悪性緑内障眼．前房は消失し，後房も確認できない．虹彩，毛様体は薄く，硝子体圧の上昇により水晶体が後方から虹彩，毛様体突起を含め前方に圧迫していることが推測できる．毛様体と水晶体の間で起きる房水のブロック（毛様体ブロック）が病態であると考えられている．毛様体突起の扁平化が診断の根拠となる．
（酒井　寛：超音波生体顕微鏡．㉔ p.143．図 4．）

Subnote

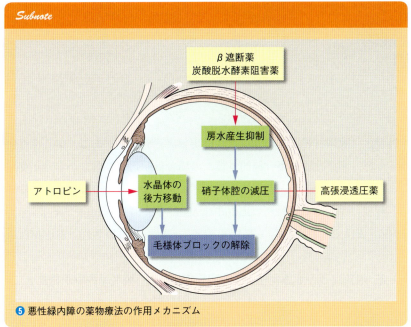

❺ 悪性緑内障の薬物療法の作用メカニズム

(金本尚志:周術期の眼圧下降治療. ⑪ p.240. 図4.)

Editor's note ㊶

悪性緑内障の手術治療

悪性緑内障は前部硝子体への水の貯留が起こらないようにすればよいので，硝子体手術で前部硝子体を切除して貯留を減らし，房水流出が前房に流れやすくすればよい．硝子体手術をするなら水晶体再建と周辺虹彩切除を施行すればまず大丈夫．ただ，ほとんどの場合 PACG の濾過手術後に起きることが多いので，発症を念頭において周辺虹彩切除を大きく開けておくとよい．万が一，悪性緑内障になれば周辺虹彩切除から前部硝子体膜を YAG レーザーで切開して硝子体腔の水を前房に流せば，ほとんど改善する． (相原 一)

病型の診断
外傷性緑内障

　眼外傷には，穿孔性外傷と，眼球打撲などの非穿孔性外傷（鈍的外傷）がある．穿孔性外傷は観血的な傷害が伴う．一方，非穿孔性外傷（鈍的外傷）の場合は，角膜に前方から力が加わり，眼球が前後方向に短縮する．この結果，隅角および虹彩・水晶体に房水の圧力が加わることで，隅角が断裂する．程度により，虹彩離断（iridodialysis），隅角離開（angle recession），毛様体解離（cyclodialysis）が生じる．この際，虹彩や毛様体の血管が損傷され，前房出血をきたす．

　眼外傷に伴う出血，炎症，隅角周辺の形態変化により眼圧が上昇し，続発緑内障が発症する．

❶ 外傷性緑内障の主な発症因子

鈍的外傷
前房出血 炎症による線維柱帯機能低下 水晶体（亜）脱臼や膨隆による瞳孔ブロック 毛様体・脈絡膜浮腫による毛様体ブロック 毛様体線維柱帯の瘢痕化

穿孔性外傷
出血 炎症による線維柱帯機能低下 虹彩前癒着に伴う瞳孔ブロック 水晶体（亜）脱臼や膨隆による瞳孔ブロック，水晶体融解緑内障

化学外傷
炎症による瞳孔ブロック 虹彩前癒着 線維柱帯組織の炎症・瘢痕化

放射線外傷
放射線による網膜虚血

（本庄　恵：外傷性緑内障．③ p.200. 表1.）

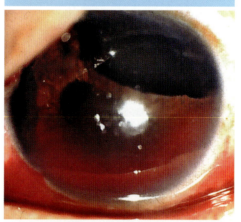

❷ 外傷性虹彩離断と前房出血．外傷により虹彩離断と前房出血を生じている．離断部の虹彩は瞳孔中心に向かって偏位するため，瞳孔は不整な形となる．
（写真提供：四谷しらと眼科　白土城照先生．）
（本庄　恵：外傷性緑内障．③ p.201. 図1.）

Subnote

前房出血では，前房全体が暗赤色の凝血塊で占められる"black ball"もしくは"eight ball hemorrhage"と呼ばれる状態になることがある．

（本庄　恵：外傷性緑内障．③ p.202. ＊2.）

隅角離開

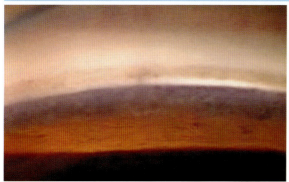

❸ 隅角離開．虹彩根部から強膜岬までの毛様体部に当たる部分が幅広で，灰褐色を呈している．
(写真提供：四谷しらと眼科　白土城照先生.)
(本庄　恵：外傷性緑内障．❸　p.201．図 2.)

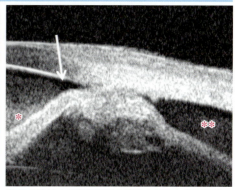

❹ 釣り針による外傷性隅角離開の UBM. 隅角離開では，毛様体自体は強膜との連続性が保たれている（白矢印）．この症例では前房出血（＊）と脈絡膜剥離（＊＊）を認める．
(写真提供：自治医科大学　国松志保先生.)
(本庄　恵：外傷性緑内障．❸　p.202．図 3.)

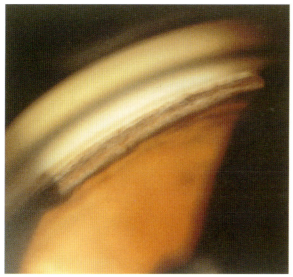

❺ 隅角離開（angle recession）は隅角外傷により生ずる代表的所見であり，隅角底が眼球後方に向けて後退し，毛様体が幅広く観察される．隅角離開部は青白く，表面が滑らかでない印象を受ける．隅角離開部の広さは外傷の程度によりさまざまであり，また，毛様体の幅は個人差が大きいので，隅角離開の存在は左右眼の対応部位の比較後に初めて確認されることもある．
(山本哲也：隅角．北澤克明ら編．眼科学大系 3A 緑内障．東京：中山書店；1993．p.118．図 17.)

Editor's note ㊷

外傷既往の探索は念入りに

外傷の既往を患者が忘れていることも多い．検査では隅角検査で疑ってかかることが重要である．特に片眼性高眼圧は絶対に疑って，左右隅角を比較しながら観察する．（相原　一）

症状進行の評価と長期管理
眼圧下降治療の開始と効果判定

　高眼圧は，緑内障発症の危険因子であり，今のところ眼圧下降が唯一確実な緑内障の治療法である．このことから，眼圧を適切に評価し，眼圧下降治療を開始し，その効果を判定することは，緑内障の治療法を続けるうえできわめて重要である．

　効果判定には，緑内障以外の眼圧値の変動因子，目標眼圧値の再評価，患者のコンプライアンスの評価なども考慮しなければならない．さらに，治療期間の長い場合は，視機能の温存を治療目標の中心に据え，年齢と余命，対費用効果，治療の副作用や他疾患発症の関与なども考えあわせて，治療法を検証し続ける必要がある．必要に応じて，これまでの治療法に変更を試みる柔軟な診療姿勢が求められる．

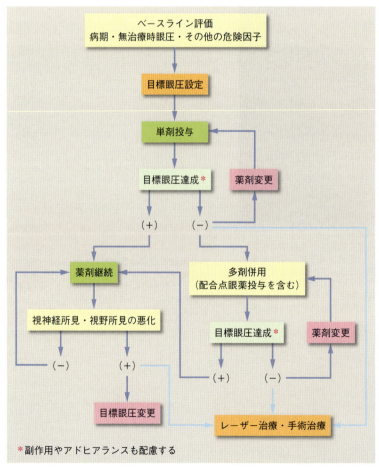

❶ 原発開放隅角緑内障（広義）の眼圧下降治療：方針と薬物治療の導入
（日本緑内障学会緑内障診療ガイドライン作成委員会：緑内障診療ガイドライン〈第4版〉．日本眼科学会雑誌 2018；122：5-53.）

*副作用やアドヒアランスも配慮する

症状進行の評価と長期管理　191

眼圧下降治療の開始

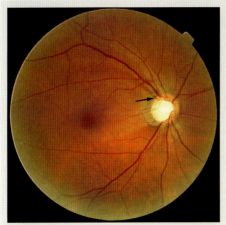

a. 眼底所見

1	最初に眼圧の日内変動測定を行う．	→	日中日内変動測定で，午前 11 時をピークとし，午後に下がるパターンを示し，レンジは 14〜17 mmHg であった．
2	この症例では，乳頭出血があり，治療開始後も視野の進行は特に下方視野でしばらくは継続する可能性があると判断．	→	その旨はあらかじめ伝えておく．
3	眼圧は 20％ の下降として約 3 mmHg，30％ の下降として約 5 mmHg の下降幅なので，目標眼圧は午前中で 12〜13 mmHg くらい．日内変動測定後，治療開始．治療は最初 PG 関連薬．	→	単剤投与後眼圧が 14〜15 mmHg 程度であっても数か月はそのままでいく．視野は初診から 6 か月で再検査する．そのとき，それまでの眼圧と視野所見に照らしてその後の方針の判断をする．

b. 治療の進め方

❷ 架空の症例による筆者の初期治療の考え方．両眼同程度の視野異常と視神経所見を呈する 58 歳，女性．あまり自覚症状はなく，人間ドックで発見される．眼圧は両眼 16 mmHg（午前 10 時測定，Goldmann 圧平眼圧計）．中心角膜厚は 510 μm．等価球面値は －2.5 D．上方の視野欠損が顕著で，下方の視野欠損も認める．10 時半の位置に乳頭出血（矢印）がみられる．薬物の禁忌となる疾患はない．
（山本哲也：薬物治療ガイドライン／眼圧下降．⑪ p.11. 図 4.）

	眼圧	その他の検査
初回	空気眼圧計 Goldmann 眼圧計	中心角膜厚 細隙灯顕微鏡検査 隅角検査 眼底検査 OCT 視野検査 ＋/－ 眼圧日内変動測定
2 回目	（空気眼圧計） Goldmann 眼圧計	→ 治療の目標
3 回目	（空気眼圧計） Goldmann 眼圧計	

❸ 治療開始までの道程
（狩野　廉：low teen の眼圧の NTG 患者への処方はどうしますか？ ⑪ p.207. 図 3.）

眼圧下降治療の経過と評価

❹ さまざまな報告における平均眼圧と緑内障悪化例の割合

著者	眼圧	患者数	悪化例	悪化例割合（%）	経過観察期間（年）
Lynn ら（1993）	<11	14	0	0	3.5
Lamping ら（1986）	13.3	252	38	15	5
Roth ら（1991）	14.4	33	2	6	>5
Jay ら（1989）	15	24	6	25	>3
Odberg ら（1987）	<16	9	3	33	5〜18
Kidd ら（1985）	15.4	50	9	18	>5
Chandler（1960）	15.6	15	4	27	26
Watson ら（1990）	16	62	4	7	3
Jerndal ら（1980）	16	29	10	35	20
Werner ら（1977）	16	24	10	42	3.5
Popovic ら（1991）	16.9	54	15	28	5
Mao ら（1991）	<17	9	0	0	4〜11
Burke（1939）	17	48	24	50	5
Greve ら（1979）	17.3	42	15	36	4
Kolker（1977）	<18	49	2	4	>4
Jerndal ら（1980）	18	102	17	18	5
Rollins ら（1981）	18	31	9	29	5
Watson ら（1990）	18.7	36	10	28	20
Roth ら（1991）	19.1	19	11	58	>5
Kolker（1977）	>22	35	11	29	>4
Mao ら（1991）	17〜21	38	20	53	4〜11
Odberg（1987）	>20	6	6	100	5〜18
Mao ら（1991）	>21	8	8	100	4〜11

（森　和彦：目標眼圧の設定．⑪ p.18．表 1．）

Subnote

目標眼圧の再評価と修正

修正にあたっては ❺ に示す因子を参考とし，特に経過観察中の緑内障進行速度が速い場合には，より低い目標眼圧値に修正する．また，逆に長期にわたって進行がみられない場合には，患者の QOL を考慮して目標眼圧を上方修正することも十分にありうる．さらには，治療による副作用や QOL に対する悪影響がみられた場合には，現在の目標眼圧維持の妥当性を総合的に判断しなければならないこともある．すなわち，目標眼圧はあくまでも治療の手段であり治療の目的ではないので，目標眼圧にこだわりすぎないことが非常に大切である．

❺ 目標眼圧の再評価の際に考慮すべき因子

経過中の緑内障進行程度
治療による副作用の存在
QOL
アドヒアランス／コンプライアンス
その他の危険因子
目標眼圧達成のための得失のバランス

（森　和彦：目標眼圧の設定．⑪ p.20．表 4．）

症状進行の評価と長期管理　193

眼圧下降治療の経過と評価

❻ 開放隅角緑内障への典型処方と評価

典型処方例

単剤投与

1 が優先．効果が弱い場合は 2 に変更．充血，眼瞼色素沈着，睫毛増強，上眼瞼溝深化などの局所副作用が気になる場合は 3．ただし 3 の β 遮断薬は全身副作用である，喘息，慢性閉塞性肺疾患，不整脈などに注意．

1. プロスト系プロスタグランジン関連眼圧下降薬キサラタン® 0.005％ 点眼液　1 日 1 回洗顔前や入浴前
2. プロスト系プロスタグランジン関連眼圧下降薬トラバタンズ® 0.004％，タプロス® 0.0015％，ルミガン® 0.03％ 点眼液のいずれか 1 日 1 回洗顔前や入浴前
3. β 遮断薬チモプトール® XE 0.5％，ミケラン® LA 2％，リズモン® TG 0.5％ 点眼液のいずれか 1 日 1 回朝点眼

多剤併用

基本的にプロスタグランジン関連眼圧下降薬と β 遮断薬，炭酸脱水酵素阻害薬の 3 剤のなかから 2, 3 種類で組み合わせる．

1. プロスト系プロスタグランジン関連眼圧下降薬と β 遮断薬の単剤併用
　　例：ラタノプロスト　1 日 1 回　洗顔前入浴前＋ミケラン® LA　1 日 1 回　朝点眼
2. プロスト系プロスタグランジン関連眼圧下降薬と炭酸脱水酵素阻害薬の単剤併用
　　例：ラタノプロスト　1 日 1 回　洗顔前入浴前＋エイゾプト® 1 日 2 回朝点眼
3. β 遮断薬と炭酸脱水酵素阻害薬の単剤併用
　　例：チモプトール® XE 1 日 1 回　朝点眼＋トルソプト® 1 日 3 回点眼
4. 基本 3 剤の組み合わせ
　　例：トラボプロスト　1 日 1 回　洗顔前入浴前＋ミケラン® LA　1 日 1 回　朝＋エイゾプト® 2％　1 日 2 回朝夕点眼
5. 基本 3 剤のうち 2 剤を配合薬に変えて，管理本数，点眼回数を減らす
　　例：ザラカム®（ラタノプロスト＋チモロールの配合薬）1 日 1 回点眼
　　例：プロスト系プロスタグランジン関連眼圧下降薬 1 日 1 回とコソプト®（チモロール＋ドルゾラミドの配合薬）
　　　　1 日 2 回点眼

経過の評価と注意点

眼圧下降治療しかないが，常に最小限の薬剤で最大限の眼圧下降効果が得られるように考える．常に各眼に応じた背景の危険因子も考慮して治療方針を柔軟に変えられるようにする．

眼圧再評価のポイント

常にベースラインを意識してどれだけ下降しているかを認識する．
経過が長いとベースラインが変わることもあるため，中止して再確認することも有用．
日内変動や季節変動も考慮して眼圧下降効果を評価．
点眼遵守状況を把握するようコミュニケーションに努める．
OAG や OH と思っていても長年の経過後，炎症や落屑が生じることもある．

視野再評価のポイント

長い経過には信頼できるベースラインの視野が重要である．
初回測定は信頼度が低いことが多く，学習効果と毎回の信頼度指標の確認を行う．
ほかの疾患の合併にも注意して進行を評価する．

点眼による副作用の把握

眼圧下降が優先事項だが，副作用が強く出ているときは変更が必要．
眼圧下降薬の主剤と基剤の副作用を十分把握すること．
全身的副作用が出やすい β 遮断薬の副作用は発見しにくいので注意．
眼表面疾患，特に点状表層角膜炎には注意して観察．
副作用が強いときには点眼状況が悪いことがあるので，指導を入念に行う．

長期戦略

数年経過観察すると進行度が把握できる．進行速度と余命と視野欠損部位を考慮に入れて，将来の障害パターンをシミュレーションし，眼圧下降治療の次のステップを考える．

（相原　一：原発開放隅角緑内障，高眼圧症．⑮ p.141．表 6．）

眼圧下降治療の経過と評価

❼ 薬剤追加による眼圧下降効果

Maruyama ら[1)] の追加交差試験	ラタノプロストへの追加による眼圧下降（ラタノプロスト単独投与期の平均眼圧を基準とする）	ドルゾラミド	−0.9mmHg
		カルテオロール	−1.1mmHg
Miura ら[2)]		ブリンゾラミド	−2.0mmHg
		チモロール	−2.7mmHg
Tanna ら[3)] のメタアナリシス		炭酸脱水酵素阻害点眼薬	−2.68〜−2.98mmHg
		β遮断薬	−2.51〜−3.12mmHg

（文献）
1）Maruyama K, et al：Additive effect of dorzolamide or carteolol to latanoprost in primary open-angle glaucoma：A prospective randomized crossover trial. J Glaucoma 2006；15：341-345.
2）Miura K, et al：Comparison of ocular hypertensive effect and safety of brinzolamide and timolol added to latanoprost. J Glaucoma 2008；17：233-237.
3）Tanna AP, et al：Meta-analysis of the efficacy and safety of α_2-adrenergic agonists, β-adrenergic antagonists, and topical carbonic anhydrase inhibitors with prostaglandin analogs. Arch Ophthalmol 2010；128：825-833.
（丸山勝彦：第二選択薬は何を選ぶか．⑪ p.31．表 1.）

アドヒアランスの維持向上

❽ 緑内障治療におけるアドヒアランスの特殊性と問題点

1. 緑内障は超慢性疾患であり，生涯にわたり定期的な通院と治療が必要
2. 後期まで自覚症状に乏しく，病識をもちにくい
3. 点眼治療が主体 ・定期的な正しい点眼が必要 ・眼局所副作用がある ・高齢者には点眼自体が手技的に困難

（中元兼二：アドヒアランス向上のために／医療側の努力は？ ⑪ p.53．表 1.）

❾ 緑内障治療におけるアドヒアランス改善の方法

まず眼科医が理解すること	1. 緑内障という疾患について 2. 個々の患者の病状について 3. 緑内障薬物治療の難しさについて 4. アドヒアランスの考え方と実践方法について
患者の理解と治療の指導（患者教育）	1. 外来での説明 2. 情報提供 3. 緑内障教室，検査入院 4. 点眼指導
患者の意見，情報，問題点の収集	1. 診察時の応答 2. コメディカルによる情報の収集 3. （聞き取り型）アンケート
治療の修正	1. 個別の対策と指導 2. 繰り返し

（福地健郎：アドヒアランスと緑内障薬物治療の重要な関係．⑪ p.52．表 1.）

Editor's note ㊸

永遠されど喫緊の課題アドヒアランス

アドヒアランスは緑内障の永遠の課題であろう．点眼治療を継続する限りは！ 点眼治療から脱却できればよいが，自己治療に委ねる医療は限界があると思われる．特に自覚がなく，しかし自覚が出たあとは改善不可能という，緑内障の本態も相まって，アドヒアランスの改善は喫緊の課題といえよう．（相原　一）

アドヒアランスの維持向上

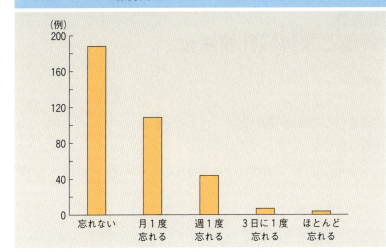

❿ 点眼をさし忘れる頻度（緑内障患者，n＝352）．東京警察病院外来通院中の緑内障患者352例を対象に無記名自己記入式アンケート調査を行ったところ，55例（16％）が週1回以上点眼を忘れると回答した．
（中元兼二：アドヒアランス向上のために／医療側の努力は？ ⑪ p.53．図1．）

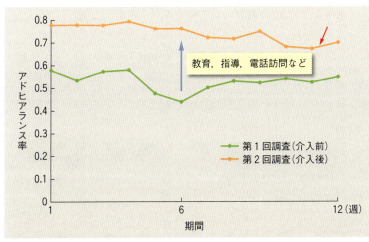

⓫ アドヒアランス維持における課題．介入により明らかに改善がみられるが，経過とともに徐々に低下する（矢印）．いかに高いモチベーションを維持するかが重要．
アドヒアランス率：点眼状況が100％達成した際のアドヒアランスを1.0として算出したもの．
(Okeke CO, et al：Interventions improve poor adherence with once daily glaucoma medications in electronically monitored patients. Ophthalmology 2009；116：2286-2293.)
（中野 匡：切り替え試験の注意点を教えてください． ⑪ p.62．図2．）

Subnote

コンプライアンスとアドヒアランス

医療者の指示どおりに薬剤を正しく服用することをコンプライアンス（compliance）と呼び，患者自身が積極的に治療方針の決定に参加し，能動的に治療法を守ることをアドヒアランス（adherence）と呼ぶ．緑内障の薬物治療は，患者任せになっていることから，アドヒアランスを良好にすることがきわめて重要である．10年程度緑内障治療をしている，平均年齢75歳の患者を対象とした海外の研究によると，アドヒアランスが良好であるのは，点眼数が少ない，プロスタグランジン点眼あるいはβ遮断薬点眼を使用している，一人暮らしをしている場合と報告されている[1]．点眼数や点眼する回数が増えること，点眼のさし心地が悪いことなどはアドヒアランスを不良にするらしい．特に，視野障害の自覚がない若い患者では，アドヒアランスが不良になるケースが多く，点眼回数が少なく，さし心地のよい点眼薬を処方することが望ましい．
（文献）
1) Djafari F, et al：Determinants of adherence to glaucoma medical therapy in a long-term patient population. J Glaucoma 2009；18：238-243.

（大鳥安正：眼圧下降の評価方法を教えてください．変動や測定誤差，アドヒアランスなどで評価が難しい点を挙げてください． ⑪ p.40.）

症状進行の評価と長期管理
視野障害の進行評価と視神経乳頭変化

　緑内障，特に正常眼圧緑内障を含む開放隅角緑内障は，ほとんどの症例がきわめて緩徐な進行を示すが，治療の効果や患者の加齢などによってその進行パターンに変動がみられることがある．このため，長期にわたる定期的な視野計測データをもとに，進行度合いを評価し，治療法を検討する必要がある．

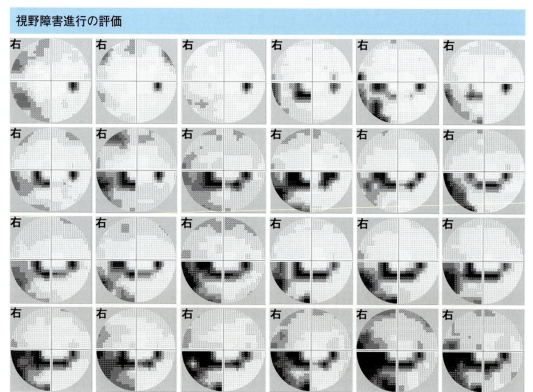

❶ 長期間にわたる視野検査結果の一例．80歳，女性．正常眼圧緑内障症例の右眼．約25年間にわたる24回の視野検査のグレースケールの結果を，左上から右下への時系列で配列した．全経過期間中の視野を一覧すると典型的な緑内障性視野障害の進行パターンを示していると考えられるが，経過中には進行がある期間とない期間があるようにもみえ，臨床的に有意な進行か，進行の速度が急速といえるかどうかという観点では，定量的なパラメータと統計学的な解析が必要になる．
（石山由佳子ら：視野進行評価．[27] p.202. 図1.）

視野障害進行の評価

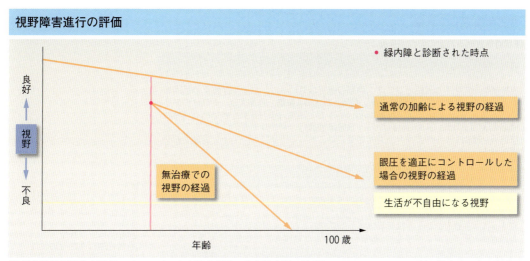

❷ 緑内障性視野障害進行のイメージ．東京警察病院で患者教育用に使用しているイラストの一例．治療をしない場合の視野経過について説明した後，定期的な診察および適切な治療により，失明する可能性は低いことを教える．
(中元兼二：アドヒアランス向上のために／医療側の努力は？ ⑪ p.55. 図2.)

❸ 視野の進行を評価するさまざまな観点

進行の場所	視野の上方か下方か，周辺か中心か
進行の形状	暗点が隣接点に拡大するか，既存の暗点の感度がさらに低下するか
進行の速度	1年あたりの進行速度，平均的な緑内障症例の進行速度との比較
進行のみられる期間	治療変更，手術の前後などの期間で進行に変化がないか
病期	初期における進行か，中期・後期における進行か
統計学的な確からしさ	偶然の変化である確率を信頼区間，p 値などで評価
白内障による影響	白内障の程度，視力，中心窩閾値，TDとPDの差異

TD：total deviation（トータル偏差），PD：pattern deviation（パターン偏差）
(石山由佳子ら：視野進行評価．㉗ p.203. 表1.)

Subnote

視野進行評価の方法
視野障害の進行を評価する方法は，その統計学的手法から，トレンド解析（trend analysis）とイベント解析（event analysis）に大別される．トレンド解析は，視野障害の程度を表すパラメータを従属変数，時間を独立変数とした一次回帰分析を行い，その回帰直線の統計学的有意性と傾きの大きさから進行を評価する方法である．イベント解析では，経過観察期間中のある時期の視野をベースラインとして設定し，以降の毎回の視野検査結果とベースラインとの2時点での変化量が，想定される生理的変動の範囲と比べて統計学的に有意かどうかを評価する．

(石山由佳子ら：視野進行評価．㉗ p.203.)

Editor's note ㊹

視野障害進行評価時の手順と考えかた
前述したが，視野障害の進行評価は重要だ．患者の検査の信頼度，適切な評価プログラムに基づいた質の高い視野データを蓄積して初めて評価が可能である．また，患者の心理的要因も加味しなくてはならないことも多い．±2dBは変動するものなので，進行を1回では判定せず，再来で再現性を確認することが重要である．最近はよい解析ソフトが普及しているので，かなり定量的な評価ができるようになった．（相原　一）

視野障害進行の評価

❹ 視野障害進行判定の際の注意点

進行以外の因子

視野結果が変化する理由としては，病期の進行以外にも以下のような種々の原因が考えられる．学習効果，信頼度の低い視野，白内障，縮瞳，網膜疾患，その他のアーチファクト，Fastpac, Full Threshold, SITA など測定方法の変更などである（Asia Pacific Glaucoma Guideline より）．視野障害進行の判定は患者の，手術を含む治療選択に直結するものであり，判定の際にはこれらの因子について十分留意する必要がある．

視野上の場所

固視点に近い場所，特に中心 10°以内の下半視野は日常生活に最も関連しているため，これらの測定点の進行評価は特に慎重に行う必要がある[1]．さらには，たとえば車を運転する患者では上半視野周辺部も重要であることも報告されており，そういった患者個々のライフスタイルや，あるいは年齢などの諸背景も考慮する必要がある．

ベースライン確立

視野障害進行判定を行う際にもう一つ留意しなければならないのは，視野の測定頻度である．信頼のおけるベースライン確立のために最初に最低 2 回以上の視野検査を行う必要があり，さらにその後，たとえば 4dB/2 年の進行を検出するには，最初の 2 年に毎年少なくとも 3 回以上の視野測定を行う必要があると報告されている[2]．

（文献）
1) Sumi I, et al：The relationship between visual disability and visual field in patients with glaucoma. Ophthalmology 2003；110：332-339.
2) Chauhan BC, et al：Practical recommendations for measuring rates of visual field change in glaucoma. Br J Ophthalmol 2008；92：569-573.
（朝岡 亮：視野所見による進行評価．❸ p.241．表 2.）

❺ 進行の危険因子

	CNTGS	AGIS	EMGT	CIGTS
国，地域	欧米	米国	スウェーデン	米国
組み入れ期間	1984 年	1988〜1992 年	1992〜1997 年	1993〜1997 年
経過観察期間	5 年	6 年	11 年	4 年
対象疾患	正常眼圧緑内障	進行緑内障	早期緑内障	未治療緑内障
年齢	×	○	○	○
性別	○（女性＞男性）	○（男性＞女性）	×	×
家族歴	×	―	×	―
両眼性	―	―	○	―
眼圧	×	―	○	×
近視	×	×	×	―
視神経乳頭陥凹	×	―	―	×
視神経乳頭出血	○	―	×	―
視野スコア	―	○（初期＞末期）	○（末期＞初期）	○（末期＞初期）
血圧	×	×	○	×
落屑物質	―	―	○	―
糖尿病	×	○	―	○
片頭痛	○	―	×	―

○：危険因子と考えられる
×：危険因子ではない
―：どちらともいえない
CNTGS：Collaborative Normal-Tension Glaucoma Study
AGIS：Advanced Glaucoma Intervention Study
EMGT：Early Manifest Glaucoma Trial
CIGTS：Collaborative Initial Glaucoma Treatment Study
（三木篤也：緑内障診療 グレーゾーンを越えて 診断編 病型解説 発症・進展別のリスクファクター．臨床眼科 2009；63：173-177.）
（新田耕治：緑内障進行の危険因子として何に注意しておけばよいでしょうか．❸ p.243．表 1.）

視野障害進行の評価

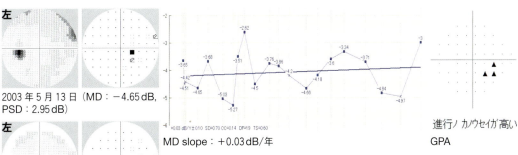

2002年6月8日(MD：−5.18dB, PSD：7.83dB)

2013年1月28日(MD：−6.44dB, PSD：9.79dB)

MD slope：−0.10dB (p=1.85%)　　　GPA　進行ハミラレマセン。

a. 61歳，女性，POAG（原発開放隅角緑内障）．視力 Vs＝0.08(1.2×−2.0D)，ベースライン眼圧 12〜13mmHg．HFA で算出された MD slope は有意に悪化しているが，その回帰係数は−0.1dB/年であり，健常眼でも認める加齢による MD 値の悪化と大差はなく[1]，一方，GPA には明らかな悪化は認めなかった．本例で認めた MD slope の低下には白内障の進行などの要因の関与が示唆され，視野障害の進行は明らかでないと判断した．

2003年5月13日（MD：−4.65dB, PSD：2.95dB)

2012年12月28日(MD：−3.00dB, PSD：2.50dB)

MD slope：＋0.03dB/年　　　GPA　進行ノカノウセイが高い

b. 42歳，男性，NTG（正常眼圧緑内障）．視力 Vs＝0.1(1.2×−2.0D)，ベースライン眼圧 12〜13mmHg．HFA 解析上，MD slope（＋0.03dB/年）の有意な悪化は認めなかったが，GPA では"進行の可能性が高い"と判定された．下鼻側に有意な悪化ポイントを示す▲を認め，視神経乳頭障害部位とも一致していたため，視野障害は進行性を認めたものと判断した．

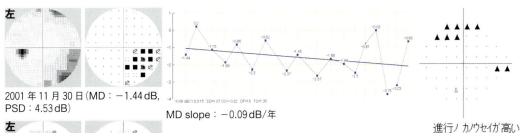

2001年11月30日(MD：−1.44dB, PSD：4.53dB)

2013年1月9日（MD：−0.68dB, PSD：3.75dB)

MD slope：−0.09dB/年　　　GPA　進行ノカノウセイが高い

c. 69歳，男性，NTG．視力 Vs＝0.08(1.2×−2.0D)，ベースライン眼圧 12〜13mmHg．HFA による視野検査で MD slope（−0.09dB/年）は悪化を認めず，一方，GPA で"進行の可能性が高い"と判定されたが，▲を下鼻側だけでなく，上方周辺にも認めた．上方周辺の視野障害には眼瞼などの影響も考えられる．そこで，本症例の視野障害は明らかな悪化とは判断せず，しかし，GPA の判定結果を踏まえ，通常，6か月ごとに行っている視野検査の予定を3か月後に早めることとした．

❻ MD slope と GPA の検査結果
MD：mean deviation
PSD：pattern standard deviation
GPA：Guided Progression Analysis
（文献）
1）Bengtsson B, et al：A visual field index for calculation of glaucoma rate of progression. Am J Ophthalmol 2008；145：343-353.
（吉川啓司：各種進行判定プログラムの使い分けと視野検査の頻度について教えてください． ㉗ p.215. 図1．）

視野障害進行の評価

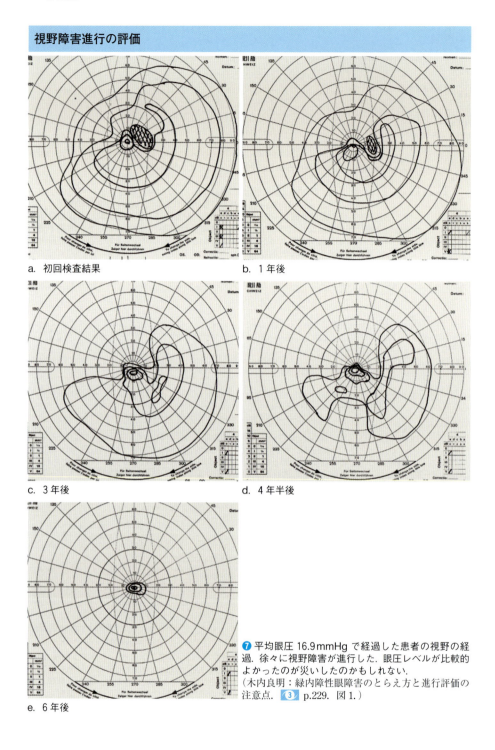

a. 初回検査結果　　b. 1年後
c. 3年後　　d. 4年半後
e. 6年後

❼ 平均眼圧16.9mmHgで経過した患者の視野の経過．徐々に視野障害が進行した．眼圧レベルが比較的よかったのが災いしたのかもしれない．
（木内良明：緑内障性眼障害のとらえ方と進行評価の注意点．③ p.229．図1．）

視野障害進行の評価

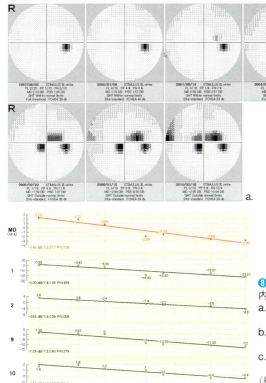
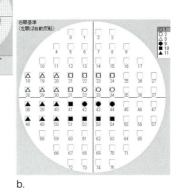

❽ 視野障害進行の量的，質的判定（60歳，男性，正常眼圧緑内障）
a. 約10年間の経過で徐々に視野障害は進行した．中心視野の変化に対して全体の変化は軽度である．
b. HfaFiles® ver.5 を用いてクラスタ別MD変化率を算出する方法
c. この症例では中心視野のうち最も中心窩に近いクラスタ1，9における変化率が有意かつ著しいと判定された．
（福地健郎：症状進行評価が疑わしいときの追加検査について教えてください． ③ p.252. 図4.）

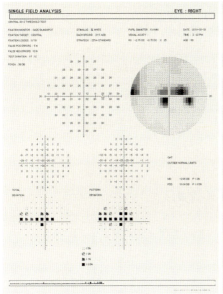
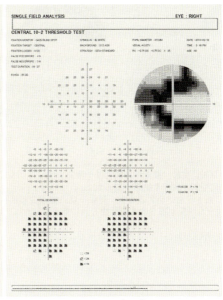

a. 30-2 SITA Standard プログラム　　b. 10-2 SITA Standard プログラム

❾ プログラム設定で異なる結果がみられた視野検査（60歳，男性，正常眼圧緑内障．❽と同一症例）．同一検査日に測定された，Humphrey 視野 30-2 SITA Standard プログラム（a）および 10-2 SITA Standard プログラム（b）による結果．30-2 プログラムで中心視野欠損，およびその進行がみられると考えられる場合には，10-2 プログラムでさらに詳細を確認することが勧められる．
（福地健郎：症状進行評価が疑わしいときの追加検査について教えてください． ③ p.253. 図5.）

Subnote

視野測定結果が疑わしいときの再検査

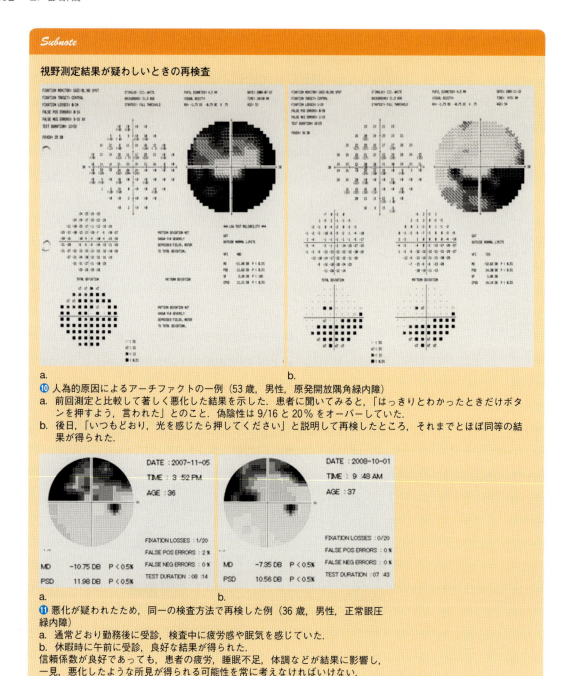

a.
b.
⓾ 人為的原因によるアーチファクトの一例（53歳，男性，原発開放隅角緑内障）
a. 前回測定と比較して著しく悪化した結果を示した．患者に聞いてみると，「はっきりとわかったときだけボタンを押すよう，言われた」とのこと．偽陰性は 9/16 と 20％ をオーバーしていた．
b. 後日，「いつもどおり，光を感じたら押してください」と説明して再検したところ，それまでとほぼ同等の結果が得られた．

a.
b.
⓫ 悪化が疑われたため，同一の検査方法で再検した例（36歳，男性，正常眼圧緑内障）
a. 通常どおり勤務後に受診，検査中に疲労感や眠気を感じていた．
b. 休暇時に午前に受診，良好な結果が得られた．
信頼係数が良好であっても，患者の疲労，睡眠不足，体調などが結果に影響し，一見，悪化したような所見が得られる可能性を常に考えなければいけない．

（福地健郎：症状進行評価が疑わしいときの追加検査について教えてください．③ p.250．図1．p.251．図2．）

視野障害に対応する視神経乳頭変化

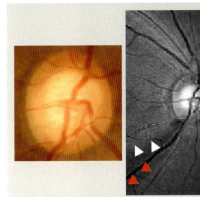

a. 乳頭所見（2002 年）

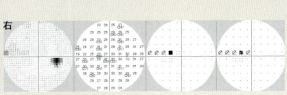

b. 視野検査所見（2002 年，MD：－1.31 dB）

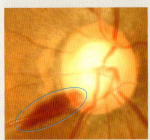
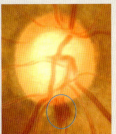

c. 経過中，乳頭所見にみられた乳頭出血（○）．
左図：2008 年 2 月，右図：2009 年 4 月．

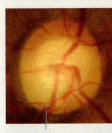
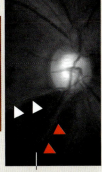

陥凹拡大による
血管走行の変化

網膜神経線維層欠損拡大

d. 乳頭所見（2010 年）

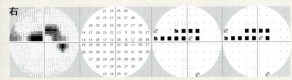

e. 視野検査所見（2010 年，MD：－5.24 dB）

⑫ 乳頭出血を繰り返し，構造および機能的変化をきたした NTG 症例．初診時 49 歳，女性，NTG．2002 年，下耳側に楔状 NFLD と同部位に一致した視野障害（MD：－1.31 dB）を認めたが，経過中に乳頭出血を繰り返し，2010 年の視神経乳頭カラー写真にて下耳側視神経乳頭の陥凹が拡大したための乳頭上血管走行の変化が生じ，青成分のみを抽出した白黒眼底写真にて NFLD の拡大が確認できる．同部位に一致した視野障害（MD：－5.24 dB）も 2002 年と比較して進行した．
（新田耕治：緑内障進行の危険因子として何に注意しておけばよいでしょうか．③ p.247．図 4．）

視野障害に対応する視神経乳頭変化

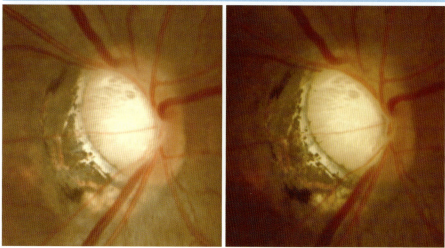

a. 2004 年 2 月　　　　　　　　　　b. 2013 年 2 月

⑬ 固視点近傍の視野が障害された症例の視神経乳頭写真. 初診時年齢 37 歳, 女性, NTG. 2004 年と 2013 年の視神経乳頭写真を比較しても, 明らかな形状変化は認めない.

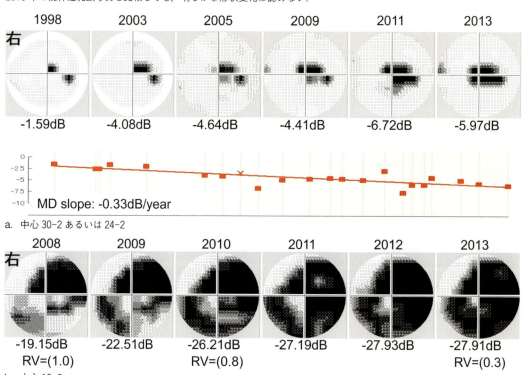

⑭ ⑬ の症例の Humphrey 視野. a は中心 30-2 あるいは 24-2 プログラムでの結果で, b は中心 10-2 プログラムでの視野検査の結果. 2013 年の 30-2 プログラムでの結果で四つの固視点近傍すべてに視野障害が出現した. 中心 10-2 での感度低下が急速に進行し, 視力も 2008 年には矯正視力 (1.0) であったが, 2010 年に (0.8), 2013 年には (0.3) と低下した.
（新田耕治：治療・管理方針. ㉘ p.256. 図 1. p.257. 図 2.）

視野障害に対応する視神経乳頭変化

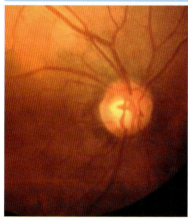
a. 10年前

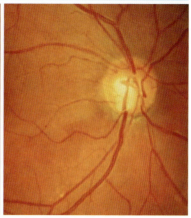
b. 10年経過後

⑮ 緑内障による進行性の右眼視神経乳頭構造変化の一例．10年前には右眼視神経乳頭の耳下方リムはほぼ正常構造を示しているが（a），10年経過後においては（b），同部は広範なリム萎縮と網膜神経線維層欠損が観察される．鼻側方向も含めて，乳頭陥凹は全体に拡大していることもわかる．
（富田剛司：緑内障診断の基本指針．③ p.5. 図2.）

症状進行の評価と長期管理
薬剤毒性と眼表面の管理

　緑内障治療において点眼薬は欠かせないものであるが，さまざまな効能の点眼薬を複数処方され，また投与期間も長くなるために，効能以外の影響が眼表面ひいては全身にみられることがある．特に，薬剤性角膜上皮障害の有病率は，緑内障点眼治療中の患者の50％程度にものぼるとの報告がある．患者が高齢であることが多く，眼表面では若年者に比べ，涙液の基礎分泌量や角膜上皮の再生予備能が低下していることを念頭において，処方を続けなければならない．

　代表的な副作用には，防腐剤やβ遮断薬による涙液減少および角膜上皮障害，眼刺激症状（しみる，灼熱感，眼脂，異物感，不快感など），プロスタグランジン関連薬による結膜充血，上眼瞼溝の深化（deepening of upper eyelid sulcus；DUES），睫毛増生などが挙げられる．

角膜上皮障害

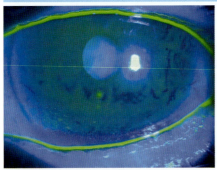

❶ 抗緑内障点眼液の点眼眼にみられることの多い典型的な角膜のフルオレセイン染色像．涙液層の破綻とSPK (superficial punctate keratopathy；点状表層角膜症) がみられ，ドライアイそのものである．ただし，このような表現型を呈する例では，乾燥症状の訴えがない場合も多く，角膜知覚低下との関連が疑われる．
（横井則彦：オキュラーサーフェスへの影響． ⑪ p.112. 図2．）

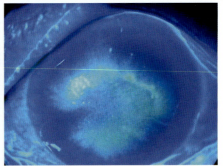

❷ 緑内障点眼薬によって生じた重症の角膜上皮障害．緑内障点眼により，眼表面の健常性は損なわれやすい．
（溝上志朗：コンタクトレンズをしている緑内障患者への処方について教えてください． ⑪ p.261. 図2．）

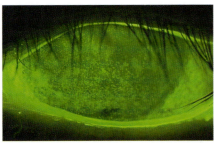

❸ 落屑緑内障患者に認められた薬剤性角膜上皮障害．四種類の緑内障点眼薬を長期間使用していた．
（溝上志朗：落屑緑内障． ⑮ p.155. 図3．）

角膜上皮障害

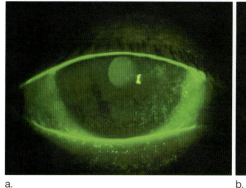
a.

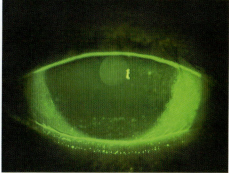
b.

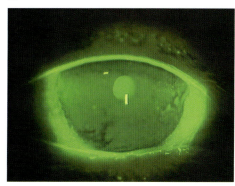
c.

❹ Sjögren 症候群，正常眼圧緑内障の右眼前眼部写真．62歳，男性．初診時両眼の角結膜上皮障害を著明に認め（a），Schirmer 値は両眼 1 mm．防腐剤無添加のヒアレイン®ミニ点眼液 0.3％（精製ヒアルロン酸ナトリウム）1日6回処方するも角結膜上皮障害のコントロールが困難で（b），両眼上下の涙点プラグを施行した．角膜上皮障害が改善したため，BAK 非含有のトラバタンズ®点眼液（トラボプロスト）を処方したところ，両眼角膜鼻側に軽度の上皮障害を認めたが（c），自覚症状がないため点眼続行し経過観察している．
（鎌尾知行ら：オキュラーサーフェス疾患の患者への緑内障治療薬選択．⑪ p.256．図 1．）

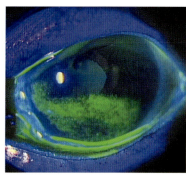
a.

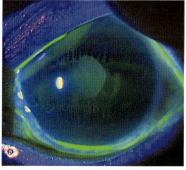
b.

❺ 薬剤の変更により角膜上皮障害の改善をみた例．54歳，女性．キサラタン®点眼使用中に出現した角膜上皮障害（a）．ラタノプロスト PF「日点」に薬剤変更して1か月後，上皮障害は改善している（b）．
（原　岳ら：後発品の特徴と注意点．⑪ p.199．図 1．）

Subnote

❻ PG 関連薬の副作用

結膜充血
睫毛伸長・増加
眼瞼色素沈着，虹彩色素沈着
角膜上皮障害
上眼瞼溝の深化
眼炎症の惹起

（坂田　礼：プロスタグランジン関連薬／副作用とその対処．⑪ p.133．表 1．）

Editor's note

眼表面の点眼毒性

点眼薬による眼表面疾患は，最近特に注目されている．薬剤選択肢が増えた現状では，一般的に薬剤投与本数が増える一方であり，そのための副作用が重篤になってきている．『緑内障診療ガイドライン（第4版）』でも3本使用後の次の一手は外科的な手段を推奨している．点眼毒性は一過性ではなく，特に手術時に慢性の結膜炎や Tenon 嚢や上強膜の慢性炎症により操作が困難なことが多く，また縫合不全や濾過胞瘢痕化をきたしやすい．4剤も5剤も点眼して長く治療するより早期に外科的治療を行うほうが結果がよいと考える．特に末期患者に多剤併用療法で眼表面疾患を伴う状態で手術適応として紹介されると，手術の成績は悪くなりやすく，中心視野障害は進行してしまうし，手をつくしても救えなくなってしまう．（相原　一）

角膜上皮障害

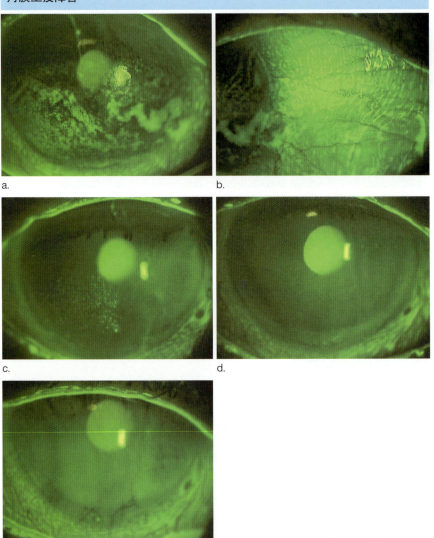

❼ 原発開放隅角緑内障の右眼前眼部写真．70歳，女性．両眼の視力低下を主訴に受診．前医よりキサラタン®点眼液（ラタノプロスト），ハイパジール®点眼液（ニプラジロール）が処方されており，矯正視力右(0.8)，左(0.9)，眼圧右16mmHg，左14mmHgで，両眼角膜中央から下方にかけて点状表層角膜症（superficial punctate keratopathy；SPK）が著明で，結膜鼻・耳側にも軽度SPKを認めた（a, b）．すべての点眼を中止し，人工涙液頻回点眼にて1か月経過観察したところ，両眼角膜下方と結膜鼻側にSPKが残存するも矯正視力両(1.0)まで改善，眼圧右22mmHg，左21mmHgであった（c）．ドライアイに対し防腐剤無添加のヒアレイン®ミニ点眼液0.1％を処方し，両眼角膜下方にSPKがわずかに残存するのみで症状がないため（d），トラバタンズ®点眼液を処方した．眼圧は現在右18mmHg，左17mmHgで，上皮障害も認めていない（e）．
（鎌尾知行ら：オキュラーサーフェス疾患の患者への緑内障治療薬選択．⑪ p.257．図2．）

角膜上皮障害

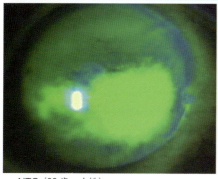
a. NTG（66歳, 女性）

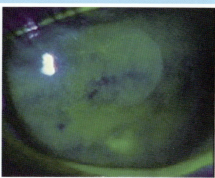
b. NTG（63歳, 男性）

❽ プロスタグランジン関連薬による角膜障害．緑内障点眼薬に含まれる防腐剤の一部は，非選択的細胞膜障害性を有する．a の症例は強い角膜びらんを，b の症例では点状表層角膜症を生じ，それぞれ点眼の中止により寛解した．最近の緑内障点眼薬の一部では，防腐剤の工夫により角膜上皮障害の最小化を目指している．
（吉川啓司：アドヒアランス向上のために／治療薬の要件は何か．⑪ p.58. 図3.）

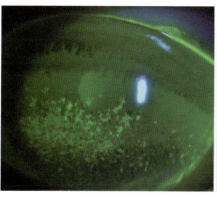
a.

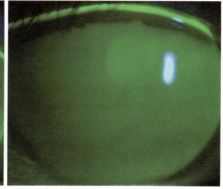
b.

❾ 防腐剤含有点眼液による角膜上皮障害．77歳, 女性．正常眼圧緑内障に対して，防腐剤含有ラタノプロスト点眼液にて加療を開始したところ，角膜を中心に上皮障害を認めた（a）．防腐剤を含有しないラタノプロスト点眼液に切り替えて1か月したところ，角膜上皮障害は改善した（b）．
（内野裕一：点眼液とドライアイの関係．⑲ p.365. 図2.）

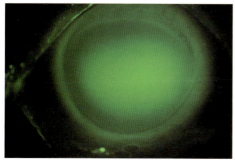

❿ ベンザルコニウム塩化物（BAK）による表層上皮細胞の細胞膜障害が疑われる上皮の透過性亢進．フルオレセイン染色後1時間を経過しても，角膜内のフルオレセインが消失していない．
（横井則彦：オキュラーサーフェスへの影響．⑪ p.114. 図5.）

角膜上皮障害

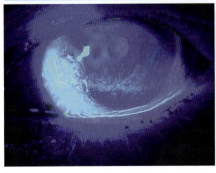
a.

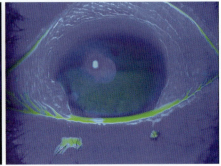
b.

⓫ 角膜上皮障害（72歳，女性）
a. 元来よりドライアイの症例にチマバック®点眼薬使用．角膜上皮障害悪化．
b. チマバック®中止．キサラタン®に変更したところ，角膜上皮障害改善．さらにミケラン®LAに切り替えたが，角膜上皮障害の悪化は認められなかった．

（京本敏行：眼科治療薬による副作用．⑮ p.447. 図2.）

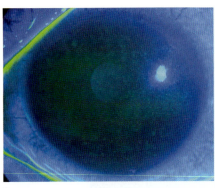
a.

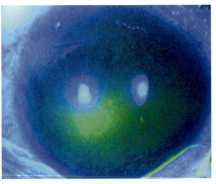
b.

⓬ チモロールによる薬剤毒性
a. チモロールによる点状表層角膜症の症例．48歳，男性．開放隅角緑内障の症例．0.5％チモロールの点眼開始1か月目のフルオレセイン角膜染色の前眼部写真．角膜全体に点状表層角膜症が広がっている．
b. チモロールによる delay staining の症例．68歳，女性．開放隅角緑内障の症例．0.5％チモロールの点眼開始6か月後のフルオレセイン角膜染色の前眼部写真．フルオレセイン塗布後5分後に，角膜実質全体にフルオレセイン染色が認められる．

（中澤　徹：交感神経β遮断薬／副作用とその対処．⑪ p.152. 図1, 2.）

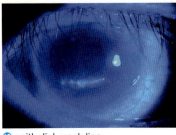

⓭ epithelial crack line
（横井則彦：オキュラーサーフェスへの影響．⑪ p.114. 図4.）

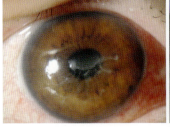
a.

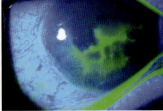
b.

⓮ 抗緑内障薬による中毒性角膜症．3剤の抗緑内障薬を同時期に点眼開始した症例．基礎に糖尿病があり，ステロイド点眼も併用していたことから，上皮細胞の脱落が促進し，増殖が抑制されてしまったと考えられる．角膜中央に偽樹枝状病変がみられる．

（出口香穂里ら：角結膜の創傷治癒．㉚ p.150. 図4.）

結膜，眼瞼，睫毛にみられる障害

偽眼類天疱瘡

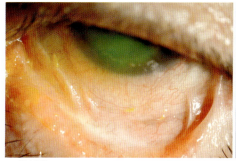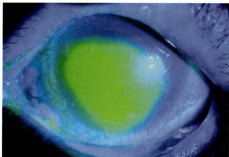

a. 治療前

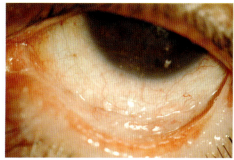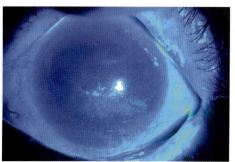

b. 治療5週間後

⓯ 偽眼類天疱瘡の治療前（a）と治療5週間後（b）．ベタメタゾン1mg/日，BAKフリー・ベタメタゾン点眼6回/日，シリコーンハイドロゲルソフトコンタクトレンズ装着，BAKフリー・人工涙液点眼10回/日により上皮の透過性亢進および上皮欠損，結膜炎症は，著明に改善した．
（横井則彦：オキュラーサーフェスへの影響．⑪ p.115. 図6.）

結膜充血

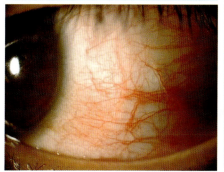

⓰ 点眼開始時の結膜充血．結膜充血は，点眼開始とともに少しずつ緩和されてくることが多い．
（坂田 礼：プロスタグランジン関連薬／副作用とその対処．⑪ p.133. 図1.）

虹彩色素沈着

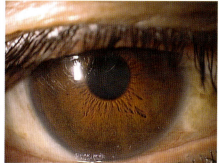

⓱ 虹彩色素沈着（71歳，男性）．キサラタン®およびタプロス®使用歴あり．
（京本敏行：眼科治療薬による副作用．⑮ p.447. 図3.）

結膜，眼瞼，睫毛にみられる障害

上眼瞼溝の深化

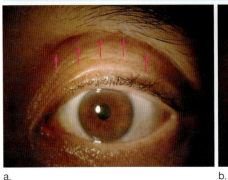
a.

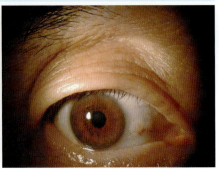
b.

⑱ ビマトプロスト点眼症例（60歳，男性）
a. 上眼瞼溝の深化（DUES，矢印）が認められる．
b. 非点眼側．DUESは認められない．
（坂田 礼：プロスタグランジン関連薬／副作用とその対処．⑪ p.134．図2, 3.）

睫毛増生

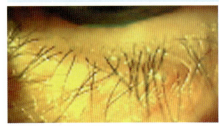
a. NTG（75歳，女性）

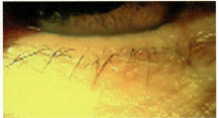
b. NTG（46歳，女性）

⑲ プロスタグランジン関連薬開始後，10年を経過した正常眼圧緑内障．aの症例は点眼後の眼瞼清拭などを励行していなかった．一方，bの症例は睫毛に接触しないよう点眼．その後，化粧を落とし入浴することを習慣化しており，眼瞼色素沈着・睫毛増生などが目立っていない．
（吉川啓司：アドヒアランス向上のために／治療薬の要件は何か．⑪ p.58．図2.）

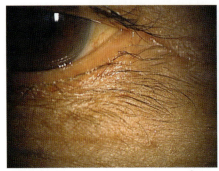

⑳ 眼瞼皮膚多毛（72歳，女性）．タプロス®使用歴あり．
（京本敏行：眼科治療薬による副作用．⑮ p.447．図4.）

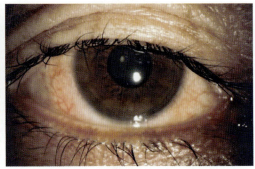

㉑ プロスタグランジン関連薬の副作用．典型的には結膜充血，眼周囲色素沈着，睫毛伸長，皮膚多毛を生じるが，個人差も大きい．近年，新しく上市されたPG関連薬は眼瞼溝深化（deepening of upper eyelid sulcus；DUES）の頻度が高いとされている．
（狩野 廉：low teenの眼圧のNTG患者への処方はどうしますか？ ⑪ p.208．図4.）

抗緑内障点眼薬による眼表面への影響

㉒ 抗緑内障点眼液に含まれる成分の眼表面への影響

防腐剤（BAK）	涙液層の安定性↓ 角膜上皮バリア機能↓ 眼表面炎症
β, （αβ）遮断薬	角膜知覚 → 涙液分泌量・貯留量↓ 　　　　　→ 上皮基底細胞への影響（分裂・接着障害） 角膜上皮バリア機能↓
PG 関連薬	眼表面炎症 上皮型角膜ヘルペス 角膜上皮障害（特にβ遮断薬との併用例で）
チモロール， ベタキソロール， ジピベフリン， ピロカルピンなど	偽眼類天疱瘡

BAK：benzalkonium chloride（ベンザルコニウム塩化物）
PG：プロスタグランジン
実験的，あるいは臨床的に知られている内容の主なものをまとめた．
（横井則彦：オキュラーサーフェスへの影響．⑪ p.111. 表 1.）

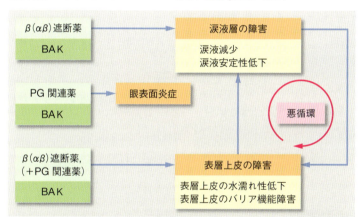

㉓ 抗緑内障点眼液による眼表面の障害とその慢性化のメカニズム．抗緑内障点眼液による眼表面の障害は，薬剤そのものによる障害以外に防腐剤（特に，ベンザルコニウム塩化物；BAK）による障害がある．そして，涙液層の障害や表層上皮の障害は眼表面に悪循環を生じる要因となる．
PG 関連薬とβ遮断薬との併用による角膜上皮障害の報告が過去に散見されたが，近年，その報告は激減している．
（横井則彦：オキュラーサーフェスへの影響．⑪ p.112. 図 1.）

㉔ 角膜透過性にかかわる要因

1. 物理学的性質（主剤）

   油／水分配係数（親油性，親水性）
   電気的性質（解離定数など）
   分子の大きさ（分子量とも関連）
   粒子径（懸濁製剤の場合）

2. 液性（添加剤）

   水性／油性
   イオン強度
   pH
   浸透圧
   粘性

3. 点眼方法

   点眼液量
   薬物濃度
   点眼回数・間隔・順序

4. その他

   角膜の状況（正常・損傷）
   眼表面の生体環境（涙液層など）

点眼薬の角膜透過性には多様な因子がかかわる．最も重要なのは主剤の物理学的性状だが，点眼液の液性や防腐剤も角膜透過性に影響する．液性には添加剤のうち等張化剤や緩衝剤，粘稠剤が浸透圧や pH あるいは粘性を介してかかわる．
（吉川啓司：アドヒアランス向上のために／治療薬の要件は何か．⑪ p.57. 表 1.）

点眼薬による副作用一覧

㉕ 眼外に流出した点眼薬によって生じる主な副作用

すべての点眼薬で生じる可能性のある副作用
角膜上皮障害，結膜充血・浮腫，かゆみ，しみる感じ，眼痛，眼瞼縁炎，眼瞼の接触皮膚炎

特定の点眼薬で生じる可能性のある副作用	
表面麻酔作用	カルテオロール塩酸塩以外の β 遮断薬
睫毛異常（睫毛が長くなる，太くなる，多くなるなど）	PG 関連薬
眼類天疱瘡	β 遮断薬，交感神経刺激薬，副交感神経刺激薬，α₁β 遮断薬
皮膚粘膜眼症候群（Stevens-Johnson 症候群）中毒性表皮壊死症（TEN）	ドルゾラミド
眼瞼色素沈着	PG 関連薬
上眼瞼溝深化（DUES）	PG 関連薬（現時点ではイソプロピルウノプロストン，ラタノプロストでの報告はない）

TEN：toxic epidermal necrolysis
DUES：deepening of upper eyelid sulcus
（庄司信行：眼圧下降薬の副作用総論. ⑪ p.99. 表 1.）

㉖ 眼内の他の組織への作用による主な副作用

角膜	
角膜ヘルペスの再発	ラタノプロスト，ビマトプロスト
内皮障害	炭酸脱水酵素阻害薬は慎重投与

虹彩・瞳孔	
色素沈着	PG 関連薬
術中虹彩緊張低下症候群（IFIS）	ブナゾシン
散瞳，狭隅角眼での急性発作の誘発	交感神経刺激薬
縮瞳	副交感神経刺激薬
虹彩炎・眼内炎悪化の可能性	イソプロピルウノプロストン以外の PG 関連薬
黄斑浮腫	交感神経作動薬，PG 関連薬，β 遮断薬，配合点眼薬

IFIS：intraoperative floppy iris syndrome
（庄司信行：眼圧下降薬の副作用総論. ⑪ p.100. 表 2.）

㉗ 全身副作用についての報告がある緑内障点眼薬

循環器系
β 遮断薬，交感神経刺激薬，ラタノプロスト，ビマトプロスト

呼吸器系
β 遮断薬，ラタノプロスト

中枢神経系
β 遮断薬

糖・脂質代謝異常
β 遮断薬

消化器症状
β 遮断薬，イソプロピルウノプロストン，ビマトプロスト，ブリンゾラミド，ピロカルピン塩酸塩など

（庄司信行：眼圧下降薬の副作用総論. ⑪ p.101. 表 3.）

点眼薬による副作用一覧

㉘ 小児における緑内障薬物の眼局所と全身副作用

緑内障薬物系統	薬物	眼局所副作用	全身的副作用
β遮断薬	チモロール，ベタキソロールなど	眼刺激，灼熱感，眼痛，瘙痒，ドライアイ，アレルギー反応，角膜障害	低血圧，徐脈，気管支けいれん，無呼吸，ふらつき，抑うつ，低血糖
炭酸脱水酵素阻害薬（点眼）	ドルゾラミド，ブリンゾラミド	眼刺激，灼熱感，瘙痒，霧視，流涙，結膜炎，表層角膜炎，眼瞼炎，前部ぶどう膜炎，角膜浮腫	代謝性アシドーシス
炭酸脱水酵素阻害薬（内服）	アセタゾラミド	一過性近視	頭痛，めまい，知覚障害，無力症，鼻炎，副鼻腔炎，悪心，過敏反応（蕁麻疹，血管浮腫，気管支けいれん），苦味，鼻出血，尿路結石，成長抑制
α₂刺激薬	ブリモニジン	充血，眼刺激，灼熱感，霧視，瘙痒	眠気，呼吸抑制，無呼吸，昏睡など中枢神経系毒性
プロスト系PG関連薬	ラタノプロスト（トラボプロスト，ビマトプロストなど）	一過性結膜充血，眼瞼炎，虹彩色素沈着，上皮びらん，眼瞼色素沈着，睫毛変化	呼吸困難，喘息の増悪，睡眠障害，発汗

PG：プロスタグランジン
（Coppens G, et al：The safety and efficacy of glaucoma medication in the pediatric population. J Pediatric Ophthalmol Strabismus 2009；46：12-18.）
（齋藤代志明：乳幼児発達緑内障の薬物治療の注意点．⑪ p.245．表1.）

㉙ 緑内障治療薬の妊娠・授乳への影響

	薬剤名	胎盤への影響	胎盤の通過	乳汁分泌
プロスタグランジン関連薬	ラタノプロスト	あり	不明	不明
	トラボプロスト	あり	不明	あり
	タフルプロスト	あり	不明	不明
	ビマトプロスト	あり	不明	不明
イオンチャネル開口薬	イソプロピルウノプロストン	あり	不明	不明
β遮断薬	カルテオロール	不明	あり	あり
	チモロール	不明	あり	あり
	ベタキソロール	不明	あり	あり
炭酸脱水酵素阻害薬	ドルゾラミド	不明	不明	あり
	ブリンゾラミド	不明	不明	あり
交感神経刺激薬	ジピベフリン	不明	不明	不明
副交感神経刺激薬	ピロカルピン	不明	不明	不明

（木村泰朗：若い女性のNTG，治療中に妊娠した．点眼は継続？中止？吉川啓司ら編．緑内障3分診療を科学する！ 症例に学ぶマネジメントの実際．東京：中山書店；2006．p.110-113.）
（国松志保：妊婦，授乳婦への緑内障治療方針．⑪ p.252．表2より改変.）

216 2. 診断編

緑内障点眼薬に含まれる添加剤，防腐剤

㉚点眼薬に含まれる添加剤の成分

種類	効果	成分
可溶化剤	有効成分を溶解	ナトリウム塩，カリウム塩，ポリソルベート80，ポリオキシエチレン硬化ヒマシ油，プロピレングリコールなど
緩衝剤	pH変動防止	リン酸緩衝液，ホウ酸緩衝液，酢酸緩衝液など
等張化剤	浸透圧調整	塩化ナトリウム，塩化カリウム，ホウ酸，グリセリンなど
安定化剤	加水分解 酸化分解防止	クエン酸，エデト酸ナトリウム水和物，亜硫酸ナトリウム，亜硝酸ナトリウムなど
粘稠化剤	結膜嚢内薬物貯留	ポリビニルアルコール，メチルセルロース，ポリエチレングリコール，グリセリン，ヒドロキシエチルセルロース，カルボキシビニルポリマーなど
pH調整剤	pH調整	塩酸，水酸化ナトリウムなど
防腐剤	微生物汚染防止	ベンザルコニウム塩化物，ベンゼトニウム塩化物，クロルヘキシジングルコン酸塩（ヒビテン），メチルパラベン，エチルパラベン，プロピルパラベン，ブチルパラベン，クロロブタノール，フェニルエチルアルコール，デヒドロ酢酸ナトリウム，ソルビン酸，ソルビン酸ナトリウム

（相良　健：オキュラーサーフェイスへの影響―防腐剤の功罪．あたらしい眼科2008；25：789-794 より一部改変．）
（川瀬和秀：防腐剤とその功罪．⑪ p.118．表1, 2.）

㉛緑内障点眼薬に含まれる防腐剤

点眼	防腐剤（濃度%）
チモロール製剤	ベンザルコニウム塩化物（0.005）
イオン応答ゲル化チモロール点眼薬	臭化ベンゾドデシウム（0.012）
熱応答ゲル化チモロール点眼薬	ベンザルコニウム塩化物（0.001）
カルテオロール製剤	ベンザルコニウム塩化物
持続性カルテオロール点眼液	ベンザルコニウム塩化物
ニプラジロール製剤	ベンザルコニウム塩化物（0.002：2004年変更）
レボブノロール製剤	ベンザルコニウム塩化物（0.004）
ブナゾシン製剤	ベンザルコニウム塩化物（0.005）
ブリンゾラミド製剤	ベンザルコニウム塩化物（0.01）
ドルゾラミド製剤	ベンザルコニウム塩化物（0.005）
ウノプロストン製剤	ベンザルコニウム塩化物（0.003：2009年変更）
ラタノプロスト製剤	ベンザルコニウム塩化物（0.02）
トラボプロスト製剤	SofZia®（ホウ酸＋亜鉛＋ソルビトール）
ビマトプロスト製剤	ベンザルコニウム塩化物（0.005）
タフルプロスト製剤	ベンザルコニウム塩化物（0.001：2010年変更）
ラタノプロスト＋チモロール合剤	ベンザルコニウム塩化物（0.02）
トラボプロスト＋チモロール合剤	POLYQUAD®
ドルゾラミド＋チモロール合剤	ベンザルコニウム塩化物（0.005）
ジピベフリン塩酸塩製剤	ベンザルコニウム塩化物 クロロブタノール
ピロカルピン製剤	クロロブタノール パラオキシ安息香酸プロピル パラオキシ安息香酸メチル

（川瀬和秀：防腐剤とその功罪．⑪ p.119．表3.）

緑内障点眼薬に含まれる添加剤，防腐剤

㉜ プロスタグランジン関連薬・炭酸脱水酵素阻害薬におけるベンザルコニウム塩化物（BAK）含有量

	販売名	BAK 濃度（%）
プロスタグランジン関連薬	キサラタン® 点眼液	0.02
	レスキュラ® 点眼液	0.005
	トラバタンズ® 点眼液	なし（SofZia® 含有）
	タプロス® 点眼液	0.001
	ルミガン® 点眼液	0.005
	ラタノプロスト PF 点眼液 0.005％「日点」	なし
	ラタノプロスト点眼液 0.005％「センジュ」	0.02
	ラタノプロスト点眼液 0.005％「わかもと」	0.02
炭酸脱水酵素阻害薬	トルソプト® 点眼液	0.005
	エイゾプト® 点眼液	0.01

BAK：benzalkonium chloride
（鎌尾知行ら：オキュラーサーフェス疾患の患者への緑内障治療薬選択．⑪ p.256．表 1.）

Subnote

㉝ 最近 3 年間の β 遮断薬中止例

病型	性	年齢	使用期間	中止理由
PACG	女性	64	9 年	徐脈
POAG	男性	73	10 年	徐脈
NTG	男性	79	8 年	徐脈
NTG	女性	47	2.5 年	徐脈・めまい
NTG	女性	75	9 年	喘息
NTG	女性	67	10 年	徐脈
NTG	女性	75	8 年	徐脈
NTG	男性	73	6 年	徐脈
NTG	女性	52	3 年	徐脈
NTG	女性	76	初診時	軽度喘息
NTG	男性	55	10 年	徐脈

特に，β 遮断薬点眼薬使用中の症例では，点眼開始当初に認めなかった脈拍異常や喘息などの経過観察後の発症がありうる．そこで，問診と同時に血圧・脈拍測定を定期的に行い，たとえば脈拍低下が明らかになれば点眼薬を中止する．
PACG：primary angle closure glaucoma（原発閉塞隅角緑内障）
POAG：primary open angle glaucoma（原発開放隅角緑内障）
NTG：normal tension glaucoma（正常眼圧緑内障）

（吉川啓司：アドヒアランス向上のために／治療薬の要件は何か．⑪ p.57．表 2.）

症状進行の評価と長期管理
周術期の管理

　緑内障の外科的治療の代表的術式としては，線維柱帯切除術と線維柱帯切開術があり，眼圧下降効果の高い線維柱帯切除術を選択されることが多い．緑内障手術だけでなく，さまざまな眼科手術では，術後高眼圧は生じやすくなる．手術による侵襲を契機に，眼内の炎症，続発性の閉塞隅角，眼静脈灌流障害など，高眼圧となる素地が発生する．特に，緑内障の既往のある患者では，高眼圧による網膜視神経障害を受けやすいので，術後の眼圧コントロールには慎重を期す．

線維柱帯切除術（trabeculectomy）　眼圧下降を目的に濾過胞を形成する術式である．強膜弁下に作製した線維柱帯切除部を通じて，結膜下に房水を誘導する濾過胞を形成する．手術の効果を得るためには，濾過胞が血管を有し，良好に機能しなければならない．術後の晩期合併症としては濾過胞感染症があり，施術症例の5年で2.2%程度にみられるとの報告がある．濾過胞周囲の充血と，濾過胞内の混濁がみられたら，感染による濾過胞炎を疑う．

線維柱帯切開術（trabeculotomy）　濾過胞をつくらずに，線維柱帯に切開を加えることで流出抵抗を減少させ，房水の生理的な流出路を再建する手術である．濾過胞を形成しないため，濾過胞感染症などの心配はない．一方で，隅角切開部からの術後の前房出血は必発で，一時的な眼圧上昇や炎症の悪化が起きること，眼圧下降効果が線維柱帯切除術よりも低いことがある．術後は，隅角切開部への虹彩癒着を防ぐために，点眼により散瞳する必要がある．ステロイド緑内障では，本術式が奏効することが多い．

Editor's note ㊻

低侵襲緑内障手術
流出路再建術は最近 MIGS（minimally-invasive glaucoma surgery）の手技が増えて，眼内からのアプローチで行えるため，侵襲が少なく患者には大きなメリットがある．今後，普及してどの手技が残るか，検証を待ちたい．
（相原　一）

Editor's note ㊼

線維柱帯切除術後の患者さんにしてはならないこと
線維柱帯切除術の術後管理で濾過胞からの房水漏出検査が2018年度から保険収載された．ただ，術後管理で重要なポイントの一つは患者の眼を下転させて診ることを極力減らすことだと思う．術後切開した部分の結膜は円蓋部側に収縮しやすく，したがって輪部の切開層から離開しやすいうえに，さらに下転させると，より円蓋部に引っ張られて創部から結膜が剥がれやすくなるのは自明である．なおかつSeidelテストで，フルオレセイン紙を創部につけてゆっくり観察するようなことをしていると，よけいに剥がれやすくなる．また，せっかく伸展してきた上皮を傷つけているかもしれない．上眼瞼をもち上げて，正面視をさせ，フルオレセインの液を下眼瞼にちょっとつけて涙液に溶かし，瞬目1回させれば，創部に十分たまるので房水漏出は把握できる．また，脈絡膜剥離を観察しようとして下方視を強いてみるのは，なおさらよくない．若い先生がたにはぜひ気をつけて術後管理をしていただきたい．　（相原　一）

症状進行の評価と長期管理 219

線維柱帯切除術による濾過胞形成

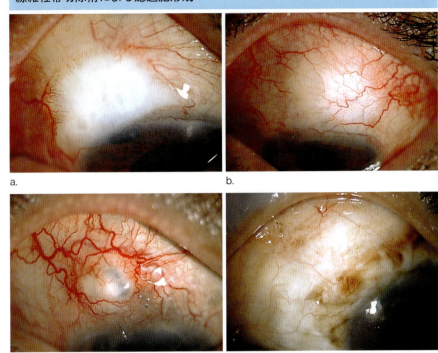

❶ さまざまな濾過胞の前眼部写真
a. 66歳，男性，左眼．虚血性で境界明瞭な濾過胞．
b. 63歳，男性，左眼．有血管性で，びまん性に隆起した濾過胞．
c. 58歳，女性，左眼．虚血性で限局した濾過胞．
d. 56歳，男性，左眼．有血管性で，びまん性に隆起した濾過胞．
a, b, cの3症例で眼圧コントロールが良好であり，dの症例では眼圧コントロールが不良である．
(上野勇太ら：線維柱帯切除術後の画像診断．24 p.331. 図1.)

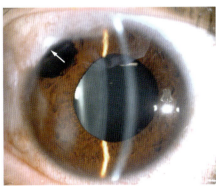

a. 前眼部写真

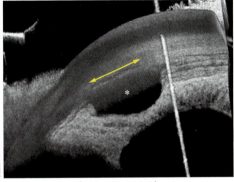

b. 前眼部OCT (SS-1000 CASIA)

❷ 前眼部3次元OCTによる隅角3次元表示の一例．前眼部OCTを使用して線維柱帯切除後の症例を撮影し，前眼部写真（a）の白矢印部に相当する隅角の様子を観察した．隅角鏡を用いた検査に近い画像（b）が得られ，虹彩切除部位（＊）や線維柱帯切除部位（黄矢印）が確認できる．
(上野勇太ら：線維柱帯切除術後の画像診断．24 p.333. 図2.)

線維柱帯切除術による濾過胞形成

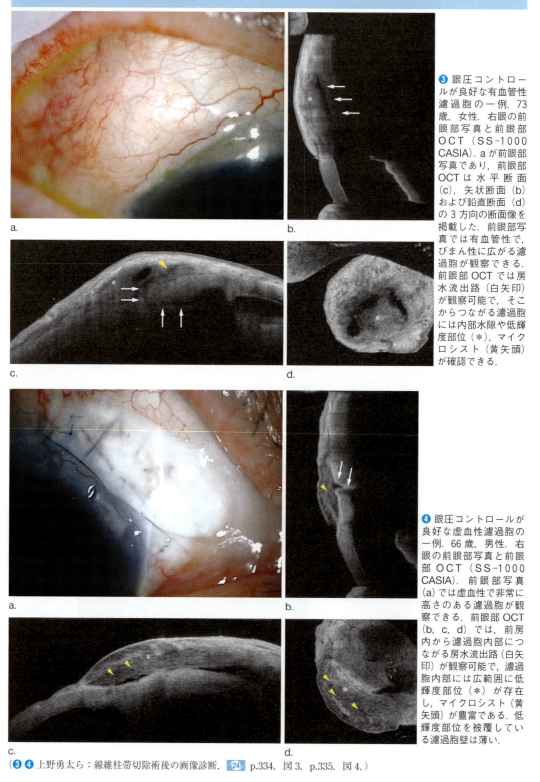

❸ 眼圧コントロールが良好な有血管性濾過胞の一例. 73歳, 女性. 右眼の前眼部写真と前眼部OCT（SS-1000 CASIA）. aが前眼部写真であり, 前眼部OCTは水平断面（c）, 矢状断面（b）および鉛直断面（d）の3方向の断面像を掲載した. 前眼部写真では有血管性で, びまん性に広がる濾過胞が観察できる. 前眼部OCTでは房水流出路（白矢印）が観察可能で, そこからつながる濾過胞には内部水隙や低輝度部位（＊）, マイクロシスト（黄矢頭）が確認できる.

❹ 眼圧コントロールが良好な虚血性濾過胞の一例. 66歳, 男性. 右眼の前眼部写真と前眼部OCT（SS-1000 CASIA）. 前眼部写真（a）では虚血性で非常に高さのある濾過胞が観察できる. 前眼部OCT（b, c, d）では, 前房内から濾過胞内部につながる房水流出路（白矢印）が観察可能で, 濾過胞内部には広範囲に低輝度部位（＊）が存在し, マイクロシスト（黄矢頭）が豊富である. 低輝度部位を被覆している濾過胞壁は薄い.

(❸ ❹ 上野勇太ら：線維柱帯切除術後の画像診断. [24] p.334. 図3. p.335. 図4.)

症状進行の評価と長期管理　221

線維柱帯切除術による濾過胞形成

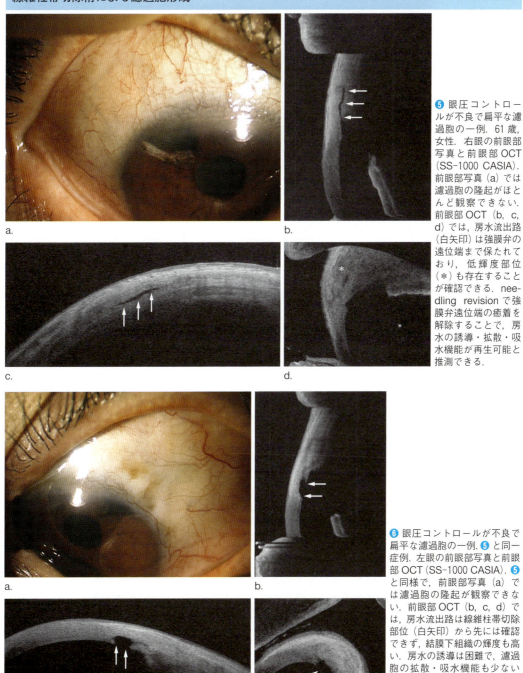

❺ 眼圧コントロールが不良で扁平な濾過胞の一例．61歳，女性．右眼の前眼部写真と前眼部OCT（SS-1000 CASIA）．前眼部写真（a）では濾過胞の隆起がほとんど観察できない．前眼部OCT（b, c, d）では，房水流出路（白矢印）は強膜弁の遠位端まで保たれており，低輝度部位（＊）も存在することが確認できる．needling revisionで強膜弁遠位端の癒着を解除することで，房水の誘導・拡散・吸水機能が再生可能と推測できる．

❻ 眼圧コントロールが不良で扁平な濾過胞の一例．❺ と同一症例．左眼の前眼部写真と前眼部OCT（SS-1000 CASIA）．❺ と同様で，前眼部写真（a）では濾過胞の隆起が観察できない．前眼部OCT（b, c, d）では，房水流出路は線維柱帯切除部位（白矢印）から先には確認できず，結膜下組織の輝度も高い．房水の誘導は困難で，濾過胞の拡散・吸水機能も少ないため，needling revisonや濾過胞再建術は奏効しないと推測できる．

（❺ ❻ 上野勇太ら：線維柱帯切除術後の画像診断．24 p.336．図5．p.337．図6．）

線維柱帯切除術による濾過胞形成

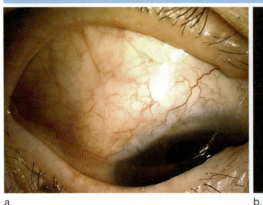
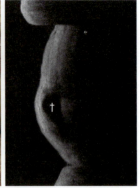
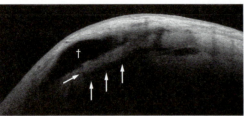

❼ 眼圧コントロールが不良な encapsulated 濾過胞の一例．70歳，女性．右眼の前眼部写真と前眼部 OCT（SS-1000 CASIA）．前眼部写真（a）では有血管性で，びまん性に広がる濾過胞が観察でき，一見眼圧コントロールが良好に思われがちな症例である．前眼部 OCT（b, c, d）では房水流出路（白矢印）が観察可能で，そこからつながる濾過胞には非常に大きな内部水隙（†）があり，低輝度部位やマイクロシストが乏しい．房水は良好に誘導されるものの，拡散・吸水機能に乏しい encapsulated 濾過胞である．
（上野勇太ら：線維柱帯切除術後の画像診断．24 p.338. 図7．）

Subnote

encapsulated 濾過胞

細隙灯顕微鏡では中等度に隆起しているが，濾過胞内部の房水が線維化した組織に覆われてカプセル状となっている濾過胞．房水はカプセル内にとどまり，十分な眼圧下降は得られない．

（上野勇太ら：線維柱帯切除術後の画像診断．24 p.335. *3．）

濾過胞漏出

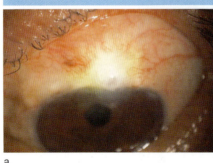
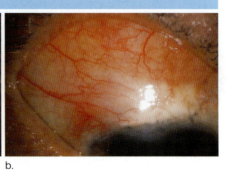

❽ 濾過胞漏出をきたした症例
a．濾過胞炎を発症し，炎症は治癒したが，房水漏出が止まらなかった．
b．羊膜を使用した濾過胞再建術の術後．広汎な濾過胞が形成されている．
（久保田敏昭：濾過胞感染症．15 p.168. 図2．）

濾過胞漏出

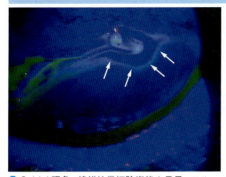
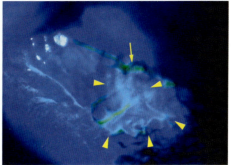

❾ Seidel 現象．線維柱帯切除術後1日目．フルオレセイン染色して観察すると，切開した輪部結膜部より房水の漏出がみられる（白矢印）．
（陳　進輝：細隙灯顕微鏡所見．③ p.16, 図2.）

❿ 濾過胞結膜をフルオレセイン染色した細隙灯顕微鏡写真．結膜縫合部の漏出点（矢印）から結膜漏出した房水（矢頭）がわかる．
（金本尚志：周術期の眼圧下降治療．⑪ p.239. 図1.）

濾過胞感染

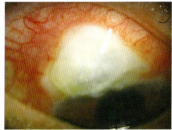
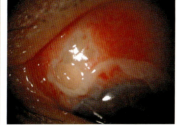
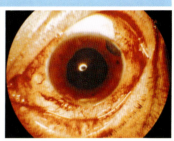

⓫ 濾過胞炎の症例．無血管性濾過胞から房水漏出が認められる．濾過胞周囲の強い結膜充血が認められ，濾過胞内には膿性分泌物が観察される．
（久保田敏昭：濾過胞感染症．⑮ p.166. 図1.）

⓬ 線維柱帯切除術後の濾過胞感染．濾過胞の結膜が薄く，房水漏出がみられる症例では，濾過胞感染を起こすことがある．濾過胞周囲の結膜充血が強くなり，眼脂の付着と濾過胞内の混濁がみられる．
（蕪城俊克：ぶどう膜炎における緑内障手術．⑬ p.154. 図7.）

⓭ 緑内障手術後の眼内炎（43歳，男性）．左眼原発開放隅角緑内障に対して6年前と5年前に線維柱帯切開術（trabeculotomy），3年前に1時の位置に線維柱帯切除術（trabeculectomy）を施行された既往がある．前房蓄膿がみられる．
（沖波　聡：前房蓄膿の鑑別診断．⑬ p.24. 図6.）

⓮ 濾過胞感染の病期分類

Stage I	濾過胞の膿性混濁，周囲充血，前房内細胞フレア軽度
Stage II	Stage I の濾過胞所見＋前房内細胞フレア中等度以上＋硝子体内波及なし
Stage IIIa	Stage II の濾過胞，前房所見＋硝子体内波及（軽度）
Stage IIIb	Stage II の濾過胞，前房所見＋硝子体内波及（高度）

（久保田敏昭：濾過胞感染症．⑮ p.167. 表1.）

前房出血

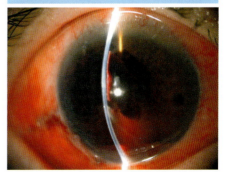

⓯ 線維柱帯切開術後の前房出血．線維柱帯切開術では，隅角切開部からの前房出血が必発である．
（蕪城俊克：ぶどう膜炎における緑内障手術．⑬ p.154. 図6.）

3

診療編

所見，症状／狭隅角
瞳孔ブロックの関与する原発閉塞隅角症疑いの症例とプラトー虹彩を疑う原発閉塞隅角緑内障の症例

症例1 瞳孔ブロックの関与を認め，レーザー虹彩切開術となった原発閉塞隅角症疑い例：64歳，女性．他院にて狭隅角を指摘され，精査目的に紹介初診となった．

主訴 特になし．

既往歴 うつ病にて抗うつ薬内服中．

初診時所見 視力：右眼＝0.8p（1.2×S＋1.25D），左眼＝1.2（1.2×S＋0.75D）．眼圧：アプラネーションにて右眼11mmHg，左眼12mmHg．浅前房を認めた（❶）．van Herick法にて右眼Grade 2（❷），左眼Grade 3．視神経乳頭に緑内障性変化は認めなかった．

検査 隅角鏡検査：静的隅角鏡検査にて線維柱帯下端まで見えないのは両眼ともに上下の2象限．Shaffer分類にて両眼とも上下はGrade 0，側方はGrade 2．周辺虹彩前癒着（peripheral anterior synechia；PAS）はなかった．

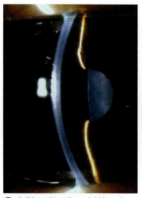

❶ 症例1（64歳，女性）．右眼の中心前房の細隙灯顕微鏡写真．浅前房を認める．

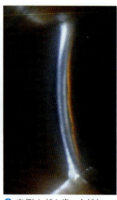

❷ 症例1（64歳，女性）．右眼．van Herick法 Grade 2．

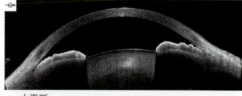

a. 水平断

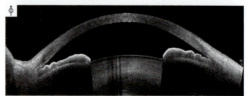

b. 垂直断

❸ 症例1（64歳，女性）．右眼の前眼部OCT画像．4方向での隅角閉塞を認める．虹彩膨隆を認める．

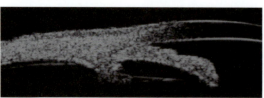

❹ 症例1（64歳，女性）．右眼の上方UBM画像．隅角閉塞を認め，虹彩膨隆を認める．

所見，症状／狭隅角　227

前眼部 OCT：暗所下にて右眼 3 象限および左眼 4 象限での隅角閉塞を認めた（**❸**）．超音波生体顕微鏡（ultrasound biomicroscope；UBM）：暗所下にて右眼 4 象限，左眼 3 象限での隅角閉塞を認めた（**❹**）．どちらの検査にても虹彩膨隆の所見を認め，瞳孔ブロックメカニズムの関与が示唆された．

角膜内皮細胞密度：右眼 2,050 cells/mm²，左眼 2,460 cells/mm² であった．

治療　機能的隅角閉塞（appositional angle closure）を認めるが，眼圧上昇や PAS がなく，緑内障視神経症もない状態であることから原発閉塞隅角症疑い（primary angle closure suspect；PACS）と診断された．前眼部画像解析における機能的隅角閉塞の範囲が広いことから，予防的隅角開大治療の適応と考えられた．矯正視力良好，角膜内皮細胞密度も十分にて，瞳孔ブロックメカニズムの関与が示唆されたことから，両眼ともレーザー虹彩切開術（laser iridotomy；LI）の方針となった．

解説　浅前房，狭隅角が疑われる場合には必ず van Herick 法にて周辺前房深度を確認するべきである．van Herick 法 Grade 2 以下では必ず隅角鏡検査を施行する．

　隅角鏡では，まず静的隅角鏡検査を施行する．この検査にて線維柱帯下端まで見えない領域は機能的隅角閉塞を起こしている可能性がある．次に動的隅角鏡検査を行い，PAS の有無を確認する．

　UBM や前眼部 OCT などの前眼部画像解析を用いると機能的隅

Subnote

van Herick 法[1]
細隙灯顕微鏡のスリット光と観察系との角度を 60°として，スリット光を角膜輪部に垂直に当て，周辺前房深度と角膜厚を比較する．

Grade 0（角膜と虹彩が接触している．）

隅角は閉塞している．

Grade 1（前房深度が角膜厚の 1/4 未満）

隅角閉塞を生じやすい．

Grade 2（前房深度が角膜厚の 1/4）

隅角閉塞を生じる可能性がある．

Grade 3（前房深度が角膜厚の 1/4 ～ 1/2）

隅角閉塞しにくい．

Grade4（前房深度が角膜厚以上）

隅角閉塞を生じない．

Subnote

静的隅角鏡検査：暗室下で細隙灯顕微鏡の光量を極力下げ，瞳孔領に光を入れずに第 1 眼位における自然散瞳状態での隅角開大度を評価する．
動的隅角鏡検査：細隙灯顕微鏡の光量を上げて縮瞳させ，圧迫を加えることで隅角を開大させ，評価する．

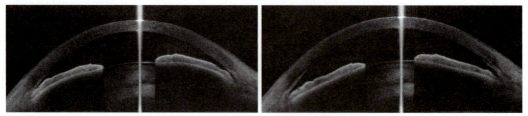

a. LI前　　　　　　　　　　　　　　　　b. LI後

❺ 別症例（73歳，女性）．右眼のLI前後の前眼部OCT画像．暗所下水平断．LI後に虹彩は平坦化し，隅角が開大している．
（三嶋弘一：OCTによる隅角の評価．24 p.329．図6．）

角閉塞の検出が容易になるばかりではなく，隅角閉塞メカニズムの解析が容易になる．現在，隅角閉塞はマルチメカニズムで起こることがわかっている．瞳孔ブロック，プラトー虹彩，水晶体因子の関与が認められるが，症例ごとに優位な因子が異なることが重要である．隅角開大治療は基本的にはレーザーを含む外科的処置となるが，上記因子ごとに有効な治療が異なる．本症例はPACSであるが，機能的隅角閉塞の範囲が広く，低侵襲かつ合併症のリスクの低い治療が適応と考えた．瞳孔ブロックの関与が示唆されたため，LIが有効と考えられた．LIは，瞳孔ブロックを解除し虹彩を平坦化することで隅角開大効果が認められる（❺）．プラトー虹彩メカニズムや水晶体因子には無効であるので，それらの因子の関与が強い症例では適応を慎重に検討する必要がある．また，LIは観血的内眼手術に比較し合併症のリスクが低いが，角膜内皮細胞減少のリスクがあることは説明しておかなければならない．

症例2 眼圧上昇の既往があり，プラトー虹彩が疑われた原発閉塞隅角緑内障例：57歳，男性．夜，DVD視聴中に右眼痛出現．翌日，近医眼科を受診したところ，眼圧が右眼47mmHg，左眼19mmHgであったため，D-マンニトール点滴，アセタゾラミド内服，緑内障点眼薬を処方．翌日，右眼12mmHgに下降した．その後も数か月おきに両眼眼圧上昇あり，網膜神経線維層の菲薄化が出現したため，紹介初診となった．

主訴　右眼痛．

既往歴　特になし．

初診時所見　視力：右眼＝0.7（1.2×S＋1.25D），左眼＝1.0（1.2×S＋0.5D◯C－0.5D Ax10°）．眼圧：アプラネーションにて右眼13mmHg，左眼15mmHg．中心前房深度は中等度．van Herick法にて右眼Grade 1，左眼Grade 2．両眼とも視神経乳頭陥凹拡大を認めた（❻）．

検査 隅角鏡検査：静的隅角鏡検査にて両眼ともに全周線維柱帯を視認できない．Shaffer 分類にて両眼とも全周 Grade 0．圧迫すると上方以外でわずかに線維柱帯が視認可能．両眼とも上方に PAS のある可能性を認めた．

UBM：暗所下にて両眼とも全象限での隅角閉塞を認めた．虹彩の膨隆はなく平坦で，プラトー虹彩の要素が強いことが示唆された（❼）．

角膜内皮細胞密度：右眼 3,413 cells/mm^2，左眼 3,559 cells/mm^2 であった．

治療，経過 ほぼ全周の機能的隅角閉塞を認め，一部は器質的隅角閉塞（PAS）が疑われた．度重なる眼圧上昇の既往があり，緑内

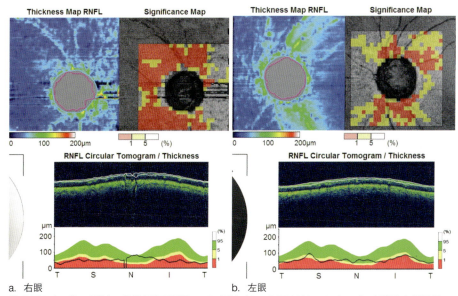

a. 右眼 b. 左眼

❻ 症例 2（57 歳，男性）．視神経乳頭周囲 RNFL 解析（3D-OCT 2000，トプコン）．両眼とも視神経乳頭陥凹拡大と網膜神経線維層の菲薄化を認める．

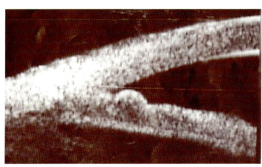

❼ 症例 2（57 歳，男性）．右眼の暗所下での上方 UBM 画像．隅角閉塞を認め，プラトー虹彩（虹彩膨隆なく隅角閉塞）を認める．

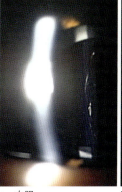

a. 右眼 b. 左眼

❽ 症例 2（57 歳，男性）．水晶体再建術後の前眼部の細隙灯顕微鏡写真．

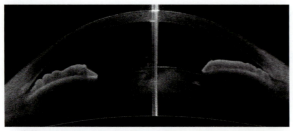

a. 術前

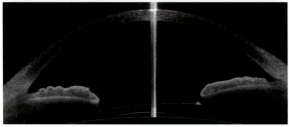

b. 術後

❾ 別症例（76歳, 女性）. 右眼の水晶体再建術前後の前眼部OCT画像. 暗所下水平断. 水晶体厚が菲薄化し, 中心前房深度が深くなり, 隅角は最大限開大している.
（三嶋弘一：OCTによる隅角の評価. 24 p.329. 図7.）

障視神経症も出現していることから原発閉塞隅角緑内障（primary angle closure glaucoma；PACG）と診断された．絶対的治療適応であるが，プラトー虹彩の関与が強いため，両眼とも水晶体再建術の方針とし，手術まではピロカルピン（2%）両眼1日4回点眼とした．その後，眼圧は10 mmHg前後にて推移．右，左の順にて水晶体再建術を施行した（❽）．術後，ピロカルピン点眼中止にて眼圧は10 mmHg前後．眼圧上昇は認めていない．

解説 本症例は，高眼圧の既往があり，一部器質的隅角閉塞の可能性があり，ほぼ全周隅角閉塞の状態のPACGである．しかし，プラトー虹彩の関与が強いことが示唆されるため，LIでは効果不十分あるいは無効な可能性があった．水晶体再建術は水晶体後方因子以外のすべてのメカニズムに有効かつ最大限の隅角開大効果を得られる治療であるため（❾），その方針となった．しかし，水晶体再建術は内眼手術であり，それに伴う合併症のリスクがあること，また狭隅角眼での上記術式は難症例となる可能性が高いことには留意する必要がある．また，本症例では術前矯正視力は良好であり，眼圧上昇の既往や緑内障視神経症がすでにあることから，隅角開大治療の必要性の説明は難しくはないが，術前視力が良好であるため水晶体再建術による視力向上は見込めないこと，隅角閉塞による眼圧上昇とそれによる緑内障の進行予防のための手術であることの説明を確実

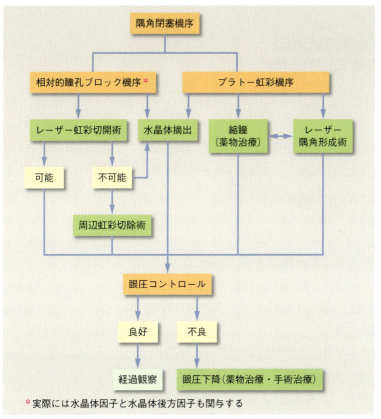

❿ PAC/PACG の治療
（日本緑内障学会緑内障診療ガイドライン作成委員会：緑内障診療ガイドライン〈第4版〉．日本眼科学会雑誌 2018；122：5-53．）

に行うことが重要となる．本症例では水晶体再建術のみにて良好な眼圧コントロールが得られたが，PAS の範囲が広い症例（PAS index 50％以上）では隅角癒着解離術併用手術を検討してもよい．また，水晶体再建術にて眼圧コントロールが得られない場合は，緑内障薬物治療や追加の緑内障手術が必要になる可能性もある（❿）．

（三嶋弘一）

〔文献〕
1） 日本緑内障学会緑内障診療ガイドライン作成委員会：緑内障診療ガイドライン（第4版）．日本眼科学会雑誌 2018；122：5-53．

所見，症状／急性原発閉塞隅角症
急性原発閉塞隅角症の症例

症例 63歳，女性．夜からの頭痛，左眼痛，霧視を自覚．視力低下が進行し，翌日午前4時に大学病院救急外来受診．片眼性の急性原発閉塞隅角症．

主訴 頭痛，眼痛，霧視．

既往歴 特になし．

初診時所見 両眼の浅前房（van Herick 法 右眼 Grade 2, 左眼 Grade 1）．左眼角膜浮腫著明，両眼白内障軽度，前房内詳細不明（❶上段）．眼圧は右眼 14 mmHg，左眼 73 mmHg（アイケア®）．右眼底に異常なく，左眼底は透見不良．

点眼治療，経過 急性原発閉塞隅角症と診断し，高張浸透圧薬（20% D-マンニトール注射液, 300 mL）を点滴静注後，眼圧が右眼 9 mmHg，左眼 61 mmHg だったため 200 mL 点滴追加，2% ピロカルピン塩酸塩点眼 10 分ごと 6 回施行．翌日には眼圧は右眼 5 mmHg，左眼

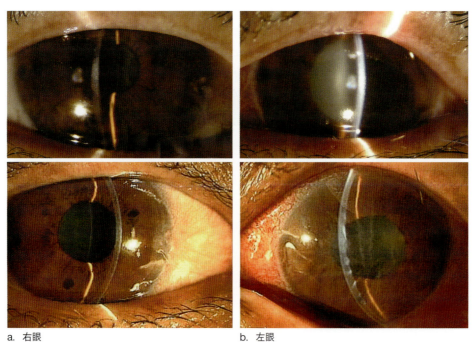

a. 右眼　　　　　　　　　　　b. 左眼
❶ 前眼部細隙灯顕微鏡写真

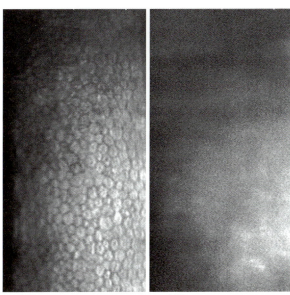

a. 右眼　　　　　　　　b. 左眼
❷ 角膜内皮細胞所見

4mmHgまで下降した．発作解除後，左眼はDescemet膜皺襞著明（❶下段）．手術までベタメタゾン左眼点眼4回/日，チモロールマレイン酸塩/ドルゾラミド塩酸塩配合薬両眼点眼2回/日，アセタゾラミド内服2錠/2回を追加した．

追加検査所見　角膜内皮細胞密度は右眼2,800 cells/mm^2，左眼測定不能（❷）．隅角鏡検査はDescemet膜皺襞のため詳細は不明であった．超音波生体顕微鏡（ultrasound biomicroscope；UBM）では右眼はプラトー虹彩形状＋で一部隅角閉塞があり，左眼はほぼ全周の隅角閉塞と毛様体脈絡膜剥離があり，前房深度は右眼も浅いが左眼がより浅く，角膜浮腫による著明な角膜厚の増大とDescemet膜皺襞も描出されている（❸）．眼軸長は両眼とも22.0mm程度．

手術加療　左眼は著明なDescemet膜皺襞のため，右眼から手術を行った．両眼のプラトー虹彩形状があり，レーザー虹彩切開術の効果は限定的と考えられ，白内障もあったことから右眼→左眼の水晶体再建術を小切開超音波乳化吸引術＋眼内レンズ挿入にて施行した．

経過　手術後は緑内障点眼薬の使用なく，眼圧は両眼とも10mmHg程度にコントロールされ，経過は良好である．

解説　急性原発閉塞隅角症は，強い近視眼ではまれである．また，加齢による水晶体厚の増加による浅前房により発症するため，通常40歳未満ではまれであり，特に60歳以上の女性に多い．隅角閉塞

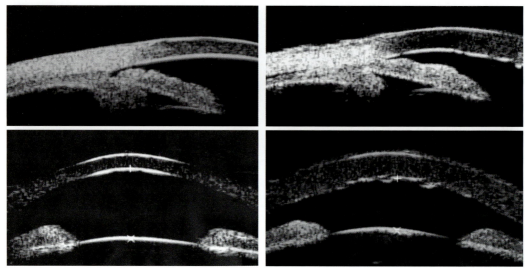

a. 右眼　　　　　　　　　　　　　　　　　b. 左眼
❸ UBM による前房隅角所見

❹ 急性原発閉塞隅角症の初期薬物療法

種類	薬剤名	用法	効果	主な副作用・禁忌
高張浸透圧薬	D-マンニトール注射液（20％）	点滴静注（100 mL あたり 3〜10 分）	眼圧下降，硝子体容積縮小	腎不全，心不全
	濃グリセリン・果糖注射液	点滴静注（300〜500 mL を 45〜90 分）	眼圧下降，硝子体容積縮小	腎不全，心不全，ケトアシドーシス（糖尿病患者）
縮瞳薬	ピロカルピン塩酸塩点眼液（2％）	頻回点眼（15 分ごと 2 時間）	縮瞳による虹彩根部の菲薄化，隅角開大	気管支喘息
炭酸脱水酵素阻害薬	アセタゾラミド（500 mg）	内服または静注	房水産生抑制	腎不全
β遮断薬	チモロールマレイン酸塩点眼液（0.5％）	点眼 1 回（2 回/日）	房水産生抑制	気管支喘息
ステロイド	ベタメタゾン（0.1％）	点眼（4 回/日）数日間	消炎	短期間ではあまりなし

　は相対的瞳孔ブロック，プラトー虹彩形状，水晶体厚の増加，毛様体脈絡膜剥離などさまざまな機序が複合的に関与している．これらの病態の関与の程度は症例により異なる．今回，提示した症例は水晶体厚の増大（白内障あり），プラトー虹彩形状があり，発作眼には発作解除後の UBM で毛様体脈絡膜剥離が観察された．前房深度の左右差は毛様体脈絡膜剥離の存在が関与していると考えられた．

　診断は，細隙灯顕微鏡検査による周辺および中心の前房深度の観察および隅角鏡検査，眼圧検査，眼軸長測定，UBM，角膜内皮細胞密度測定，前眼部 OCT 検査などにより行うが，角膜浮腫や疼痛に

より初期の検査は制限される．腎機能や糖尿病の有無，悪心・嘔吐による脱水の有無を考慮しながら薬物による初期治療を優先し（❹），発作解除とともに検査を追加する．初期治療の目的は，根治的療法である手術加療を行いやすくすることである．レーザーや水晶体再建術を施行するためには，眼圧を下降させて角膜を透明化させ，消炎する必要がある．角膜内皮細胞密度，眼軸長，前房深度の測定，画像検査など手術前に必要な検査を行えるようにするためにも，一時的であっても急性発作の鎮静化が必要である．

手術加療は，瞳孔ブロックによる隅角閉塞が主因で，白内障がなく，角膜内皮細胞密度が正常（2,000 cells/mm^2 以上）であればレーザー虹彩切開術を行う．多くの症例では，瞳孔ブロック以外の機序が関与し，白内障が存在し，角膜内皮細胞密度の評価が困難であるため水晶体再建術を行う．眼圧コントロールはレーザー虹彩切開術よりも水晶体再建術のほうが良好であることが知られている．発作が解除されない場合や角膜浮腫や Descemet 膜皺襞により前房視認性が悪く，角膜内皮細胞密度の状況が不明な場合には観血的な周辺虹彩切除術を考慮する．

（古藤雅子，酒井　寛）

所見，症状／乳頭陥凹拡大
乳頭陥凹は，乳頭径に注意！

症例 44歳，女性．健康診断にて緑内障疑いを指摘され，精査目的で紹介受診．

主訴 緑内障の精査．

既往歴 特記すべきことなし．

初診時所見 視力：右眼 0.07（1.5×S－3.75D），左眼 0.09（1.5×

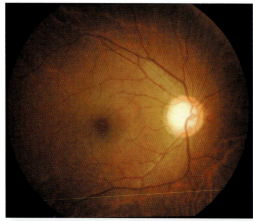

❶ 右眼底写真．視神経乳頭陥凹は大きい．視神経乳頭は，乳頭黄斑距離の間に 2 個入らず，視神経乳頭が大きいことが推測される．

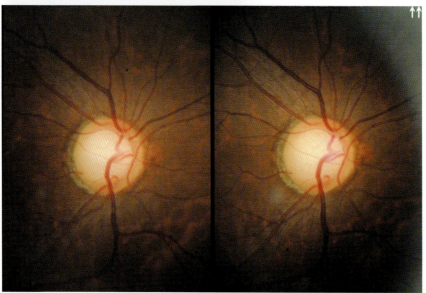

❷ 右眼ステレオ眼底写真．陥凹底には陥凹の深さを示唆する laminar dot sign がみられる．実際にステレオ眼底写真で立体的に観察すると陥凹が深い．

S−3.75D）．眼圧：右眼 13 mmHg，左眼 13 mmHg．眼軸長：右眼 25.84 mm，左眼 25.90 mm．

右眼底写真所見（❶❷）：視神経乳頭陥凹が大きく，陥凹底には陥凹の深さを示唆する laminar dot sign がみられる．実際にステレオ眼底写真で立体的に観察すると陥凹が深い．しかし，乳頭のリムの厚みはほぼ均一で，部分的に菲薄化している部位はなく，網膜神経線維層欠損もみられない．

Heidelberg retina tomograph（HRT）II 所見（❸）：Moorfields の回帰解析に基づく緑内障判定は，"outside normal limits"で，緑内障を示唆する判定になっている．linear cup/disc ratio は 0.80 と大きい．しかし，乳頭面積（disc area）も，normal range 1.58〜2.40 mm² に対して，4.06 mm² と大きい．

OCT 所見（❹❺）：視神経乳頭周囲の網膜神経線維層厚（❹）は，正常眼データベースと比較して明らかな異常はみられない．黄斑マップ（❺）でも同様に，網膜内層厚（神経線維層＋神経節細胞層＋内網状層）は，正常眼データベースでもデビエーションマップで

> **Subnote**
>
> **laminar dot sign**
> 陥凹底を通して篩板孔が透見できれば，陥凹が深いことを示唆する．ただし，この所見はあくまでも陥凹が深いことを示唆する所見で，緑内障に特異的な所見ではない．生理的な陥凹でも時に観察される．

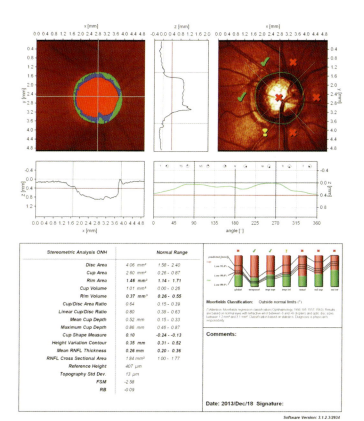

❸ Heidelberg retina tomograph（HRT）II．linear cup/disc ratio は 0.80 と大きい．乳頭面積（disc area）も，4.06 mm² と大きい．

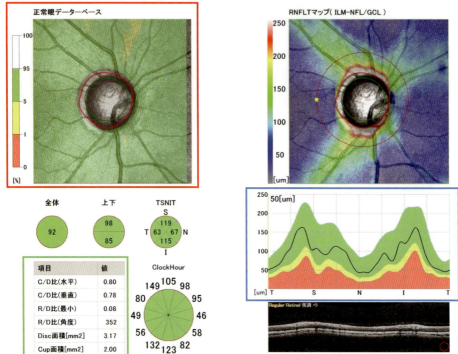

❹ RS-3000 advance（ニデック）による乳頭マップ（乳頭周囲6×6mmの範囲を512×128で撮影）のプリントアウト．乳頭周囲の網膜神経線維層厚のマップ（赤枠内）でも，TSNITグラフ（青枠内）でも異常はみられない．乳頭のパラメータ（緑枠内）では，C/D比（垂直）は0.78である．

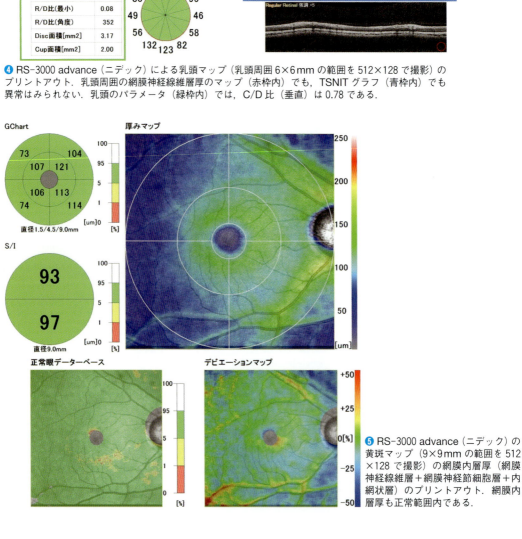

❺ RS-3000 advance（ニデック）の黄斑マップ（9×9mmの範囲を512×128で撮影）の網膜内層厚（網膜神経線維層＋網膜神経節細胞層＋内網状層）のプリントアウト．網膜内層厚も正常範囲内である．

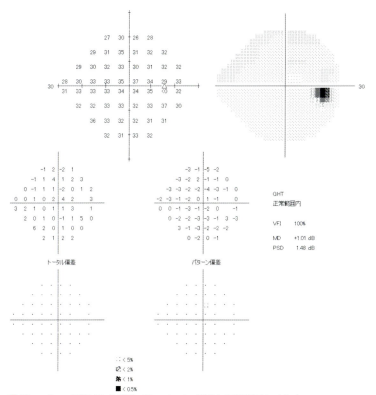

❻ Humphrey 視野 24-2 SITA-Standard. 視野も正常範囲内である.

も正常範囲内で，明らかな菲薄化部位はない．
Humphrey 視野計測：視野にも異常はみられなかった（❻）．

解説　視神経乳頭陥凹を定量化し評価する場合は，陥凹乳頭径比（cup-to-disc ratio；C/D 比）が用いられる[1]．緑内障の評価では，通常，垂直 C/D 比が用いられる．垂直 C/D 比は，視神経乳頭陥凹の最大垂直径と最大垂直視神経乳頭径との比と定義されている．正常眼では，多くの場合 C/D 比は 0.3 以内であり，0.7 を超えるものは全体の 1〜2％ とされている．しかし，立体視を用いて行われた評価では，平均 0.4 で，0.7 以上は 5％ であったと報告されている[1]．

乳頭陥凹は，大きな視神経乳頭では過大評価され，小さな視神経乳頭では過小評価されやすい（❼）．したがって，乳頭陥凹を評価する際には，乳頭サイズを念頭におく必要がある．乳頭サイズを考慮する際に，HRT II や OCT などの画像解析装置による乳頭面積の値は，大変参考になる．HRT II を用いた多治見スタディでは，日本人の視神経乳頭の平均面積は，$2.06±0.41\,mm^2$ と報告されている[2]．しかし，乳頭面積などの情報がない場合も多い．そのような場合，乳頭黄斑距離/乳頭径比（disc-to-macula distance/disc diameter

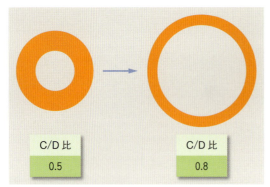

❼ 乳頭面積と C/D 比の関係．リム面積が同じ場合，C/D 比 0.5 の乳頭の乳頭面積が 2 倍になると C/D 比は 0.8 になる．大きな視神経乳頭では，リム面積が正常範囲内でも C/D 比が大きくなり，乳頭陥凹を過大評価しやすい．一方，小乳頭では生理的な乳頭陥凹が小さくなり，緑内障が見逃されやすい．

ratio；DM/DD 比)[1]が非常に有用な情報を与えてくれる．乳頭中心から中心窩までの距離（DM）は一定とされているので，視神経乳頭径（DD）と DM の比をとることにより，大まかな乳頭の大きさを知ることができる．通常この比は，2.4〜3.0 とされているので，大まかに，乳頭が DM の間に 2 個入らなければ，乳頭はかなり大きく，逆に 3 個以上入るようであれば，乳頭は小さいと判断できる．大きな視神経乳頭では，乳頭径に注意を払うとともに，陥凹の大きさよりも，むしろリムの厚みや網膜神経線維層欠損の有無に注目する．逆に，小乳頭は緑内障を見逃しやすいので，網膜神経線維層欠損がないか，ていねいに観察するとともに，可能であれば OCT などの画像検査を併用することが望ましい．

ポイント：視神経乳頭陥凹を評価する場合は，乳頭の大きさに注意する必要がある．

（大久保真司）

〈文献〉
1) 日本緑内障学会緑内障診療ガイドライン作成委員会：緑内障診療ガイドライン（第 4 版）．日本眼科学会雑誌 2018；122：5-53.
2) Abe H, et al：Laser scanning tomography of optic discs of normal Japanese population in a population-based setting. Ophthalmology 2009；116：223-230.

所見，症状／網膜神経線維層欠損
検診で網膜神経線維層欠損を指摘され受診した症例

症例 40歳，女性．最近初めて受けた眼科検診で異常を指摘された．

主訴 検診でNFLD（nerve fiber layer defect；網膜神経線維層欠損）を指摘．

既往歴 特記すべきものなし．

初診時所見 視力：RV＝（1.2×S−3.0D），LV＝（1.2×S−3.5D）．眼圧：右眼18mmHg，左眼16mmHg．右眼の耳上側，左眼の耳下側にNFLDを認め，視神経乳頭辺縁部はNFLDと対応する部分に菲薄化を認めた（❶）．

検査 中心角膜厚は右眼470μm，左眼475μm．隅角は正常開放隅角．OCT所見は，NFL解析，GCC（ganglion cell complex）解析ともに，NFLDに一致する部位に菲薄化を認めた（❷）．静的自動視野検査では，右眼は固視点下方から鼻側にかけて，左眼は固視点上方を中心に感度低下を認めた（❸）．これらの臨床所見からは両眼の緑内障性視神経症（glaucomatous optic neuropathy；GON）が疑われた．

治療，経過 ベースライン眼圧を測定したところ，右眼は17～19mmHg，左眼は16～18mmHgであり，初期の正常眼圧緑内障と診断した．比較的若年の女性であり，かつ眼圧レベルも高く，さらに中心

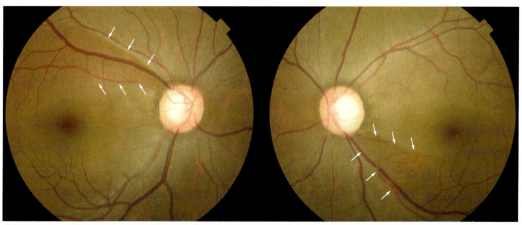

❶ 眼底所見．右眼（左図）は耳上側，左眼（右図）は耳下側にNFLD（矢印）を認める．

242　3. 診療編

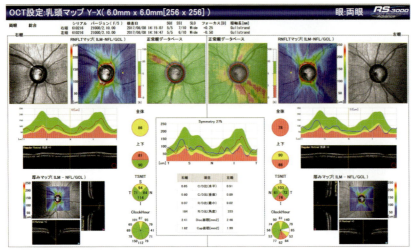

a. NFL解析

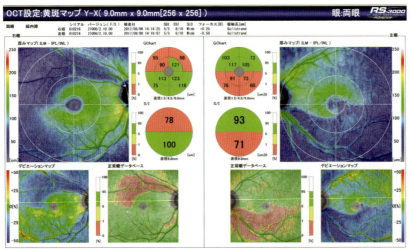

b. GCC解析

❷ OCT所見．NFL，GCCともにNFLDに対応する菲薄化を認める．

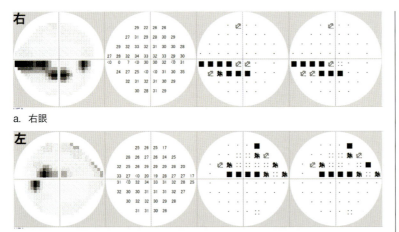

a. 右眼

b. 左眼

❸ 静的自動視野所見．右眼は固視点下方から鼻側にかけて，左眼は固視点上方を中心に感度低下を認める．

所見，症状／網膜神経線維層欠損　243

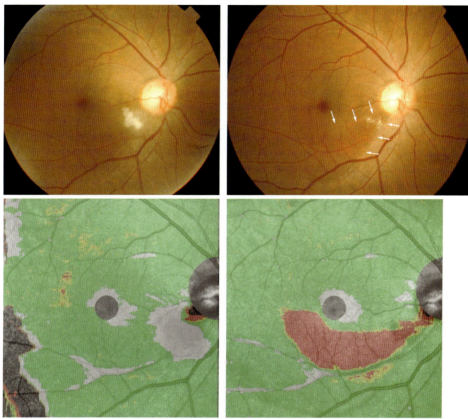

a. 高血圧治療前　　　　　　　　　　　　　b. 高血圧治療2か月後

❹ 高血圧治療前後の高血圧網膜症の所見（下段はGCC解析）．治療開始2か月後には，軟性白斑はほぼ消退しているが，同部にNFLD（矢印）が生じ，GCCの菲薄化も認める．

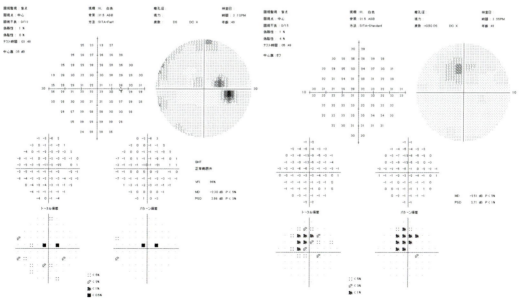

a. 中心30-2　　　　　　　　　　　　　　　b. 中心10-2

❺ ❹の症例の視野所見．中心30-2，10-2ともに固視点上方の感度低下を認める．

244　3. 診療編

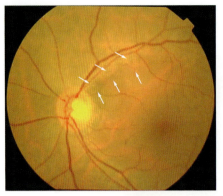

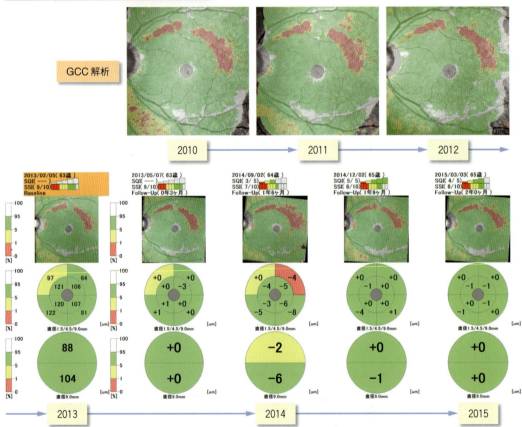

❻ 無治療でも拡大しない NFLD. NFLD（矢印）に一致する GCC 菲薄化を認めるが，菲薄化の進行や拡大を認めていない．後の問診で悪性高血圧の既往が明らかになった．

角膜厚も薄いなど，進行のリスクファクターを複数有していることから治療開始が妥当と判断された．その後，両眼にプロスタグランジン関連薬の点眼を開始したところ，右眼は 13〜15 mmHg，左眼は 12〜14 mmHg でコントロールされ，3 年間の経過では進行は認められていない．

解説　本症例のように眼底に NFLD を認める場合，まず GON が

疑われるが，GON 以外にも NFLD を生じる疾患があることを忘れてはならない．

❹は右眼の耳下側に比較的大きい軟性白斑を生じた高血圧網膜症の治療前後の網膜所見と GCC 解析マップである．高血圧治療を開始して 2 か月後には，軟性白斑はほぼ消退しているが，対応するエリアに NFLD が生じ，同部位の GCC の菲薄化も認める．また静的視野検査においても，GCC の菲薄部に対応する固視点上方の感度低下を認めている（❺）．高血圧治療後の眼底，視野所見は GON と似通っており，このような症例が将来 GON と誤認される可能性は否定できない．

実際に❻は，左眼の耳上側に NFLD を認め，初期の GON と診断され無治療でフォローされていた症例である．しかし，5 年間の経過で菲薄部の深化や拡大が認められなかったことより，改めて問診したところ悪性高血圧の既往が判明した．

軟性白斑後に NFLD を生じる機序としては，同部位で神経栄養因子の軸索輸送が障害されることで網膜神経節細胞死を生じるためとされている[1]．

したがって，眼底に NFLD を認めたとき，短絡的に GON と診断するのではなく，眼底に軟性白斑を生じる可能性がある，糖尿病網膜症，インターフェロン網膜症，腎性網膜症や，貧血・白血病などの血液疾患，および全身性エリテマトーデスなどの膠原病の既往をチェックすることは重要と考える．

（溝上志朗）

〔文献〕
1）Chui TY, et al：The mechanisms of vision loss associated with a cotton wool spot. Vision Res 2009；49：2826-2834.

所見，症状／乳頭出血
頻発する乳頭出血がみられ，視野障害がゆっくり進行した症例

症例 初診時52歳，男性．人間ドックにて左眼に緑内障疑いの検査結果をもらい，精査のため受診．

家族歴 母，姉が正常眼圧緑内障（normal tension glaucoma；NTG）にて点眼治療中．

初診時所見 視力：LV＝0.2（1.5×S－3.25D）．ベースライン眼圧：L＝16.4mmHg．眼軸長：左眼25.79mm．中心角膜厚：左眼499μm．

検査 静的視野検査（左眼）：MD－1.19dB，PSD 2.41dB．視神経乳頭：上耳側リム菲薄あり，乳頭出血なし．

眼底：網膜神経線維層欠損（nerve fiber layer defect；NFLD）あり．

治療 初診時以降，緑内障性視野障害の進行を認めなかったので無治療で経過観察していたが，乳頭出血（disc hemorrhage；DH）の出現が頻発し，視野障害は徐々に増悪したため，初診5年後からプロスタグランジン（prostaglandin；PG）点眼にて眼圧下降治療を開始，初診6年後にPG/β遮断薬配合点眼薬に変更，その半年後にPG＋β遮断薬/炭酸脱水酵素阻害薬配合点眼薬に変更，初診10年後にα₂刺激薬追加．その後，白内障による視力障害も出現し，初診12年後に白内障手術＋iStent®挿入を施行した．

経過 初診2年前の当院での人間ドック受診時の眼底写真では，明らかな緑内障性の視神経乳頭変化はないが，上耳側にDHを認めた．その後の経過観察中も，上耳側では初診1年後，3年後，7.5年後，8年後，9年後，12年後にDHを認め，下耳側では初診8年後，9年後，10年後，12年後にDHを認めた（❶）．初診2年前の当院での人間ドック受診時の眼底写真にはNFLDは認めないが，初診時には細い楔状NFLDを上耳側に認め，徐々に黄斑側および反対側に拡大してきた．下耳側は初診10年後に初めて細いNFLDを検出した（❷）．光干渉断層計による黄斑部網膜内層解析にてganglion cell complexの菲薄化領域が，初診7年後と比べて初診12年後には上方の領域が黄斑側に拡大していることがわかる（❸）．

静的視野は，初診時には下鼻側階段を認め，感度低下領域は徐々にBjerrum領域に拡大してきた．上方の視野の感度低下は現時点で

> **Subnote**
>
> MD：mean deviation（平均偏差）
> PSD：pattern standard deviation（パターン標準偏差）

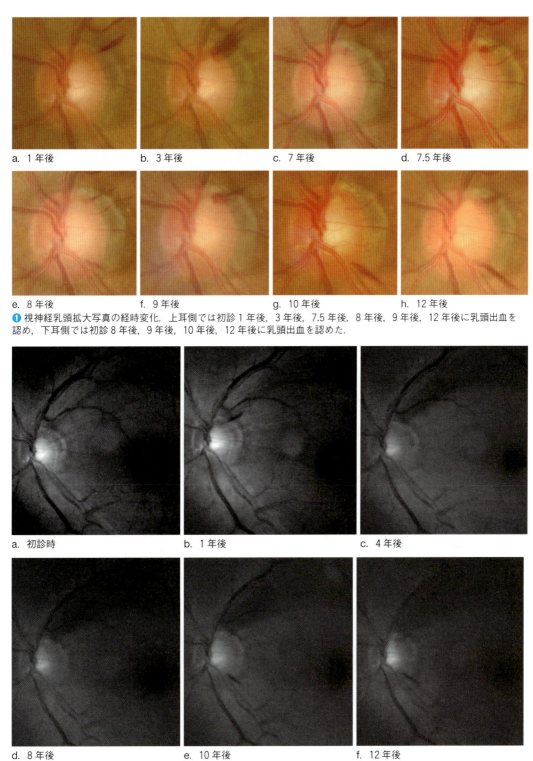

a. 1年後　　b. 3年後　　c. 7年後　　d. 7.5年後

e. 8年後　　f. 9年後　　g. 10年後　　h. 12年後

❶ 視神経乳頭拡大写真の経時変化．上耳側では初診1年後，3年後，7.5年後，8年後，9年後，12年後に乳頭出血を認め，下耳側では初診8年後，9年後，10年後，12年後に乳頭出血を認めた．

a. 初診時　　b. 1年後　　c. 4年後

d. 8年後　　e. 10年後　　f. 12年後

❷ 白黒眼底写真の経時変化．初診2年前の当院での人間ドック受診時の眼底写真には網膜神経線維層欠損は認めないが，初診時には細い楔状網膜神経線維層欠損を上耳側に認め，徐々に黄斑側および反対側に拡大してきた．下耳側は，初診10年後に初めて細い網膜神経線維層欠損を検出した．

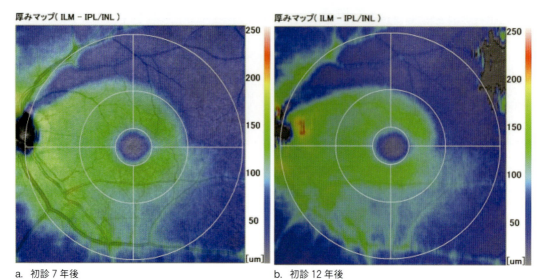

a. 初診 7 年後　　　　　　　　　　　　　　b. 初診 12 年後

❸ 光干渉断層計による経時変化．光干渉断層計による黄斑部網膜内層解析にて ganglion cell complex の菲薄化領域が，初診 7 年後と比べて初診 12 年後には上方の領域が黄斑側に拡大していることがわかる．

は認めない（❹）．

解説

乳頭出血の頻度と自然経過：DH は緑内障性変化をもつ視神経乳頭にかなり特異的に生じ[1]，健常者ではまれで（0〜0.21％），特に反復してみられた場合には病的意義が高い．DH の頻度は NTG のほうが，狭義の原発開放隅角緑内障より有意に高率（20.5％ vs 4.0％）であり，閉塞隅角緑内障症例でも散見される[2]．出血部の先端は通常リムの表層にあり，網膜表層を網膜神経線維に沿って乳頭より遠位方向へ線状で火炎状に出現する．初診時に限局的な楔状の NFLD を認め，MD≧−12 dB の中期までの NTG を平均 8.2 年間経過観察した自験例では，経過中に 41.2％ の症例で DH を認めた．DH の自然経過は 9 割が 4 週間以上持続（持続時間 2〜35 週）し，半数以上に再発するとされている[2]．どの症例が進行し，どの症例が進行しにくいかを鑑別するのに DH は便利で信頼性の高い指標と考えられるが，ある程度，長期間経過観察しなければ DH をきたさない症例も多い．経過観察を開始して少なくとも 1 年間にわたり DH が出現していない症例は，将来，DH をきたす可能性が低いとされているが，筆者は 10 年間観察してその間には DH を確認できなかったが 11 年目に初めて DH を確認したという症例も経験している．リムの切痕部や NFLD の存在する部と一致して出現しやすく，DH の約 80％ は NFLD 部に一致するか，その近傍に観察される[3]．浅層網膜血管網が残存している NFLD 部は，それに一致して出血が生じ，NFLD 部

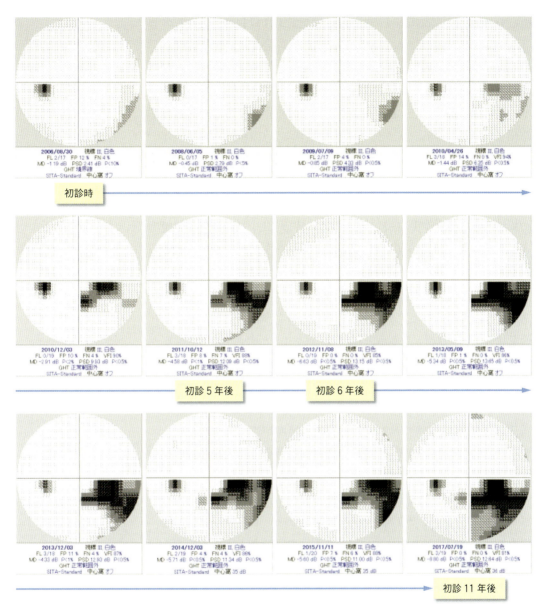

❹ 静的視野の経時変化．静的視野は，初診時には下鼻側階段を認め，感度低下領域が徐々に Bjerrum 領域に拡大してきた．上方の視野の感度低下は現時点では認めない．

が健常網膜側に拡大する際には，拡大する部位の浅層網膜血管網が脱落する過程において出血するのではないかと考えられる．DH は病状が初期や中期の症例では高頻度に観察され，病状が後期へと進行するにつれ，頻度は低下することが多い．DH を繰り返していくうちに緑内障の病期が進行し，後期ではすでに視神経乳頭の篩状板前面の毛細血管網は障害されつくしているために DH のみられる頻度が低い可能性がある．

正常眼圧緑内障進行の危険因子としての DH の重要性：Collabora-

tive Normal-Tension Glaucoma Study[4]では，DH は視野障害進行の
リスク比が 2.72 倍とされる．また，別報では，NTG（平均 67.3 か
月観察）の視野の累積 5 年生存率が，DH 群では有意に低率であり
（非 DH 群 89％ vs DH 群 40％）[5]，2 回以上 DH をきたした症例はす
べて視野障害が進行し，DH を伴う進行症例の約 2/3 で DH の出現
部位と視野障害進行部位が関連するとされる．これらの報告から，
特に NTG の病態を考えるうえで DH は重要な所見であるといえる．

　光干渉断層計にて経時的な変化を観察した報告では，片眼のみに
DH が出現した症例の 90.6％ で DH が出現した部位の 1 clock 以内
の網膜神経線維層が平均 38.8 か月の間に菲薄化し，DH はそれが観
察された段階でリムの切痕や NFLD の出現や拡大が示唆されるも
のと考えてよい．

　また，視野検査結果を Garway-Heath mapping により 6 つのセク
タに分け，それに対応するように視神経も 6 分割して，DH 前後で
の変化について検討した報告では，DH をきたしたセクタに相当する
部位は DH の前後で−2.0±1.0 dB/年 vs −3.7±3.6 dB/年（$p<0.01$）
と，DH 後に視野障害進行速度が急峻になり，最も視野障害進行の
速いセクタでは将来の DH の出現を 85％ の確率で予想し，DH の出
現部位は 92％ の確率で最も視野障害進行速度が速いセクタとなっ
ていた．このように DH は NTG における進行の危険因子として最
も際立っている[6]が，臨床的には多くの DH は診察時に見逃されて
いるので，定期的に広角眼底写真（無散瞳でも可）やステレオ乳頭
写真を撮影して DH の有無を確認すべきである．DH を確認したら
治療方針を強化すべきか議論の分かれるところである．点眼による
眼圧下降治療[7]や手術による眼圧下降で DH の出現頻度が減少する
ことが報告されている[8]．また，DH を認める NTG における視野障
害の進行は，DH を認めない NTG 眼より有意に速いこと[2]，DH の
出現位置と視野欠損進行の領域に強い相関が認められていること[5]，DH の出現方向に NFLD は拡大しながら悪化すること[9]など
から，緑内障の進行評価のための検査を通常より頻回に行うか，治
療を強化することなどが必要であると考える．

　DH の出現機序については，篩状板が後方へ変形し，乳頭陥凹拡
大と乳頭リムの消失の過程で神経線維が消失するなかで，radial
peripapillary capillary の毛細血管網が篩状板前部で後方へ引き伸ば
されて，牽引による血管内皮細胞の接着の離開によって DH が生じ
るとする考え方もあるが，いまだ明らかにはなっていない．このよ

うに発現機序が明確でない DH であるが，いずれにせよ DH は緑内障性視神経症の発症の原因ではなく，出血部位で視神経線維束の障害メカニズムがアクティブに作動していることを示すサインであろう[10].

（新田耕治）

（文献）
1) Drance SM, et al：The importance of disk hemorrhage in the prognosis of chronic open-angle glaucoma. Arch Ophthalmol 1977；95：226-228.
2) Kitazawa Y, et al：Optic disc hemorrhage in low-tension glaucoma. Ophthalmology 1986；93：853-857.
3) Sugiyama K, et al：Localized wedge-shaped defects of retinal nerve fiber layer and disc hemorrhage in glaucoma. Ophthalmology 1999；106：1762-1767.
4) Collaborative Normal-Tension Glaucoma Study Group：Comparison of glaucomatous progression between untreated patients with normal-tension glaucoma and patients with therapeutically reduced intraocular pressures. Am J Ophthalmol 1998；126：487-497.
5) Ishida K, et al：Disk hemorrhage is a significantly negative prognostic factor in normal-tension glaucoma. Am J Ophthalmol 2000；129：707-714.
6) Ernest PJ, et al：An evidence-based review of prognostic factors for glaucomatous visual field progression. Ophthalmology 2013；120：512-519.
7) Budenz DL, et al：Ocular Hypertension Treatment Study Group：Thirteen-Year Follow-up of Optic Disc Hemorrhages in the Ocular Hypertension Treatment Study. Am J Ophthalmol 2016；174：126-133.
8) Miyake T, et al：Incidence of disc hemorrhages in open-angle glaucoma before and after trabeculectomy. J Glaucoma 2006；15：164-171.
9) Nitta K, et al：Does the enlargement of retinal nerve fiber layer defects relate to disc hemorrhage or progress visual field loss in normal-tension glaucoma? J Glaucoma 2011；20：189-195.
10) 岩田和雄：緑内障の乳頭出血の魅力と数ミクロンの謎．日本の眼科 2017；88：773-775.

所見，症状／乳頭所見と視野所見の不一致
視神経乳頭陥凹拡大はあるが視野障害のみられない前視野緑内障の症例

症例 56歳，女性．16年前にコンタクトレンズ作製のため近医眼科を受診し，視神経乳頭陥凹拡大を指摘され，精査加療目的にて神戸大学医学部附属病院眼科を紹介初診となった．

主訴 精査加療目的．

既往歴 特記事項なし．

初診時所見 視力は右眼 0.2(1.2×S−4.5D)，左眼 0.2(1.2×S−4.5D)．眼圧は両眼ともに 18 mmHg．前房は正常深度で水様透明であった．中心角膜厚は右眼 536 μm，左眼 540 μm．中間透光体には異常なく，眼底検査では両眼の視神経乳頭陥凹拡大，左眼は乳頭耳下側に網膜神経線維層欠損を認める（❶）．

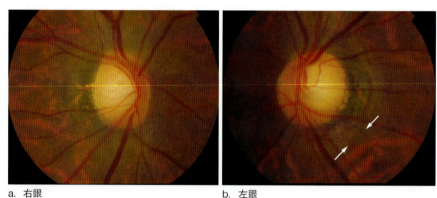

a. 右眼　　　　　　　　　　b. 左眼
❶ 眼底写真．両眼の乳頭陥凹拡大を認め，左眼は下方に網膜神経線維層欠損を認める（矢印間）．

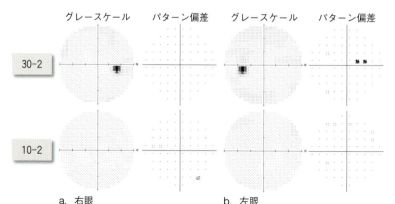

a. 右眼　　　　　　　　　　b. 左眼
❷ Humphrey 静的視野検査．両眼ともに中心 30-2，10-2 にて異常を認めない．

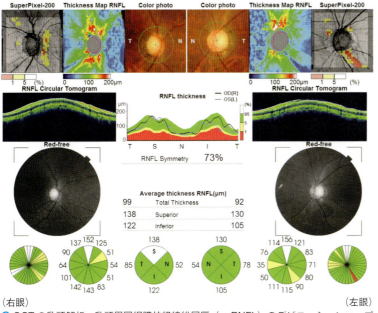

❸ OCTの乳頭解析．乳頭周囲網膜神経線維層厚（cpRNFL）のデビエーションマップでは，耳下側にNFLの菲薄化がみられる．

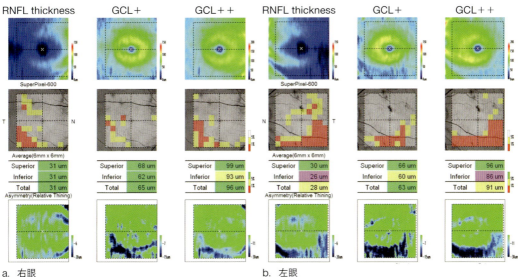

a．右眼　　　　　　　　　　　　　　b．左眼

❹ OCTの黄斑部解析．両眼ともに下方網膜に各種層厚の菲薄化がみられる．
GCL＋：GCL＋IPL，GCL＋＋：GCL＋IPL＋NFL
GCL：ganglion cell layer（網膜神経節細胞層）
IPL：inner plexiform layer（内網状層）
NFL：nerve fiber layer（網膜神経線維層）

検査　Humphrey静的視野検査（Humphrey visual field analyzer；HFA）SITA-Standard中心30-2，10-2プログラムにて両眼ともに正常範囲内であった（❷）．光干渉断層計（optical coherence tomography；OCT）では，乳頭周囲網膜神経線維層厚（cpRNFL）の解析にて，左眼の耳下側のRNFL（retinal nerve fiber layer）の菲薄化を

254　3. 診療編

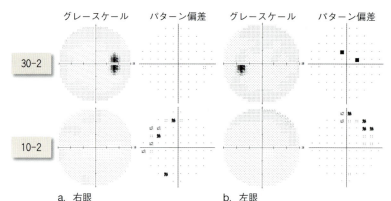

　　　　　　a.　右眼　　　　　　　　　b.　左眼

❺ 経過中の Humphrey 静的視野検査. 初診より 7 年経過した時点で, 中心 10-2 にて上半視野に感度低下を認める.

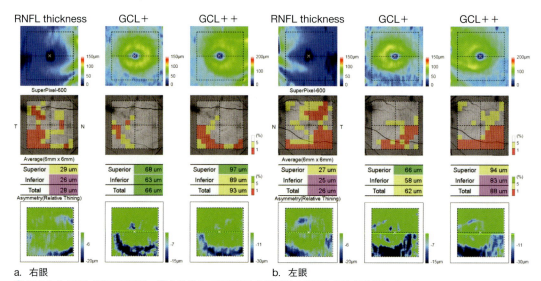

a.　右眼　　　　　　　　　　　　　　　b.　左眼

❻ 経過中の OCT の黄斑部解析. ❹ と比較して黄斑部の各種層厚の菲薄化は拡大進行している.

認め（❸）, 両眼ともに黄斑部下方の網膜神経節細胞複合体（ganglion cell complex；GCC）の菲薄化を認めた（❹）.

[治療, 経過]　HFA にて, 視野は正常であるが, 明らかに視神経乳頭陥凹拡大, 網膜神経線維層欠損を認めたため, 両眼ともに前視野緑内障を疑い, 点眼加療せず外来にて経過観察を行った. 初回 3 回の外来での眼圧測定値は, 右眼が 18, 19, 18 mmHg, 左眼が 18, 19, 19 mmHg であった. しかしながら, 初診時より 7 年経過した時点での中心 30-2 プログラムは正常範囲であったが, 中心 10-2 プログラムにて両眼の上方視野に感度低下を認めた（❺）. キサラタン®点眼両眼 1 日 1 回を開始し, 両眼圧は 13 ～ 15 mmHg まで低下し, 経過観察を行っていたが, 黄斑部 GCC の菲薄化が両眼ともに進行している（❻）.

[解説]　本症例は, 前医にて視神経乳頭陥凹拡大を指摘され, HFA

では異常を認めなかったが，OCTにてNFL，GCCの菲薄化がみられた．緑内障性乳頭構造変化を認めたが，HFAにて機能障害が検出されなかった前視野緑内障の一例である．緑内障の進行において，視野障害が検出される時期には，既に網膜神経節細胞の50％以上が消失していることが知られている[1]．『緑内障診療ガイドライン（第4版）』では，前視野緑内障とは，"眼底検査において緑内障性視神経乳頭所見や網膜神経線維層欠損などの緑内障を示唆する異常がありながらも通常の自動静的視野検査（Standard automated perimetry；SAP）で視野欠損を認めない状態"と定義されている．通常のSAPとは，HFA中心24-2あるいは30-2プログラムに該当し，緑内障性視野異常の有無については，初期緑内障の診断基準である，Anderson and Patella基準に該当するか否かで判断される．ただ，中心24-2，30-2では，刺激視標配置が6°間隔で，中心10°は4ポイントのみで評価しているため，単純に軽微な視野変化を検出できていない可能性がある．本症例は，初診時は左眼の前視野緑内障の状態であり，外来での経過観察中に，両眼の中心10-2プログラムにて視野障害を検出し始めたため，前視野緑内障の視野障害進行と判断し，単剤での点眼加療を開始した．以降，中心30-2でも緑内障性視野変化が検出され始め，緑内障性視野障害が顕性化し，早期緑内障に進行したと思われる．

初期診断における眼底検査の注意点：緑内障診断において，眼底検査による視神経乳頭，網膜神経線維層の観察が大切であることはうまでもないが，近年のOCTの技術進歩によりcpRNFL，黄斑部GCCを詳細に解析することが可能となり，前視野緑内障の診断に重要な検査となっている．前視野緑内障や早期緑内障の軽症例でのNFLD（retinal nerve fiber layer defect；網膜神経線維層欠損）の特徴は，幅が狭く菲薄化するのみであり，cpRNFL解析の従来のセクター解析では周囲の正常なNFL厚と平均化され，異常が検出できない場合があり，TSNITグラフや乳頭周囲網膜神経線維層厚マップのほうが異常を検出しやすい場合がある．一方，黄斑部には網膜神経節細胞の50％が分布し，GCCの余剰性から健常者とのオーバーラップも注意しなければならないが，変動幅が大きく変化がとらえやすく，また，乳頭形態変化の強い近視眼には，cpRNFL解析よりGCCのほうが前視野緑内障の診断に有用な場合がある．Tanらの前視野緑内障におけるGCC厚についての報告では，健常者の平均94.8±7.5μmに対し，前視野緑内障が87.0±9.3μm，視野障害期緑

内障が 79.4±10.47 μm と，すでに前視野緑内障では正常眼より有意な菲薄化が生じている．また，Nakano らは，正常眼および前視野緑内障眼を対象に Spectralis® を用いて，黄斑部網膜内層の網膜神経節細胞層（ganglion cell layer；GCL）のセグメンテーションを行い，GCL 厚の評価を行っている．その結果，正常眼であれば，GCL 厚は上下で対象性が保たれているのに対し，前視野緑内障眼では，細い NFLD に一致して黄斑部の GCL 厚の菲薄化がみられ，網膜の正常な上下対象性が失われていることを報告している[2]．前視野緑内障の OCT による神経線維層厚の評価は，乳頭周囲，黄斑の両者を注意深く評価することが大切と思われる．

初期診断における視野検査の注意点：前視野緑内障における視野異常の検出，進行を評価するには，中心 10-2 プログラムを併用することも黄斑部 RGC（retinal ganglion cell；網膜神経節細胞）の障害を評価するうえで重要と思われる．Traynis らは，緑内障性視神経乳頭変化をきたし，中心 24-2 プログラムにて異常を認めなかった glaucoma suspects 症例の 16%（13/83 眼）は中心 10-2 にて異常を認め，障害パターンは弓状型 68%，広範型 8%，その他 25% と報告している[3]．また，多施設前向き研究において，半視野に限局した連続 3 点の異常点を基準としたクラスター解析を用いて，中心 24-2 にて視野異常を認めなかった glaucoma suspects 症例の 39.5%（79/200 眼）に中心 10-2 にて異常を認めることも報告されている[4]．Grillo らは，さらに中心 10-2 の視野異常部位と OCT の GCL+IPL，NFL の菲薄化の位置を重ね合わせ，黄斑障害の有無を決定した後，この黄斑障害が中心 24-2 でどの程度反映されるか否かを検討している．中心 24-2 プログラムにて MD が −6 dB 以上の 141 例の glaucoma suspects および早期緑内障患者のなかで，黄斑障害を認めたものは 59 例あり，そのうち中心 24-2 の MD，PSD，GHT などのパラメータが一つ以上検出されなかったものは，51%（31 眼）であった．すべてのパラメータが検出されなかったものは 9.6%（3 眼）であった．各パラメータにおける黄斑障害の感度は 66〜88% であり，中心 24-2 では黄斑障害を一定数検出できないと報告している[5]．これらの報告からも，中心 24-2（30-2 も同様に）だけでは，より早期の視野異常を検出するには限界があり，見逃す可能性がある．

　中心 10° の視野に相当する神経線維は，乳頭黄斑線維，上半・下半弓状線維で構成されており，中心 10° に限局して異常をきたす可能性のある疾患としては，黄斑部の陳旧性網膜血管閉塞による網膜

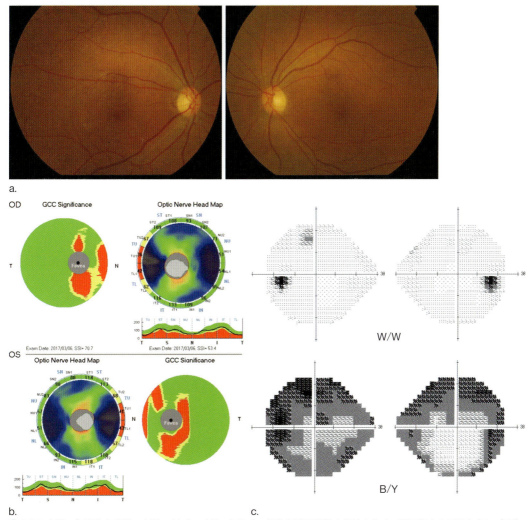

❼ DOA 症例の各種検査所見．症例は 23 歳，女性．8 歳時に視神経乳頭萎縮を指摘された．矯正視力は両眼ともに（0.7）．
a. 眼底検査では乳頭耳側のリムの蒼白化がみられる．
b. OCT の乳頭，黄斑部解析では，乳頭耳側の神経線維層の菲薄化と黄斑部の GCC の菲薄化がみられる．
c. Humphrey 静的視野検査では，White-on-White 中心 24-2 では異常を認めないが，Blue-on-Yellow 中心 24-2 では，びまん性の感度低下がみられた．

神経線維層欠損，エタンブトール塩酸塩などの中毒性視神経症，Leber 遺伝性視神経症，常染色体優性視神経萎縮（dominant optic atrophy；DOA）などの遺伝性視神経症が挙げられる．なかでも，常染色体優性視神経萎縮の場合，重症例では乳頭全体の萎縮を認めるが，軽症例では，緑内障類似の陥凹拡大や耳側辺縁部の蒼白化がみられ，緑内障との鑑別が必要な場合がある．また，軽症例では，HFA 中心 30-2 プログラムにて異常が検出されない場合，中心 10-2 や Blue-on-Yellow 検査にて中心暗点が検出されることがある（❼）．

点眼加療開始の判断：『緑内障診療ガイドライン（第 4 版）』には，前視野緑内障の治療方針として，"原則的には無治療で慎重に経過観

察する．しかしながら，高眼圧や，強度近視，緑内障家族歴など緑内障発症の危険因子を有している場合や，特殊あるいはより精密な視野検査や眼底三次元画像解析装置により異常が検出される場合には，必要最小限の治療を開始することを考慮する”とされている．前視野緑内障は緑内障という疾患の一時期であるため，自然経過では視野障害は徐々に進行するリスクがあり，まずは慎重に経過観察を行うことは大切と思われる．また，自覚症状がなく，一生続くかもしれない点眼加療を十分に理解するのは困難であるため，開始前には，患者の視機能，点眼効果，副作用，経済的負担などを十分に説明し，患者が理解したうえで，点眼加療の開始を決めることが非常に重要と考える．具体的には，経過観察中に，視神経乳頭観察やOCTによる乳頭，黄斑解析で悪化を認めたり，緑内障性視野変化が明らかであったり，視神経障害を引き起こしそうな高眼圧のいずれかで治療開始を考慮する．また，早期緑内障への危険因子をもっていれば積極的に治療開始を考慮する．危険因子には，高眼圧，高齢，緑内障家族歴，2型糖尿病，近視，低眼灌流圧，低収縮期・拡張期血圧，薄い中心角膜厚，乳頭出血，大きなC/D比，高いPSD（pattern standard deviation）などがある．前視野緑内障進行をOCTにより予測する試みは多くなされているが，OCTの解析結果のみで点眼加療開始を判断するのは，データ評価上のさまざまな注意点があり避けるべきである．前視野緑内障の治療は，原発開放隅角緑内障の基本的な治療に準じて，目標眼圧を設定し，点眼による眼圧下降治療となる．ベースライン眼圧の状態にもよるが，初期緑内障の目標眼圧，眼圧下降率20〜30％を目標に，アドヒアランスを上げるためにも，眼圧下降効果を考慮して，プロスタグランジン関連薬，あるいは全身状態に問題なければβ遮断薬の単剤一回投与が望ましいと思われる．

（栗本拓治）

（文献）
1) Quigley HA, et al: Retinal ganglion cell atrophy correlated with automated perimetry in human eyes with glaucoma. Am J Ophthalmol 1989；107：453-464.
2) Nakano N, et al: Macular ganglion cell layer imaging in preperimetric glaucoma with speckle noise-reduced spectral domain optical coherence tomography. Ophthalmology 2011；118：2414-2426.
3) Traynis I, et al: Prevalence and nature of early glaucomatous defects in the central 10 degrees of the visual field. JAMA Ophthalmol 2014；132：291-297.
4) De Moraes CG, et al: 24-2 Visual Fields Miss Central Defects Shown on 10-2 Tests in Glaucoma Suspects, Ocular Hypertensives, and Early Glaucoma. Ophthalmology 2017；124：1449-1456.
5) Grillo LM, et al: The 24-2 Visual Field Test Misses Central Macular Damage Confirmed by the 10-2 Visual Field Test and Optical Coherence Tomography. Transl Vis Sci Technol 2016；5：15.

所見，症状／OCT 所見の評価
OCT 所見を鵜呑みにすると誤診してしまう可能性のある症例

症例 1　鼻側の菲薄化　56 歳，男性．人間ドックで実施した FDT（Frequency Doubling Technology）検査で異常を指摘され，外来初診．自覚症状はなし．

既往歴　特になし．

初診時所見　視力：LV ＝（1.2×S－7.5D ◯ C－0.75D Ax 160°）．眼圧：左眼 13 mmHg．

検査　静的視野検査（Humphrey SITA-Standard 24-2）および散

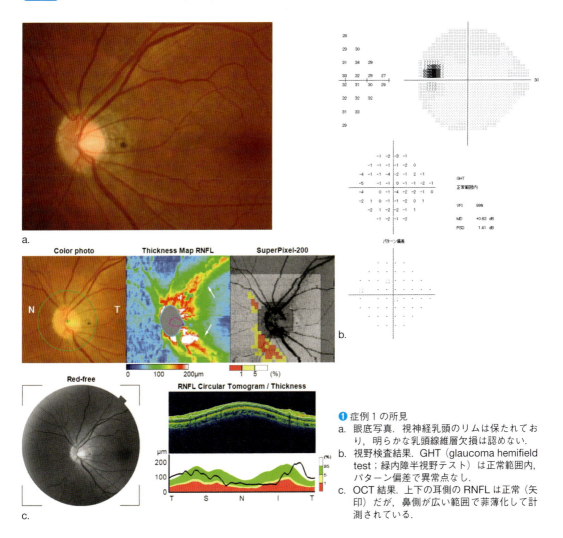

❶ 症例 1 の所見
a. 眼底写真．視神経乳頭のリムは保たれており，明らかな乳頭線維層欠損は認めない．
b. 視野検査結果．GHT（glaucoma hemifield test；緑内障半視野テスト）は正常範囲内，パターン偏差で異常点なし．
c. OCT 結果．上下の耳側の RNFL は正常（矢印）だが，鼻側が広い範囲で菲薄化して計測されている．

260 　3. 診療編

瞳下で眼底写真，OCT撮影施行（❶）．視野検査では正常範囲内だっ
たが，OCTで鼻側〜鼻下側にかけての網膜神経線維層（retinal nerve
fiber layer；RNFL）の菲薄化を認めた．

解説 　このような症例で，OCT所見だけをみると異常があるよう
に解釈してしまいがちだが，OCTでは鼻側のRNFLは撮影上の
artifactとして出やすいことに注意しなければならない．

　原則として緑内障性変化の有無は，上下の耳側のRNFLが最も厚
いところの変化（NFLD〈nerve fiber layer defect；網膜神経線維層
欠損〉が出現する部位と一致）に注目して判断する．ここに異常が
なく，鼻側だけが菲薄化している場合は病的意義がないことが多い．
この症例に関しては上下の耳側のRNFLは正常の厚みを保ってお
り，乳頭形状変化もなく，視野も正常なので，正常眼と診断した．

症例 2 　**白内障手術前後** [1,2] 　77歳，女性．数年前から視力低下を
自覚し，近医で白内障と緑内障を指摘されたため紹介受診．

既往歴 　特になし．

初診時所見 　視力：RV＝（0.6×0D◯C−2.25D Ax100°）．眼圧：
右眼15mmHg．

検査 　散瞳してOCT検査，白内障術後にOCT再検査（❷）．

解説 　術前のOCTでは上下の耳側のRNFL欠損（RNFLD）を疑
わせる所見を認めた．乳頭所見の判定は白内障で眼底透見が困難
だったため，評価しづらい状態であった．白内障術後に再度OCT撮
影したところ，上耳側の細いRNFLDを認めたものの，当初予見さ
れた進行した緑内障はないことが判明した．

　術前のOCTでは撮影画像の質が悪くimage qualityが16（この器
械では40以上が画質良好とされている）であることに注目する必要
がある．白内障の混濁でOCTの赤外線の透過性が落ちたことによ
り，信号強度が低下し，実際よりも薄くRNFLが測定されてしまっ
ている．信号強度とRNFL厚は反比例することが知られており，画
質が悪い場合は可能な限り画質改善に努めて再検査するよう心がけ
る．この症例では白内障手術を施行することによって，画質が改善
（image quality 46）して，本来のRNFL厚を測定することができた．

症例 3 　**黄斑上膜で黄斑部測定困難** [3] 　64歳，男性．人間ドックで
視神経乳頭陥凹拡大を指摘され，外来初診．自覚症状はなし．

既往歴 　特になし．

初診時所見 　視力：LV＝（1.2×S−1.25D◯C−0.5D Ax90°）．
眼圧：左眼13mmHg．

❷ 症例2の所見
a. 初診時前眼部写真. 皮質白内障を認める.
b. 初診時のOCT結果. 上下のNFLDを疑わせる菲薄化を認める.
c. 白内障術後のOCT. 初診時に認めた幅広いNFLD様所見はなく, 上耳側の細いNFLDのみ検出される.

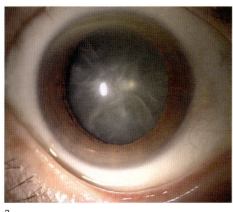

a.

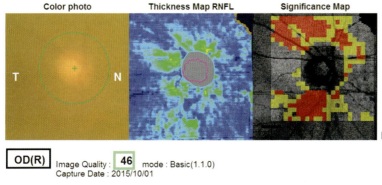

b.

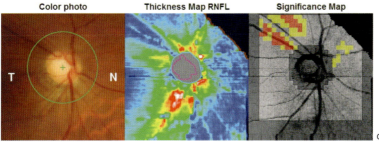

c.

検査 静的視野検査（Humphrey SITA-Standard 30-2）および散瞳下で眼底写真, OCT撮影施行（❸）. 視野検査は正常範囲内, 乳頭周囲のRNFLは鼻側の一部が画像が切れてしまったため薄く計測されているが, 上下の耳側のRNFL厚は保たれている. 黄斑部は菲薄化はないが, 中央の異常高値と上下差が検出されている.

解説 この症例は断層像を確認すると中心窩に黄斑上膜（epimacular membrane）が張っており, 網膜が肥厚していることがわかる. OCTの緑内障解析は緑内障以外の病気がないことを前提に行われているため, ほかの検査結果と一致しない結果が出た場合は眼底写

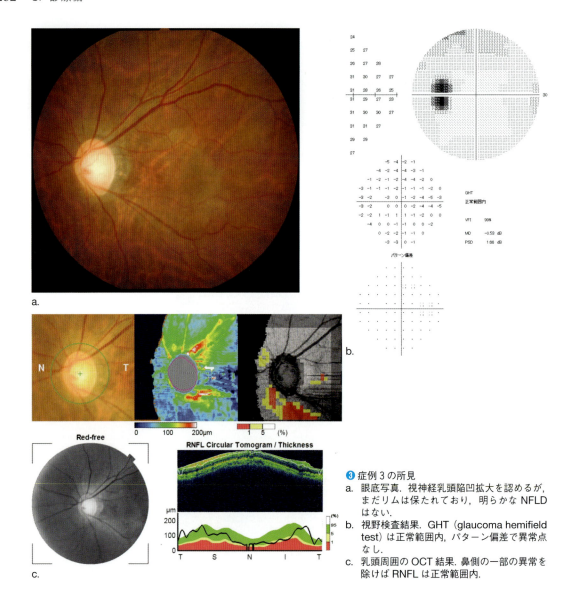

❸ 症例3の所見
a. 眼底写真．視神経乳頭陥凹拡大を認めるが，まだリムは保たれており，明らかな NFLD はない．
b. 視野検査結果．GHT（glaucoma hemifield test）は正常範囲内，パターン偏差で異常点なし．
c. 乳頭周囲の OCT 結果．鼻側の一部の異常を除けば RNFL は正常範囲内．

真および断層像をていねいに確認して，緑内障以外の疾患の有無に気をつける必要がある．

症例4 **先天性乳頭低形成**[4]　19歳，女性．コンタクトレンズ作製時に視神経乳頭陥凹拡大を指摘され，外来受診．自覚症状なし．

既往歴　特になし．

家族歴　母も緑内障を指摘されている．

初診時所見　視力：RV＝(1.2×S−8.0D◯C−2.0D Ax 180°)．眼圧：右眼 15 mmHg．

検査　静的視野検査（Humphrey SITA-Standard 30-2），Goldmann 動的視野検査および散瞳下で眼底写真，OCT 撮影施行（❹）．

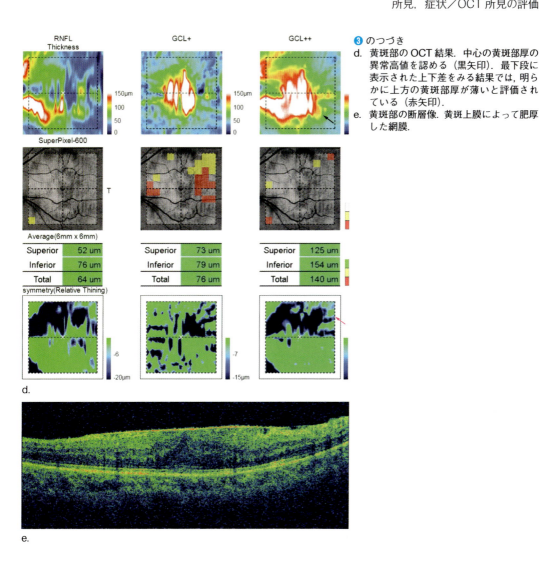

d. 黄斑部の OCT 結果．中心の黄斑部厚の異常高値を認める（黒矢印）．最下段に表示された上下差をみる結果では，明らかに上方の黄斑部厚が薄いと評価されている（赤矢印）．
e. 黄斑部の断層像．黄斑上膜によって肥厚した網膜．

静的・動的視野検査で鼻下側の周辺視野異常を認めた．視神経乳頭は上方に陥凹拡大しており，リムは保たれているが，上方が薄くなっている．OCT では上方の乳頭周囲 RNFL が菲薄化している．

解説 一見すると眼底所見，OCT 所見，視野所見が一致しているので，緑内障と診断してしまう症例だが，注意深く OCT 所見をみると RNFL の菲薄部位が通常の緑内障と異なり，上耳側ではなく乳頭の真上に位置していることに気づく．視野所見も緑内障とは異なり，最周辺部までに及ぶ視野欠損を示しており，先天的な乳頭低形成である SSOH（superior segmental optic hypoplasia；上方視神経乳頭部分低形成）が疑われる．SSOH は慢性の緑内障と異なり，進行しないといわれているので，すぐに点眼治療などを開始する必要はなく，定期診察をしながら経過観察となる．OCT 異常の部位にも

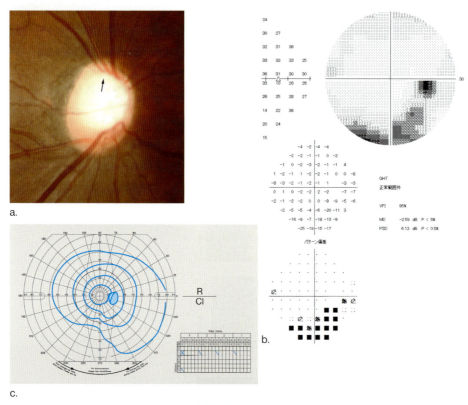

❹ 症例 4 の所見
a. 眼底写真．上方への視神経乳頭陥凹拡大を認める（矢印）．
b. 静的視野検査結果．下鼻側の視野感度低下を認める．
c. 動的視野検査結果．最周辺部で広がる下鼻側の感度低下を認める．
d. OCT 結果．乳頭の上方の RNFL 菲薄化（矢印）．

注意を払う必要があることを示唆する症例である．

（齋藤　瞳）

（文献）
1) Lee ES, et al：Effect of signal strength on reproducibility of peripapillary retinal nerve fiber layer thickness measurement and its classification by time-domain optical coherence tomography. Jpn J Ophthalmol 2010；54：414-422.
2) Cheng CS, et al：Comparison of the influence of cataract and pupil size on retinal nerve fibre layer thickness measurements with time-domain and spectral-domain optical coherence tomography. Clin Exp Ophthalmol 2011；39：215-221.
3) Alshareef RA, et al：Segmentation errors in macular ganglion cell analysis as determined by optical coherence tomography in eyes with macular pathology. Int J Retina Vitreous 2017；3：25.
4) Hayashi K, et al：Evaluation of optic nerve head configurations of superior segmental optic hypoplasia by spectral-domain optical coherence tomography. Br J Ophthalmol 2010；94：768-772.

所見，症状／高眼圧
学校健診を契機に高眼圧症を指摘された症例

症例　20歳，男性．学校健診で視力低下を指摘され近医を受診したところ，中等度の近視と両眼の高眼圧および視神経乳頭陥凹拡大を指摘された．

主訴　特になし．

既往歴，家族歴　特になし．

初診時所見　視力：RV＝0.15p（1.5×S−5.0D○C−0.25D Ax150°），LV＝0.08（1.5×S−4.5D○C−1.25D Ax180°）．眼圧：RT＝23 mmHg，LT＝23 mmHg．自覚症状はない．開放隅角で，検眼的な垂直方向の陥凹乳頭径比は右眼0.7，左眼0.6であり，明らかな網膜神経線維束欠損はなかった．

検査　中心角膜厚：右眼594 μm，左眼590 μm，OCT画像ではGCC（ganglion cell complex）厚が部分的に菲薄化していたが，乳頭周囲の網膜神経線維層厚は正常範囲で，垂直C/D比は右眼0.67，左眼0.61であった（**❶**）．Humphrey静的視野検査（30-2 SITA-Standard）は両眼とも正常範囲で，MD値は右眼−1.75 dB，左眼−3.00 dB，PSD値は右眼3.11 dB，左眼2.51 dBであった．

治療，経過　近医での初診時眼圧が非接触型眼圧計で両眼26 mmHgと高値であったため，ラタノプロスト点眼が処方されたが自己中断し，大学病院を受診した．その後は無点眼で経過観察され，転居のため当院に紹介された．無治療時の眼圧は，Goldmann圧平眼圧計で両眼とも16〜23 mmHg，非接触型眼圧計では右眼24〜27 mmHg，左眼22〜23 mmHgであった．

解説　本症例は若年の高眼圧症例で，検眼的に視神経乳頭陥凹拡大が疑われた．OCT画像では乳頭周囲の網膜神経線維層厚は正常範囲であり，GCC厚の菲薄化は近視性の変化と考えられ，明らかな緑内障性変化はないとみなすことができる．また，眼圧は測定法による解離があるものの，Goldmann圧平眼圧計では24 mmHg未満であり，さらに角膜厚が590 μm以上で正常より厚いことを考慮すると，実際は正常眼圧に近いであろう．今後の追加評価項目として，角膜のヒステリシスを測定することも大切である．高眼圧症におけ

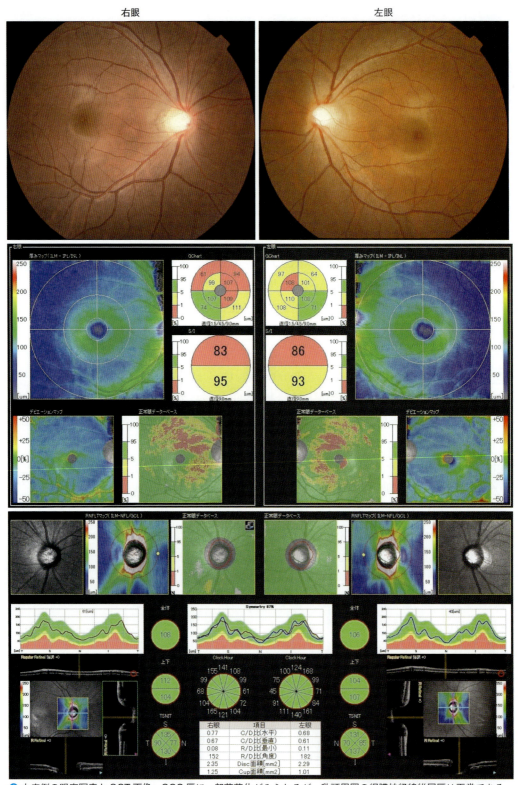

❶ 本症例の眼底写真とOCT画像．GCC厚に一部菲薄化がみられるが，乳頭周囲の網膜神経線維層厚は正常である．

る緑内障発症の危険因子として，高齢，大きな垂直方向の陥凹乳頭径比，高眼圧，視野のPSD高値，薄い中心角膜厚が挙げられるが，本症例ではいずれも該当せず，また家族歴や全身疾患もないことから，無治療で経過観察としてよい．管理方法は，1～2年おきの眼圧測定，眼底検査，視野検査を基本とし，OCTを用いた画像検査を適宜行うことで，前視野緑内障に移行していないことを確認する．

（臼井審一）

（参考文献）
i) Kass MA, et al：The Ocular Hypertension Treatment Study：a randomized trial determines that topical ocular hypotensive medication delays or prevents the onset of primary open-angle glaucoma. Arch Ophthalmol 2002；120：701-713.
ii) 日本緑内障学会緑内障診療ガイドライン作成委員会：緑内障診療ガイドライン（第4版）．日本眼科学会雑誌 2018；122：23-24, 34.

初期の診断治療／前視野緑内障の管理
経過観察する症例と治療を始める症例

はじめに　前視野緑内障（preperimetric glaucoma；PPG）は，"緑内障を示唆する眼底所見を呈しながらも緑内障性視野異常を認めない"と定義される．その診断や進行の有無を見きわめることは重要であり，多くは光干渉断層計（optical coherence tomography；OCT）を用いて行うことになる．得られた OCT 所見の経時変化，また上下の非対称性に注意することが重要である．OCT での評価では，乳頭周囲網膜神経線維層（cpRNFL）厚が緑内障性視野障害発症の予測因子であること[1]，また cpRNFL 厚の菲薄化のスピードが視野障害発症と関連すること[2]が報告されている．また，長期データから乳頭出血は PPG でも視野障害発症の危険因子であることがわかってきた[3]．PPG では緑内障性視野異常を認めない以上，その治療を開始する際には過剰治療になっていないか注意が必要である．視野・OCT 所見からどのような場合に治療を検討すべきなのか，❶ ❷ にフローチャートで示した．これらを踏まえ，PPG の管理について症例を提示し考えたい．

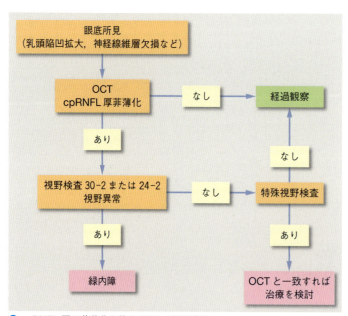

❶ cpRNFL 厚の菲薄化を伴う PPG の治療方針フロー

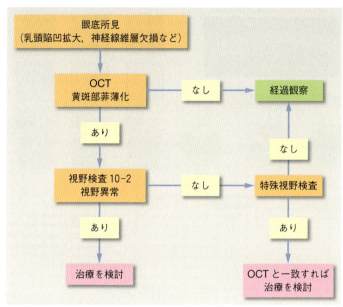

❷ 黄斑部の菲薄化を伴う PPG の治療方針フロー

症例1　右眼 PPG（経過観察）　69歳，男性．検診で視神経乳頭陥凹拡大を指摘され，精査目的に紹介受診．

既往歴，家族歴　特記事項なし．

検査　視力：右(1.2)，左(1.2)．眼圧：右 15 mmHg，左 15 mmHg．眼底所見：視神経乳頭陥凹拡大を認める（❸ a）．OCT 所見：cpRNFL 厚は上方の菲薄化を認める．黄斑部 Significance map では局所的に GCL の軽度な菲薄化を認める（❸ b, c）．視野所見：Humphrey 視野計 24-2 SITA-Standard プログラムでは緑内障性視野異常を認めないが，Matrix 視野計 24-2 では上半視野に感度低下を認める（❸ d, e）．

治療　なし．

症例2　右眼 PPG（治療介入）　64歳，男性．左眼が後期視野障害を呈する緑内障であり，近医より紹介受診．

既往歴，家族歴　特記事項なし．

検査　視力：右(1.2)，左(1.0)．眼圧：右 16 mmHg，左 17 mmHg．眼底所見：視神経乳頭陥凹拡大を認める（❹ a）．OCT 所見：7時方向の cpRNFL 厚の菲薄化と，黄斑部上方の GCL 菲薄化を認める（❹ b, c）．視野所見：Humphrey 視野計 24-2 SITA-Standard プログラム，Matrix 視野計 24-2，両者とも感度低下は認めない（❹ d, e）．

方針，治療　右眼 PPG．cpRNFL 厚，黄斑部 RNFL 両方の菲薄化

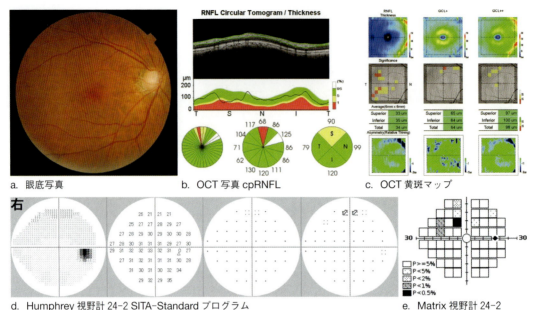

a. 眼底写真　　b. OCT 写真 cpRNFL　　c. OCT 黄斑マップ

d. Humphrey 視野計 24-2 SITA-Standard プログラム　　e. Matrix 視野計 24-2

❸ 症例 1 の所見

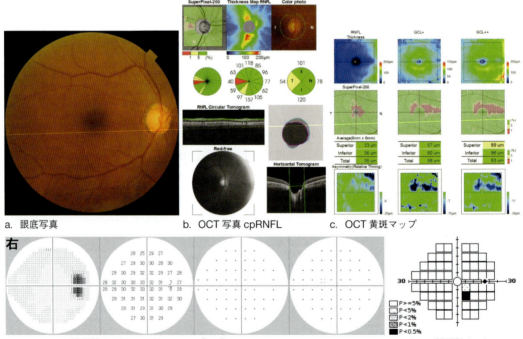

a. 眼底写真　　b. OCT 写真 cpRNFL　　c. OCT 黄斑マップ

d. Humphrey 視野計 24-2 SITA-Standard プログラム　　e. Matrix 視野計 24-2
❹ 症例 2 の所見

を認めるが，特殊視野検査では異常所見を認めていない．しかし，左眼が後期視野障害を呈しており，今後進行する可能性を考え，プロスタグランジン関連薬で治療を開始する方針となった．

症例 3　左眼 PPG（治療介入）　58 歳，男性．人間ドックで視神経

初期の診断治療／前視野緑内障の管理　271

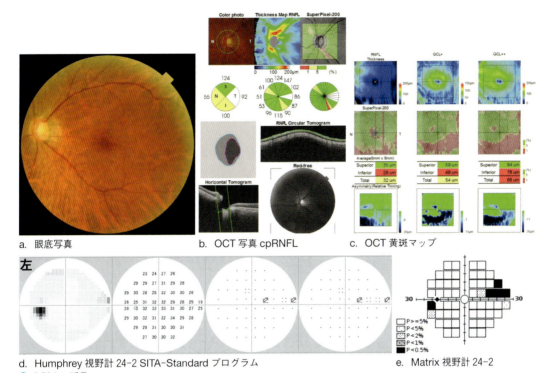

a. 眼底写真　　　b. OCT写真 cpRNFL　　　c. OCT黄斑マップ

d. Humphrey視野計 24-2 SITA-Standard プログラム　　　e. Matrix視野計 24-2

❺ 症例3の所見

乳頭陥凹拡大を指摘され，精査目的に紹介受診．

既往歴，家族歴　高脂血症で内服加療中．

検査　視力：右(1.5)，左(1.5)．眼圧：右16 mmHg，左14 mmHg．眼底所見：視神経乳頭陥凹拡大を認める（❺a）．OCT所見：下方のcpRNFL厚の菲薄化と黄斑部GCLも下方広範囲に菲薄化を認める（❺b, c）．視野所見：Humphrey視野計 24-2 SITA-Standard プログラムでは緑内障性視野異常を認めないが，Matrix視野計 24-2では上半視野に感度低下を認める（❺d, e）．

方針，治療　−5.5ジオプトリーの近視を認め，右眼内上方の局所の視野が進行傾向（−0.91 dB/年）にあったため，点眼加療開始となった．

解説　症例1はOCT所見での菲薄化と特殊視野検査での感度低下を認める症例であるが，緑内障の家族歴はなく，僚眼が正常であること，近視などの問題もなく，経過観察が妥当と考えられる症例である．一方，症例2，3は治療介入を開始した症例である．どちらもcpRNFL厚，黄斑部GCLともに菲薄化を認めるが，症例2は視野検査ではまだ感度低下を認めず，症例3は特殊視野検査にて感度低下を認めるといった違いがある．両者ともこの検査結果のみでは

もうしばらく経過観察が妥当といえそうであるが，症例2の僚眼は中心視野に迫る後期の視野障害を呈していること，症例3は僚眼の局所の視野障害が進行傾向にあったため，治療介入を開始した．❶ ❷ でおおまかな管理については示したが，実際の臨床上では僚眼の状態も考慮し，経過観察でよいのか，治療介入を開始するのか検討することが重要である．

（相澤奈帆子，中澤　徹）

〔文献〕
1）Sehi M, et al：Retinal nerve fiber layer atrophy is associated with visual field loss over time in glaucoma suspect and glaucomatous eyes. Am J Ophthalmol 2013；155：73-82.
2）Miki A, et al：Rates of retinal nerve fiber layer thinning in glaucoma suspect eyes. Ophthalmology 2014；121：1350-1358.
3）Kim HJ, et al：Development of visual field defect after first-detected optic disc hemorrhage in preperimetric open-angle glaucoma. Jpn J Ophthalmol 2017；61：307-313.

初期の診断治療／ベースライン眼圧と危険因子の把握
アトピー性皮膚炎へのステロイド軟膏使用中に視神経乳頭陥凹拡大がみられた症例

症例 30歳，女性．人間ドックにて視神経乳頭陥凹拡大を指摘．アトピー性皮膚炎に対しステロイド軟膏使用中．時に霧視を自覚．

主訴 緑内障精査目的．

既往歴 喘息，屈折矯正手術後．

家族歴 母が緑内障．

初診時所見 視力：RV＝1.2（n.c.），LV＝1.0（1.2×S−0.5）．眼圧：右16 mmHg，左18 mmHg．前眼部・中間透光体に異常所見なし．隅角色素は少なく，Shaffer分類Grade 4の開放隅角．眼底所見にて両眼ともに視神経乳頭陥凹拡大，左眼に乳頭出血（❶）．

検査 中心角膜厚：右408 μm，左430 μm．光干渉断層計（optical coherence tomography；OCT）にて網膜神経線維層欠損と網膜神経節細胞複合体（ganglion cell complex；GCC）の菲薄化（❷）．視野検査にて明らかな異常所見を認めなかった（❸）．

治療，経過 複数回の受診によりベースライン眼圧を測定（15〜19 mmHg）．ステロイド軟膏使用を必要最低限に制限したところ眼圧がやや下降し（10〜12 mmHg），抗緑内障薬を使用せず無治療経過観察．

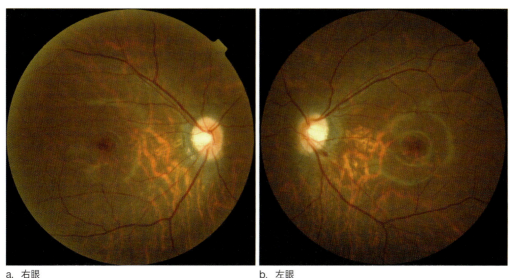

a. 右眼　　　　　　　　　　b. 左眼
❶ 初診時眼底所見．両眼に視神経乳頭陥凹拡大と左眼に乳頭出血を認める．

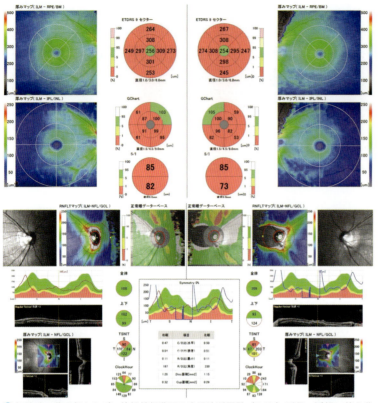

❷ 初診時の黄斑部ならびに傍視神経乳頭の光干渉断層計（OCT）所見．近視に伴う黄斑部網膜神経節細胞複合体厚の全体的菲薄化と左眼下方の神経線維層欠損を認める．

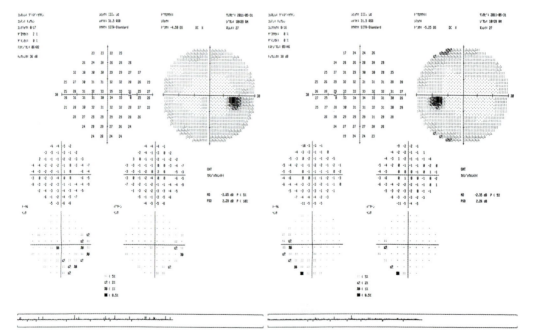

a. 右眼　　　　　　　　　　　　　　　　　　b. 左眼

❸ 初診時の静的量的視野検査所見．明らかな異常所見を認めない．

初期の診断治療／ベースライン眼圧と危険因子の把握　275

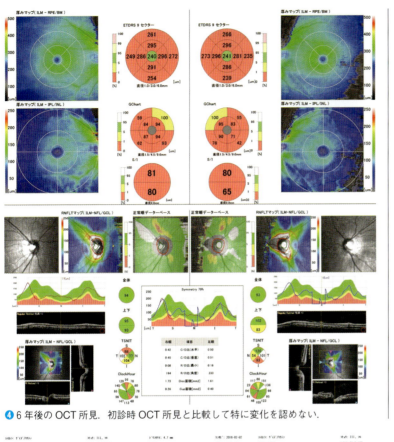

❹ 6年後のOCT所見．初診時OCT所見と比較して特に変化を認めない．

❺ 6年後の視野所見．初診時と比較して特に変化を認めない．

276 3. 診療編

❻ 緑内障初診時の問診における質問項目

緑内障の危険因子：高血圧，低血圧，糖尿病，片頭痛，睡眠時無呼吸症候群など
副腎皮質ステロイド薬を含めた薬物使用歴
全身疾患の既往歴：特に心疾患，呼吸器疾患を含めた慢性的な重症疾患
眼疾患の既往歴，手術歴：特に屈折矯正手術や外傷の既往
家族歴：緑内障を含めた眼疾患，血縁者の視機能障害
薬物アレルギーの有無
他医における眼圧，眼底，視野など診断および治療に関する情報

（日本緑内障学会緑内障診療ガイドライン作成委員会：緑内障診療ガイドライン〈第4版〉．日本眼科学会雑誌 2018；122：5-53.）

以後6年間にわたりOCT，視野ともに変化を認めていない（❹❺）．

解説 日常診療で緑内障を疑ったとき，あるいは緑内障と診断したとき，治療方針決定の前にまず行うべきことは，鑑別診断と同時に病型診断を行い，眼圧レベルや視神経障害の程度を評価して目標眼圧を設定し，それを達成する方法として何が適切かを考えることである．そのためには前医からの診療情報を踏まえて，詳細な問診により緑内障の診断および管理方針を決定することが必要不可欠である．

緑内障初診時の質問項目としては❻に挙げるようなものがあり，問診の際にはこれらを重点的に聞き出す必要がある[1]．いずれも緑内障の診断，管理に影響を及ぼす重要な情報であり，遺漏なく聴取しておくことが大切である．また基本的に緑内障は自覚症状が乏しいが，霧視，虹視症，眼痛，頭痛，充血などは急激な眼圧上昇の既往を疑わせるため，自覚症状の有無の問診も重要である．本症例においても霧視の自覚があり，一過性眼圧上昇の既往を示唆させる症状と考えられた．さらに緑内障の家族歴，アトピー性皮膚炎に伴うステロイド使用や喘息の合併，屈折矯正手術の既往による薄い角膜など，本症例では問診によって知りえた情報と検査結果をもとに，初期ステロイド緑内障の確定とそれに対応した治療方針を組み立てていくことができた．

『緑内障診療ガイドライン（第4版）』によれば，"各症例の無治療時の状態はベースラインデータとして重要である"とされる．無治療時の眼圧レベルは視神経障害を引き起こした眼圧であり，このレベルのままであればさらに障害が進行すると考えられるため，治療効果を判定するためにも無治療時眼圧の変動範囲を把握しておくこ

とが必要である．また無治療時の眼底所見や視野所見の把握は，治療方針を決定するためのみならず，障害の進行を早期に検出し速やかに治療の修正，変更を行うために大切である．

ベースライン眼圧の把握にあたっては，眼圧自体が変動することを意識しておく必要がある．すなわち眼圧には，一般的に朝方に高い日内変動があるが，個人によりそのパターンが異なっている．また，冬季に高く夏季に低い季節変動もあり，ステロイドなど種々の薬物が眼圧変動に影響を与えることも知られている．眼圧変動に関与する因子としては，そのほかにも年齢，性別，屈折，人種，体位，運動，血圧，眼瞼圧，眼球運動などがあるため，ベースライン眼圧測定にあたってはどの程度変動するのかを知ることが大切となる．具体的な測定方法としては，受診時間をそろえた複数回の診察により日々変動を，また診療時間帯をずらすことにより日内変動を，それぞれ知ることができる．

緑内障の治療に際しては，❼ に示すような緑内障進行にかかわる危険因子の評価が必要である[1]．眼圧は発症にも進行にもかかわる最も大きな因子であり，ベースライン眼圧が高いこと，経過中の平均眼圧が高いことは，視野障害および視神経障害の進行と関連する．絶対眼圧値は視野障害の進行と強くかかわっているが，一方で眼圧変動も進行にかかわるという報告がある．緑内障による失明の大きな危険因子として，発見時の疾患重症度と平均余命があり，進行した症例ではより積極的な治療を行うべきとされている．逆にごく早期の緑内障や前視野緑内障であれば，無治療での経過観察も重要な治療戦略である．

（森　和彦）

（文献）
1) 日本緑内障学会緑内障診療ガイドライン作成委員会：緑内障診療ガイドライン（第4版）．日本眼科学会雑誌 2018；122：5-53.

❼ 緑内障進行にかかわる危険因子

高眼圧： ベースライン眼圧／ 経過中の平均眼圧／ 大きな眼圧変動
高齢
家族歴
大きな C/D 比／ 小さな視神経リム面積
乳頭出血
大きな乳頭周囲脈絡網膜萎縮（PPA）β 域
薄い角膜厚／ 低い角膜ヒステリシス
低い眼灌流圧／ 低い拡張期・収縮期血圧
2 型糖尿病
落屑症候群
薬物アドヒアランス不良

PPA：parapapillary atrophy
（日本緑内障学会緑内障診療ガイドライン作成委員会：緑内障診療ガイドライン〈第4版〉．日本眼科学会雑誌 2018；122：5-53.）

初期の診断治療／1本目の開放隅角緑内障点眼治療
極早期緑内障の所見がみられる患者への点眼治療を開始した症例

症例 41歳，女性．開放隅角緑内障（open angle glaucoma；OAG）．

初診時所見 視力：RV＝0.05(1.2×S－4.25D◯C－0.50D Ax 120°)，LV＝0.06(1.5×S－4.75D◯C－0.50D Ax 30°)．眼圧：右眼16 mmHg，左眼16 mmHg．中心角膜厚：右眼512μm，左眼503μm．隅角検査：両眼ともShaffer分類Grade 4の開放隅角眼で，色素沈着の左右差なく，隅角発生異常はなかった．眼底写真，光干渉断層法の所見は後述．

既往歴 特記すべきことなし．

家族歴 実母が原発開放隅角緑内障（手術既往あり）．

治療，経過 右眼の下耳側の乳頭陥凹拡大があったが，無赤色光眼底写真では神経線維層欠損を認めなかった（❶）．左眼の視神経乳頭には緑内障性視神経障害はなかった（❷）．光干渉断層法による乳頭周囲網膜神経線維層（cpRNFL）厚の解析では鼻側のcpRNFL厚

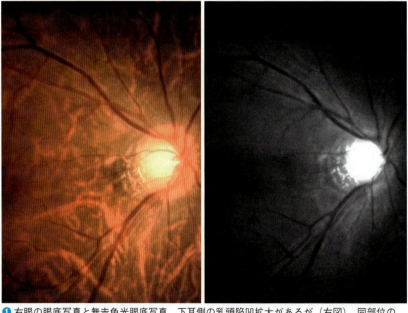

❶ 右眼の眼底写真と無赤色光眼底写真．下耳側の乳頭陥凹拡大があるが（右図），同部位の神経線維層欠損は明らかではない（左図）．

初期の診断治療／1本目の開放隅角緑内障点眼治療　279

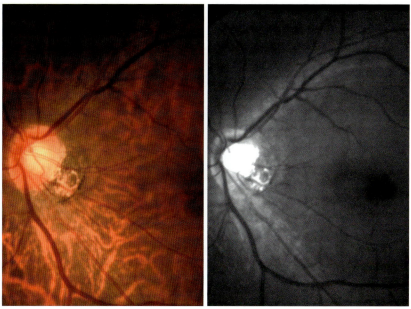

❷ 左眼の眼底写真と無赤色光眼底写真．上下のリムは十分保たれており（右図），神経線維層欠損も認めない（左図）．

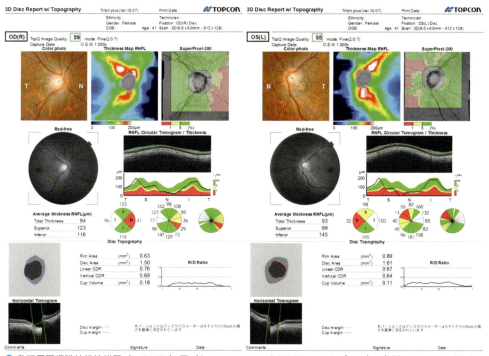

❸ 乳頭周囲網膜神経線維層（cpRNFL）厚（Swept-source OCT Triton，トプコン）．鼻側の cpRNFL 厚が両眼ともに薄くなっているが，上および下耳側の神経線維層の菲薄化は検出されていない．

が軽度菲薄化しているが，耳側上下の cpRNFL 厚には異常は検出できていない（❸）．黄斑部内層（macular GCC）厚をみてみると，右眼の耳側縫線の下方の macular GCC 厚が菲薄化していることがわ

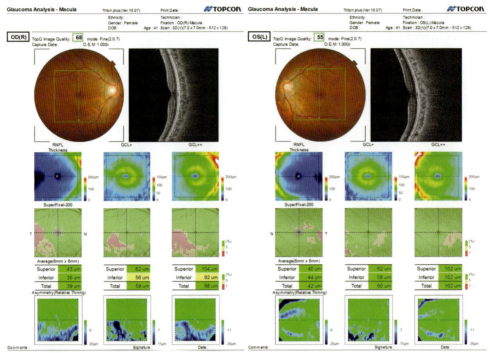

❹ 黄斑部内層（macular GCC）厚（Swept-source OCT Triton，トプコン）．左眼には異常はないが，右眼の耳側縫線の macular GCC 厚が菲薄化している．Asymmetry map でも下方の macular GCC 厚が菲薄化していることがわかる．
RNFL：retinal nerve fiber layer（網膜神経線維層）
GCL＋：ganglion cell layer（網膜神経節細胞層）＋inner plexiform layer（内網状層）
GCL＋＋：retinal nerve fiber layer（網膜神経線維層）＋
　　　　　ganglion cell layer（網膜神経節細胞層）＋inner plexiform layer（内網状層）

かる（❹）．黄斑部垂直断層像では上下の網膜神経線維層厚は対称性が保持されている（❺）．静的視野検査では緑内障性視野障害はなかった（❻）．無治療で経過観察したところ，眼圧は冬期には 22～23 mmHg まで上昇し，経過観察 1 年後には右眼の同部位の macular GCC 厚が 3 μm 減少していた（❼）．右眼は前視野緑内障，左眼は高眼圧症と診断した．極早期緑内障に特徴的な耳側縫線の黄斑部内層厚の構造変化[1]が進行しており，今後の視野障害の進行が予測されること，近視があり，眼圧が高め，緑内障家族歴があるなどの緑内障発症因子があることから，本人とも相談のうえ，点眼治療を開始することとなった．点眼はプロスタグランジン関連薬を右眼にのみ開始し，眼圧下降効果および点眼による副作用がないかをみた．1 か月後，右眼眼圧は 18 mmHg に下降したが（眼圧下降率 21.7％），左眼眼圧は 23 mmHg で変化なく，点眼による副作用はなかった．左眼も右眼同様に視神経障害が進行することを患者が気にされているようなので，左眼に対してもプロスタグランジン関連薬の点眼を開

初期の診断治療／1本目の開放隅角緑内障点眼治療　281

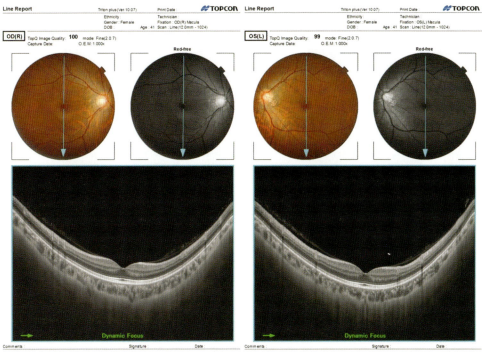

❺ 黄斑部垂直断層像（Swept-source OCT Triton，トプコン）．両眼ともに上下の網膜神経線維層厚の対称性が維持されている．硝子体ポケットから脈絡膜までが描出できている．

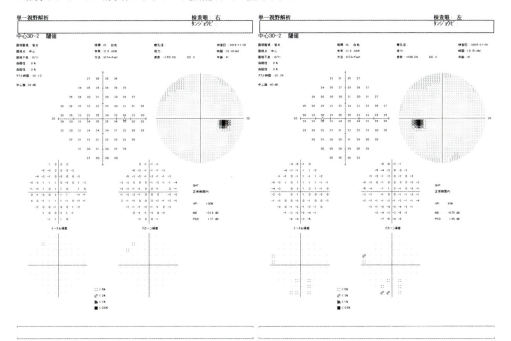

❻ 静的視野検査（HFA 中心 30-2 プログラム，Carl Zeiss Meditec）．両眼ともに緑内障半視野テスト（glaucoma hemifield test；GHT）では正常範囲内，visual field index（VFI）は右眼 100％，左眼 99％．

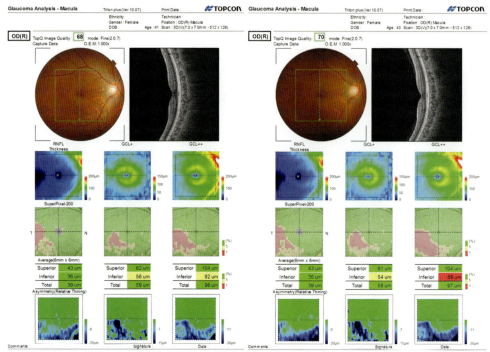

❼ 右眼黄斑部内層（macular GCC）厚の変化（Swept-source OCT Triton，トプコン）．左図は初診時，右図は1年後の検査結果．左眼の macular GCC 厚には変化はなかったが，右眼の耳側縫線を含む下方の macular GCC 厚が3μm 菲薄化している．Asymmetry map でも下方の macular GCC 厚の菲薄化が明瞭になっていることがわかる．
RNFL：retinal nerve fiber layer（網膜神経線維層）
GCL＋：ganglion cell layer（網膜神経節細胞層）＋inner plexiform layer（内網状層）
GCL＋＋：retinal nerve fiber layer（網膜神経線維層）＋
　　　　ganglion cell layer（網膜神経節細胞層）＋inner plexiform layer（内網状層）

始した．

解説　開放隅角緑内障においては，プロスタグランジン関連薬が最も優れた眼圧下降効果が得られること，点眼回数が1日1回であること，全身性の副作用が少ないことから，第一選択薬として最も使用されている．薬物の効果には個人差があり，かつ眼圧には日々変動や日内変動がある．点眼薬の導入にあたっては，ベースライン眼圧を複数回測定したうえで，さらに片眼に投与して，点眼時間と眼圧測定時間の関係を考慮し，眼圧下降効果や点眼早期の副作用を判定（片眼トライアル）し，効果を確認して，両眼に投与を開始することが望ましい[2]．プロスタグランジン関連薬は，全身副作用は少ないが，眼局所の副作用（結膜充血，虹彩および眼瞼色素沈着，多毛，上眼瞼深溝など）が生じることを十分に説明し，不具合があれば中止してもよいことを伝えておく．点眼は1回1滴で十分であり，瞬きをすると点眼液は鼻涙管を通って下鼻道に流れていくため，結膜嚢内に薬剤をとどまらせ，かつ全身への薬剤の移行を軽減

するために閉瞼し涙嚢部を圧迫するように指導する．点眼して薬剤が眼内に到達するまでには約5分かかることから，点眼後に5分間は閉瞼するように指導する．眼瞼色素沈着は点眼後の洗顔である程度は予防できることから毎晩の入浴前での点眼を勧めることもあるが，朝に点眼するほうが忘れないという場合には，ライフスタイルに合わせて朝に点眼するように伝える．

　片眼トライアルで点眼側の眼圧が下降していれば，点眼による眼圧下降が得られたことを伝え，点眼を継続できたことを評価する．点眼による自覚症状の改善はほとんどないが，毎日の点眼という小さな習慣を継続することが数年後の視神経障害，ひいては視野障害の進行を抑制しうることを説明し，点眼の必要性と有用性について理解を得ることが重要である．ただ単に"点眼を忘れないようにしておいてください"と説明するだけでは，点眼の重要性が患者にはまったく伝わらず，アドヒアランス低下につながる．初期治療を開始するときに，多少の時間をかけてでも患者にきちんと緑内障についての理解をしていただくように，わかりやすくていねいに説明することが重要である．

(大鳥安正)

〈文献〉
1）Kim YK, et al：Glaucoma-diagnostic ability of ganglion cell-inner plexiform layer thickness difference across temporal raphe in highly myopic eyes. Invest Ophthalmol Vis Sci 2016；57：5856-5863.
2）日本緑内障学会緑内障診療ガイドライン作成委員会：緑内障診療ガイドライン（第4版）．日本眼科学会雑誌 2018；122：5-53.

長期点眼治療での注意点／開放隅角緑内障での点眼治療の評価・変更
右眼に視野障害の進行を認め，配合薬点眼に変更した症例

症例 54歳，男性．正常眼圧緑内障．ベースライン眼圧は両眼ともに17mmHgであった．ビマトプロスト1日1回両眼，ブリンゾラミド1日2回右眼の点眼で両眼とも眼圧12〜15mmHgで落ち着いていたが，徐々に眼圧が上昇し（❶），視野障害が進行したため（❷），さらなる眼圧下降を目指し，2015年5月に右眼のブリンゾラミド点眼をブリンゾラミド＋チモロールマレイン酸塩配合薬に変更した．

既往歴 特記事項なし．

検査 視力：RV＝（0.8×S−12.00D○C−1.25D Ax10°），LV＝

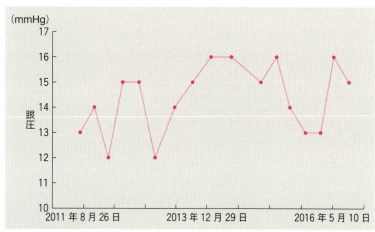

❶ 右眼の眼圧経過

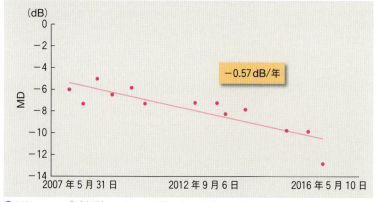

❷ MDスロープ（右眼）．−0.57dB/年で視野障害が進行している．

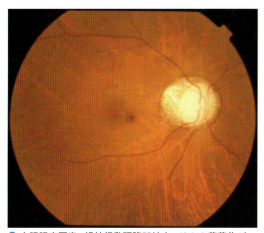

❸ 右眼眼底写真．視神経乳頭陥凹拡大，リムの菲薄化が強い．

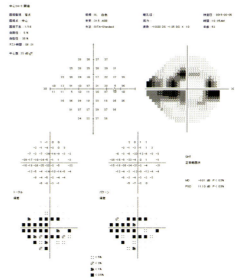

❹ 静的視野検査結果．点眼薬変更時の右眼視野検査．

（0.9p×S−11.00D）．眼圧：RT＝15 mmHg，LT＝15 mmHg．右眼眼底写真（❸）：視神経乳頭陥凹は拡大しており，上下・鼻側のリムは菲薄化している．右眼中心角膜厚：482 μm．右眼 MD スロープ：−0.57 dB/年．点眼薬変更時の静的視野検査結果を❹に示す．

解説 点眼治療の評価・変更のポイント：開放隅角緑内障の患者では，経過観察中の視神経・視野所見および眼圧の推移を注意深く観察し，必要に応じて治療方針を見直すべきである（『緑内障診療ガイドライン（第4版）』）．眼圧上昇や，視神経・視野所見の悪化を認めた場合には，さらなる眼圧下降が必要となる．眼圧下降の手段として通常は点眼薬を追加する．

最近ではさまざまな配合薬の開発により，点眼薬の追加以外に配合薬への変更も選択できるようになった．配合薬を使用した場合，点眼回数が増えないため患者負担を増やすことなく眼圧下降を得られるメリットがある．一方で配合薬のデメリットとしては，プロスタグランジン関連薬＋β遮断薬の配合薬の場合，β遮断薬の点眼回数（1回）が本来の回数（2回）より少なくなるため効果が減弱するおそれがある．また，現在市販されている配合薬にはすべてβ遮断薬が含まれており，喘息や不整脈，心疾患がある場合は使用しづらい．

追加する点眼薬の選択は初期治療の場合と同様，効果が大きく，副作用が少ないものから選択する．プロスタグランジン関連薬が1剤目として使用されている場合，β遮断薬，炭酸脱水酵素阻害薬を追加することが多い．喘息や不整脈がありβ遮断薬が使用できない

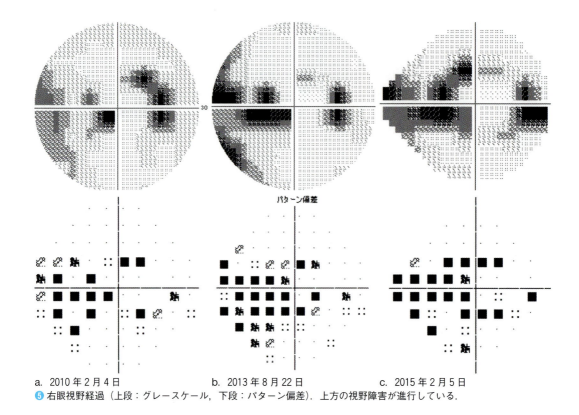

a. 2010年2月4日　　b. 2013年8月22日　　c. 2015年2月5日
❺ 右眼視野経過（上段：グレースケール，下段：パターン偏差）．上方の視野障害が進行している．

場合には α_2 受容体刺激薬，ROCK 阻害薬などの追加を検討する．β遮断薬を長期に使用している症例での眼圧上昇では long term drift（眼圧下降効果の減弱）による可能性もあるため，一度中止して他の点眼薬へ切り替えるだけで眼圧が下降する場合もある．

本症例での方針：静的視野検査の MD スロープが－0.57 dB/年と明らかな下降を認め，特に上方視野障害の進行を認めたため（❺），さらなる眼圧下降が必要と考えた．

　治療開始後の眼圧は 12～16 mmHg とベースラインより下降していたが変動があり，角膜が薄いため実際の眼圧と比較して過小評価されている可能性もあることから，点眼薬追加により眼圧のさらなる下降が得られる余地は十分あると判断した．すでに炭酸脱水酵素阻害薬，プロスタグランジン関連薬を点眼しており，喘息や不整脈などがないことから β 遮断薬の追加を行った．患者負担を増やさずに眼圧を下降させる目的で，炭酸脱水酵素阻害薬＋チモロールマレイン酸塩配合薬への変更を選択した．

（雲井美帆，三木篤也）

(参考文献)
日本緑内障学会緑内障診療ガイドライン作成委員会：緑内障診療ガイドライン（第4版）．日本眼科学会雑誌 2018；122：5-53.

長期点眼治療での注意点／眼圧正常でもみられる症状進行
点眼での眼圧が 15 mmHg 以下でも進行する正常眼圧緑内障の症例

症例 47歳，男性．成人健診で左眼の視神経乳頭陥凹の拡大を指摘され，眼科受診となった．

既往歴 内科的既往歴なし，眼科的既往歴なし，飲酒歴なし，喫煙歴なし，緑内障家族歴なし．

初診時所見 両眼とも矯正視力は（1.5）で，両眼とも眼圧は18mmHg であった．視野検査を行ったところ，左眼に視野障害を認めた（右眼は正常）．

治療，経過 正常眼圧緑内障という診断のもと，左眼にプロスタグランジン関連薬の点眼が開始された．点眼開始後は左眼の眼圧は14〜18mmHg で推移した．その後，左眼に視野障害の進行を認め，β遮断薬を追加し，眼圧は11〜14mmHg で推移した．さらに左眼に視野障害の進行を認め，β遮断薬をβ遮断薬＋炭酸脱水酵素阻害薬の配合薬に変更，その後，α_2 刺激薬を追加し，眼圧は9〜13mmHg となった．しかしながら，左眼は視野障害の進行が止まらず，最終的に ROCK 阻害薬を追加した．右眼は経過中に視野障害の出現を認め，緑内障治療薬の点眼を開始した（**❶**〜**❺**）．

視野経過を MD（mean deviation）値の推移で示す（**❻**）．単純計算で，左眼の MD slope は−1.3〜−1.4dB/年と速い進行を認めた．経過中の左眼の眼圧は常に 15mmHg 以下で推移した．

左眼は4剤5成分（いわゆるフルメディケーション）で，眼圧は外来診察時間では 15mmHg 以下で推移していたものの，患者の年齢（48歳）と視野の状態（MD：−18.54dB）を考慮に入れ，濾過手術（MMC〈マイトマイシンC〉併用線維柱帯切除術）を行った．術後の眼圧は4〜6mmHg で推移し，視力も維持されている（**❼**）．視野障害の進行遅延が得られるかどうかは，もう少し経過をみてから判断していくことになる．

解説 前提として，原因検索を十分に行わない段階で，視神経乳頭所見とそれに整合する視野所見から"緑内障"とすぐに診断してしまうことは慎む．すなわち，緑内障性の眼底変化と結果的に類似しうる網膜病変（動脈閉塞や静脈閉塞など）や視神経症（虚血，炎

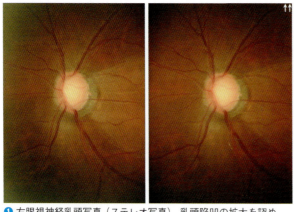
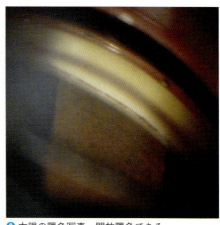

❶ 左眼視神経乳頭写真（ステレオ写真）．乳頭陥凹の拡大を認め，2時と5時方向に網膜神経線維層欠損をはっきり確認することができる．

❸ 左眼の隅角写真．開放隅角である．

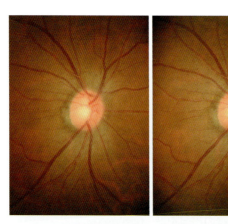

❷ 右眼視神経乳頭写真（ステレオ写真）．12時方向にnotchingを認め，11時方向に網膜神経線維層欠損を認める．

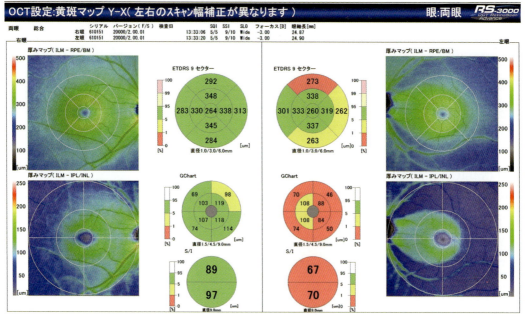

❹ 両眼の黄斑マップ．❶と❷の所見に一致した網膜内層の菲薄化を認める．

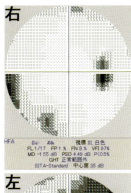
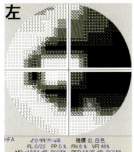

❺ Humphrey視野検査 (30-2). 右眼は鼻側階段, 左眼はMariotte盲点と連続する上下の弓状視野障害を認める.

❻ 視野検査結果の推移

日付	右眼 MD 値（dB）	左眼 MD 値（dB）
2009年 1月14日	−1.09 （正常範囲内）	−6.82
2009年 9月17日	−0.14 （正常範囲内）	−6.84
2010年 9月30日	−0.40 （正常範囲内）	−6.61
2011年 7月 5日	−1.03 （正常範囲内）	−8.69
2011年 8月16日	未施行	−6.75
2012年 4月17日	−1.35 （正常範囲内）	−9.95
2012年 8月 2日	−0.51 （正常範囲内）	−8.68
2013年 2月28日	−0.49 （正常範囲内）	−11.70
2013年 9月16日	−0.70 （正常範囲内）	−11.06
2014年 2月13日	−1.36 （正常範囲内）	−15.37
2014年 9月12日	−3.53 （正常範囲外）	−13.84
2014年12月12日	−1.29 （ボーダーライン）	−13.65
2015年 5月21日	−1.14 （正常範囲外）	−15.17
2015年10月20日	−1.11 （ボーダーライン）	−15.53
2016年 4月15日	−2.51 （正常範囲外）	−17.06
2017年 5月18日	−2.65 （正常範囲外）	−17.93
2017年 8月24日	−1.55 （正常範囲外）	−18.54

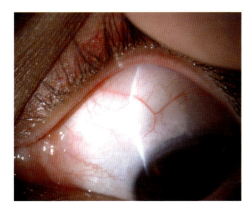

❼ 緑内障手術後の濾過胞. 円蓋部側に, 広がりを認める有血管の濾過胞ができた.

症, 低形成, 頭蓋内疾患など）が潜在していないかを考えながら診察を進めていく. この項では, 診療時間内の眼圧が正常平均値以下にもかかわらず視野障害の進行を認める"緑内障"を診察する際に考えるべきポイントを挙げる.

眼圧変動：眼圧には，短期変動（主に日内変動）や長期変動（診療ごとの眼圧変動）がある．緑内障眼では正常眼に比してより大きな眼圧変動を認め，診療時間外に最高眼圧を示すことも多い[1]．特に落屑緑内障では眼圧変動が大きい．眼圧が低めで推移している場合は，長期の大きな変動が緑内障進行の危険因子である場合もある[2]．

点眼アドヒアランス：医師を含めた第三者は患者の真の点眼管理を把握できない．患者への問診はあまり参考にはできないため，次回の外来日までの日数と，患者からリクエストがあった点眼ボトルの数から点眼アドヒアランスを推測するしかない．点眼アドヒアランスが不良と判断したら，手術に踏み切る前に点眼指導を行って，手術を回避できないか模索する[3]．

角膜厚：中心角膜厚（central corneal thickness；CCT）と眼圧測定値は正の相関を認めるため，CCTが薄くなると眼圧は見かけ上は低く測定される[4]．過去にLASIKなどの屈折矯正手術を受けていても，本人からの申告がない場合もあるので，CCTは経過中に測定しておく[5]．

眼灌流圧：眼灌流圧は"血圧マイナス眼圧"で定義され，収縮期の眼灌流圧低下[5]や眼灌流圧変動[6]と緑内障進行には深い関係があると報告されている．夜間の血圧低下（dipping）は生理的なものであるが，過剰な血圧低下（over-dipping）は眼灌流圧の低下を招く[7]．特に緑内障眼では眼血管の循環調節機能（オートレギュレーション）の機能不全がある場合も多く，眼灌流圧は正常眼よりも変動しやすい[8]．

全身疾患：心血管系の疾患を抱えている場合，緑内障の進行が速いという報告もある[5,9]．

具体的な治療戦略：点眼治療下で眼圧が低め（一般的な認識としては10～15mmHg，いわゆるlow-teen）に推移しているにもかかわらず緑内障進行を認める場合は，観血的治療を選択せざるをえない．流出路再建術か濾過手術か，そのどちらを選択するかは患者の年齢と視野の状態を考えて総合的に判断する必要がある．しかし，術前にlow-teenである場合，流出路再建術では眼圧下降効果は不十分であり，点眼ボトル数を減らす程度にとどまるため，濾過手術で術後眼圧を一桁に狙うほうがよい[10]．眼内炎のリスクを背負うことにはなるが，濾過手術が順調に経過すれば，点眼アドヒアランスに気を配る必要もなく，眼圧変動も抑えられ，その結果，眼灌流圧の変動も最小限に抑えることができる．

（坂田　礼）

（文献）

1) Sultan MB, et al：Understanding the importance of IOP variables in glaucoma：a systematic review. Surv Ophthalmol 2009；54：643-662.

2) Caprioli J, et al：Intraocular pressure fluctuation a risk factor for visual field progression at low intraocular pressures in the advanced glaucoma intervention study. Ophthalmology 2008；115：1123-1129.

3) Atey TM, et al：The Impact of Adherence and Instillation Proficiency of Topical Glaucoma Medications on Intraocular Pressure. J Ophthalmology 2017；2017：1683430.

4) Doughty MJ, et al：Human corneal thickness and its impact on intraocular pressure measures：a review and meta-analysis approach. Surv Ophthalmol 2000；44：367-408.

5) Leske MC, et al：Predictors of long-term progression in the early manifest glaucoma trial. Ophthalmology 2007；114：1965-1972.

6) Sung KR, et al：Twenty-four hour ocular perfusion pressure fluctuation and risk of normal-tension glaucoma progression. Invest Ophthalmol Vis Sci 2009；50：5266-5274.

7) Charlson ME, et al：Nocturnal systemic hypotension increases the risk of glaucoma progression. Ophthalmology 2014；121：2004-2012.

8) Leske MC：Ocular perfusion pressure and glaucoma：clinical trial and epidemiologic findings. Curr Opin Ophthalmol 2009；20：73-78.

9) Chan TCW, et al：Risk Factors for Rapid Glaucoma Disease Progression. Am J Ophthalmol 2017；180：151-157.

10) Schultz SK, et al：Safety And Efficacy Of Achieving Single-Digit Intraocular Pressure Targets With Filtration Surgery In Eyes With Progressive Normal-Tension Glaucoma. J Glaucoma 2016；25：217-222.

長期点眼治療での注意点／強度近視の緑内障
強度近視（病的近視）の緑内障症例

症例 47歳，男性．麦粒腫で近医眼科受診した際に，両眼の正常眼圧緑内障と診断され，眼圧下降薬点眼開始．眼圧は10 mmHg台前半にコントロールされていた．10年間の経過観察で右眼は落ち着いているが，左眼は徐々に視野障害が進行し，視力も低下してきたため鹿児島大学病院眼科紹介初診．成人後も近視が進行していた．

主訴 視力低下（左眼）．

既往歴 特になし．

初診時所見 視力：RV＝(1.5×S−9.5D)，LV＝(0.8×S−6.0D ◯ C−2.0D Ax175°)．眼圧：右11 mmHg，左13 mmHg．隅角は両眼ともShaffer分類Grade 4で開放隅角，色素沈着はない．眼軸長：右30.05 mm，左28.55 mm．中心角膜厚：右558 μm，左542 μm．

検査

眼底写真（❶）：右眼は，紋理（豹紋状）変化が強く，黄斑部の網膜は黄色調で軽度の網脈絡膜萎縮を呈している（❶a▷）．上耳側に網膜神経線維層欠損（nerve fiber layer defect；NFLD）を認める（❶▷）．視神経乳頭周囲にコーヌスを認め，視神経乳頭は傾斜して縦長にみえるため，乳頭陥凹の評価は難しいが，上方に陥凹が拡大して

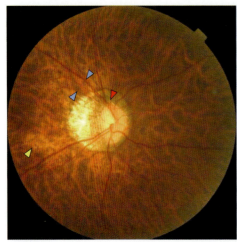
a. 右眼

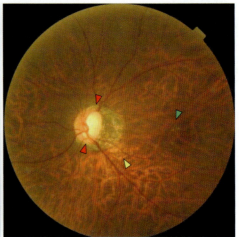
b. 左眼

❶ 眼底カラー写真

いるようにみえる（❶a▶）．

　左眼は，紋理変化が強く，下耳側に軽度の網脈絡膜萎縮を認める．コーヌスは耳側に認め，視神経乳頭は傾斜してやや縦長にみえる．明らかに上下のリムが菲薄化し，乳頭陥凹は上下に拡大している（❶b▶）．黄斑部に黄色の沈着物を認める（❶b▶）．

視野（❷）：右眼は，下方に鼻側階段を認め，一見，典型的な緑内障性視野障害である．しかし，水平線を越えて上方まで感度低下を認め（青矢印），若年者にもかかわらず黄斑部を含む全体的な感度低下（○）があり，中心窩感度が33 dBとやや低下していることが緑内障では非典型的である．

　左眼は，中心窩感度が27 dBと明らかに低下している．上方は弓状暗点，下方は鼻側階段を呈しており，典型的な緑内障性視野障害であるが，それらとは独立して傍中心部の感度低下（赤矢印）を認める．

OCT（❸）：右眼の黄斑部断面では，黄斑の強膜および網膜は相対的に厚く，周辺部ではなだらかに網膜が薄く，急速に強膜が薄くなっている（青矢印）．視神経乳頭耳側では下方から強膜が突き上げる形で神経を圧迫しているような所見を認める（赤矢印）．視神経乳頭断面でも視神経乳頭耳側では下方から強膜が突き上げる形で神経を圧迫しているような所見を認め（赤矢印），コーヌス耳側境界は ellip-

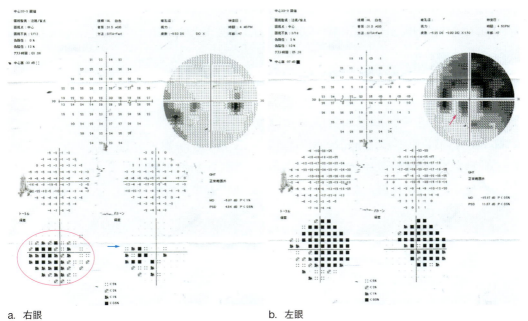

a．右眼　　　　　　　　　　　　　　　b．左眼
❷ 静的視野検査所見

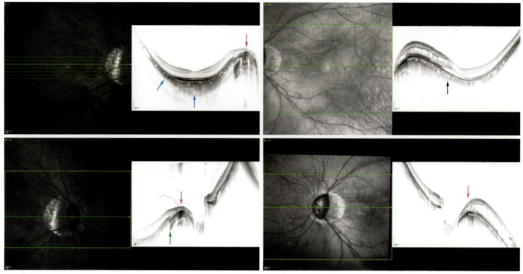

a. 右眼　　　　　　　　　　　　　b. 左眼
❸ OCT 所見

soid zone の断端（緑矢印）に一致しており，それより乳頭側では OCT の光信号の侵達度が増して強膜などの構造物がはっきり見える．

　左眼の黄斑部断面では視神経乳頭から黄斑にかけて網膜外層の浮腫を認め，黄斑部には漿液性網膜剝離（黒矢印）も認める．右眼と違い，左眼は黄斑横断面が S 字状にうねっており，後極部の眼球形状が左右で異なっていることがわかる．視神経乳頭断面では浮腫の原因となるピットや硝子体牽引は明らかではない．右眼に比べると緩やかではあるが，視神経乳頭耳側で強膜が下方から突き上げる形となっている．

フルオレセイン眼底造影検査（後期）（❹）：右眼では網脈絡膜萎縮の周辺部が過蛍光を示すが，蛍光漏出は少ない．左眼では網脈絡膜萎縮の周辺部が過蛍光を示し，耳側に強い蛍光漏出を認める．

治療，経過　目標眼圧を 12 mmHg 以下に設定して，眼圧下降薬による点眼加療．3 年の経過観察では明らかな視野障害進行を認めない．

解説　両眼ともに成人後も近視が進行しており，網脈絡膜萎縮を認め，病的近視である．

病的近視による黄斑部網脈絡膜萎縮のみられる右眼：右眼には二つの要素がある．ひとつは上耳側の NFLD と対応する下耳側の視野障害である．これは緑内障に典型的であり，"緑内障性視神経障害"と言い切りたいところである．しかし，近年，緑内障性視神経障害と鑑別の難しい近視性視神経症という疾患概念が提唱されている．近

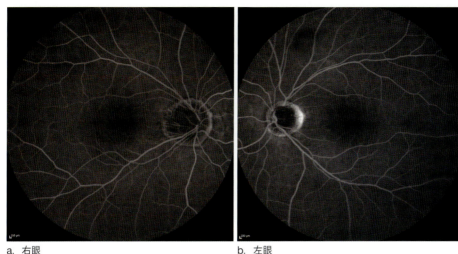

a. 右眼　　　　　　　　　　　　　　　b. 左眼
❹ フルオレセイン眼底造影所見

視性視神経症は眼球拡大による視神経乳頭およびその周囲の変形によってNFLDを生じ，成長期の眼球伸長時に発症する場合と，成人後の病的近視に発症する場合がある．その特徴は，前者は進行せず，後者は進行が非常に遅いことである[1]．本症例では左眼の視野障害は進行しているが，右眼の視野障害は10年間でほとんど進行していない．つまり，上耳側のNFLDは成長期に生じた近視性視神経症の可能性が高いということである．

　もう一つの要素は病的近視による視野障害である．右眼は左眼と比較して眼軸長が長く，後極部の網脈絡膜萎縮が広範囲で，さらに視神経乳頭耳側の強膜屈曲も強い．この強膜屈曲はscleral ridgeと呼ばれ，病的近視における視力低下の危険因子である[2,3]．一般的に後部ぶどう腫では，ぶどう腫境界部は強膜の屈曲部となるため，屈曲が強くなると強膜が下方から網膜・脈絡膜を圧迫する形となり菲薄化を生じる．黄斑部ぶどう腫では，この屈曲部が視神経乳頭耳側に生じるため，強膜屈曲部が後方から乳頭黄斑線維束を圧迫し（❸の右眼の赤矢印），視力低下をきたすと考えられている．つまり右眼は病的近視による黄斑部網脈絡膜萎縮の程度が今後の視機能に大きく影響する眼であるといえる．視野が全体的に感度低下を生じ（❷の右眼の○），やや中心窩感度が低下しているのは，黄斑部網脈絡膜萎縮がすでに視機能に影響し始めていることを示している．病的近視には現時点ではエビデンスのある治療法はないが，理論的に考えると眼圧が高いことは病的近視の眼球拡大に促進的に働くので，眼圧が正常範囲内であっても眼圧下降薬の治療が勧められる．特に本

症例では今後，病的近視により徐々に視機能が低下することが予想され，無治療で経過観察し，視機能が低下した場合は患者の納得は得られにくい．NFLD も合併している本症例では，特に眼圧下降治療が勧められる．眼圧が下降しても緑内障と同様，完全に進行を止められず，少しずつ進行するため，その点も緑内障と同様に眼圧下降治療は現時点では最善の治療ではあるが，あくまでも進行を遅くすることが治療の限界であることを患者に説明しておく必要がある．

黄斑浮腫のみられる左眼：左眼は右眼と比較すると眼軸長が短いにもかかわらず角膜は薄く，経過中 1〜2 mmHg 程度右眼より眼圧が高いことから，緑内障性視神経症が進行しやすい眼といえる．紹介理由も左眼の視野障害が進行したということなので，左眼はさらなる眼圧下降が必要である．左眼は右眼と比較して，緑内障性視神経障害は強く，病的近視による変化は軽いのであるが，さらにもう一つの要素である黄斑浮腫が関与している．視野障害のうち上下の弓状暗点は緑内障によるものであるが，中心視野障害は黄斑浮腫と緑内障両方の関与が考えられる．緑内障に関しては眼圧下降を十分に行っているが，黄斑浮腫の治療にはエビデンスがない．視神経乳頭耳側から黄斑に広がる浮腫または分離の原因として，① 乳頭ピット，② 硝子体牽引，③ 近視眼緑内障，④ 病的近視の四つが提唱されている．① は先天異常が考えられており，OCT では視神経乳頭部に小窩（ピット）を認めることがあるが，はっきりしないこともある．いわゆる pit-macular syndrome（ピット黄斑症候群）である．② は視神経乳頭周囲の網膜と硝子体の癒着が強く，牽引により網膜が分離するもので，緑内障眼，強度近視眼では神経線維がまばらになるため牽引によって分離しやすいと考えられている．OCT で硝子体の明らかな牽引を認める．③ は緑内障によって視神経乳頭部の神経線維が減少した隙間に，くも膜下腔や硝子体腔から液体成分が侵入し，浮腫を生じると考えられている．OCT では浮腫を認めるが，ピットは認めず，数年で自然消退する症例が多い[4]．自然消退するしくみはよくわかっていないが，緑内障性視神経萎縮で生じた神経線維の隙間が徐々に閉鎖するのではないかと推察される．④ は病的近視によって視神経乳頭周囲の変形が強くなり，くも膜下腔や脈絡膜から液体成分が漏出して網膜浮腫を生じると推察されており，大きなコーヌスを伴うことが多い．OCT では視神経乳頭周囲の変形が大きくみえることが特徴で，後天性と考えられるピットを認めるこ

ともある[5]．本症例 は ③ と ④ の合併と考えている．左眼の蛍光漏出は持続しているが，浮腫はゆっくりと改善しつつあり，今後も定期的に経過観察していく予定である．

まとめ：これらの仮説を述べたのは，緑内障と近視の関係には，いまだ未解明の部分が多く，本項を読まれた先生がたにも緑内障で経過観察している症例の視神経乳頭およびその断面をみていただきたいからである．日本人には近視が多く，本症例のようなさまざまな病態が複合した眼は珍しくない．現時点では病的近視と緑内障様の視神経症を合併したと考えられる新しい症例では，眼圧下降薬の使用が勧められる．一方で，緑内障も進行するが，病的近視も進行する．長期経過観察している近視眼緑内障症例のなかに，病的近視進行による合併症が生じていることを念頭において検査をすることが必要である．なるべく多くの先生がたに興味をもっていただき，症例を集積して早急にエビデンスのある治療を確立することが喫緊の課題と考えている．

（山下高明）

（文献）

1) Yanagisawa M, et al：Changes in axial length and progression of visual field damage in glaucoma. Invest Ophthalmol Vis Sci 2018；59：407-417.
2) Ohno-Matsui K, et al：Association between shape of sclera and myopic retinochoroidal lesions in patients with pathologic myopia. Invest Ophthalmol Vis Sci 2012；53：6046-6061.
3) Akagi T, et al：Peripapillary scleral deformation and retinal nerve fiber damage in high myopia assessed with swept-source optical coherence tomography. Am J Ophthalmol 2013；155：927-936.
4) Inoue M, et al：Spontaneous resolution of peripapillary retinoschisis associated with glaucomatous optic neuropathy. Acta Ophthalmol 2015；93：e317-318.
5) Ohno-Matsui K, et al：Acquired optic nerve and peripapillary pits in pathologic myopia. Ophthalmology 2012；119：1685-1692.

長期点眼治療での注意点／充血
両眼の充血悪化と眼圧上昇傾向がみられた長期点眼治療中の症例

症例 69歳，女性．25年前より一過性の眼圧上昇をたびたび認め，眼内炎症所見からPosner–Schlossman症候群と診断され，近医でβ遮断薬点眼と低濃度ステロイド点眼でフォローされてきた．2か月前から充血が悪化し，眼圧も上昇傾向となったため，ステロイド眼軟膏とプロスタグランジン関連薬（PG関連薬）の点眼薬を追加処方された．その後さらに充血悪化，眼圧も下降せず，ステロイド緑内障の可能性も考えられるとのことで埼玉医科大学病院眼科に紹介となった．

主訴 両眼充血，開瞼困難，緑内障点眼薬継続困難．

検査 視力：RV＝0.4（0.5×S＋2.75D◯C－1.50D Ax80°），LV＝0.4（0.6×S－0.50D◯C－3.00D Ax75°）．眼圧：右21mmHg，左17mmHg．両眼ともに眼球・眼瞼結膜充血，眼瞼炎を認めた（❶a）．初診時に眼内の炎症所見は認めなかった．前医での視野検

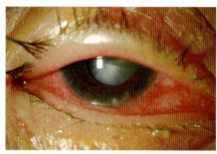
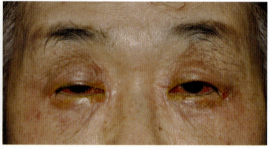

a．初診時

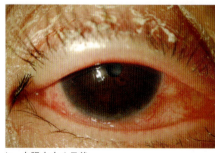
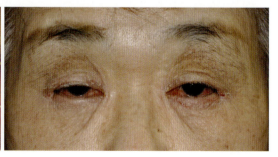

b．点眼中止4日後

❶ 初診時と点眼中止4日後の眼周囲所見．近医でタフルプロスト，チモロールマレイン酸塩，ステロイド点眼，ステロイド軟膏を投与するも改善しないため紹介となった．初診時は強い眼瞼結膜充血に加え，眼瞼炎所見も強く，やや開瞼困難な状態だった．

査結果は ❷ a のとおり．

治療，経過 皮膚科とも併診となり，プレドニン® 20 mg/日を内服処方されていた．眼科の治療方針として，点眼はすべていったん中止とした．4日後の再診時に充血の軽度改善を認めた（❶ b）．その後も慎重に眼圧値をチェックしながら点眼中止を継続，2か月後には充血は改善し，視力・視野検査結果ともに改善した．受診後4年経過したが，明らかな緑内障の進行は認めなかった（❷ b, c）．

解説 2018年に発表された『緑内障診療ガイドライン（第4版）』[1]では，緑内障に対するエビデンスに基づいた唯一確実な治療法は眼圧下降であるとされている．現在最も一般的で広く行われている眼圧下降治療は，点眼による薬物療法である．点眼による充血は薬物療法を行ううえで最も頻繁にみられる副作用症状の一つであるが，アドヒアランスの低下につながることが報告されており，薬物療法を継続するなかで常に注意が必要な所見である．

長期点眼治療での注意点：長期点眼患者では点眼による一時的な結膜充血とは別に，結膜炎の非特異的症状としての結膜充血を認める

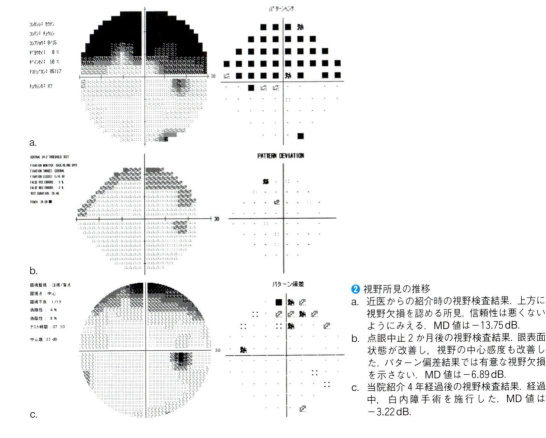

❷ 視野所見の推移
a. 近医からの紹介時の視野検査結果．上方に視野欠損を認める所見．信頼性は悪くないようにみえる．MD値は−13.75 dB．
b. 点眼中止2か月後の視野検査結果．眼表面状態が改善し，視野の中心感度も改善した．パターン偏差結果では有意な視野欠損を示さない．MD値は−6.89 dB．
c. 当院紹介4年経過後の視野検査結果．経過中，白内障手術を施行した．MD値は−3.22 dB．

ことがある．このような症例では角結膜上皮障害やアレルギー性結膜炎，眼瞼炎などを併発していることがあり，注意が必要である．眼表面の状態や緑内障の重症度と進行速度，目標眼圧達成の有無および患者のアドヒアランスを総合的に勘案し，点眼薬の変更，点眼の一時的な中断，点眼以外の治療法への切り替えなどを考慮する．

　本症例では紹介元ですでに防腐剤の含まれていない点眼薬への変更が行われたが，症状は改善していなかった．また，受診時の眼圧値と眼底所見から，急激に視野障害が進行する可能性は低いと考え，全点眼薬の一時中止を行った．本症例では点眼中止後，結膜充血・眼瞼炎を含めた前眼部所見の改善とともに，視力・視野検査結果も改善した．

　重篤な結膜充血や角結膜上皮障害では視力の低下や，視力低下に伴う視野検査結果の"見かけ上の"悪化をきたすことがある．充血を伴う長期点眼治療患者の視野評価時には，単にMD値を比較するだけでなく，視力や中心窩閾値も参考にした評価も重要である．

点眼後の一過性の結膜充血：『緑内障診療ガイドライン（第4版）』のなかで主な緑内障点眼薬とその特徴が表と補足資料で示されている[1]．本ガイドラインの補足資料中に主な副作用として"結膜充血"が記載されているのは，PG関連薬，炭酸脱水酵素阻害薬，Rhoキナーゼ阻害薬（ROCK阻害薬），α_1遮断薬である．点眼に関連する結膜充血とは，日々の点眼後に現れ，時間経過とともに自然消退する一過性の結膜充血所見を指すことが多い．以下，使用頻度が高いPG関連薬とROCK阻害薬の特徴と注意点について述べる．

プロスタグランジン関連薬：PG関連薬の副作用のなかで最も頻度が高いのが結膜充血である．頻度は報告によってかなり異なり，ラタノプロストで5〜28％，タフルプロストで7〜27％，トラボプロストで35〜50％，ビマトプロストでは15〜45％であったとの報告がある．PG関連薬の局所副作用は特に片眼のみ点眼時には左右の非対称性が目立ち，本人も気づくことが多い．

　また，充血発現時期には個人差があるが，症例によっては点眼後数時間経過してから充血が強く現れる症例もある（❸）．PG関連薬は眠前に点眼することが多いため，患者自身も医療従事者も充血に気がつかない症例も含まれていると考えられる．PG関連薬からPG関連薬を含有した配合薬に切り替えると同時に，点眼時期を眠前から朝に変更することがあるが，その際には特に注意が必要である．

Rhoキナーゼ阻害薬（ROCK阻害薬）：ROCK阻害薬は世界に先駆

長期点眼治療での注意点／充血　301

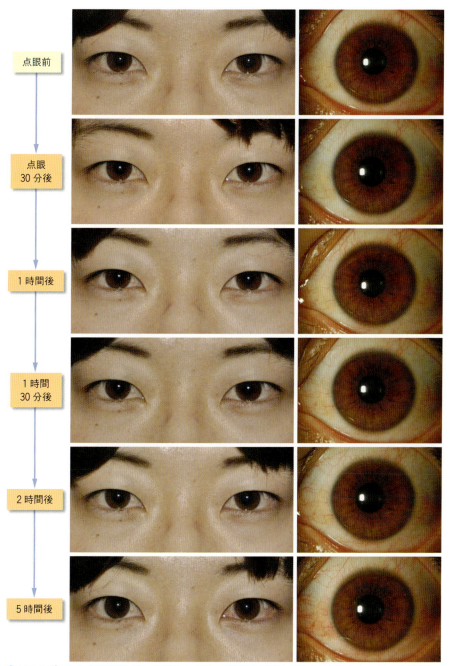

❸ ビマトプロスト点眼前後写真．左眼のみ点眼．点眼後2時間まで充血は目立たないが，5時間後に充血を認めた．充血の左右差は直視下で確認できる．

けて 2015 年にわが国で承認・市販された薬剤である．市販当初より点眼直後からの充血の頻度が高いことが報告されてきた．Tanihara らのリパスジル塩酸塩水和物点眼を 52 週間継続した報告によると，点眼後の一過性の充血は点眼患者の約 75％（354 眼中 264 眼）に認められるものの，ほとんどの症例（264 眼中 256 眼，97％）は

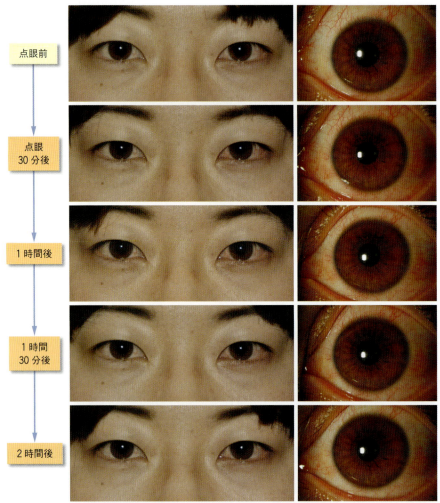

❹ リパスジル塩酸塩水和物点眼前後写真．左眼のみ点眼．点眼後 30 分で著明な充血を認める．点眼後 2 時間で充血は消退傾向にあるが，左右差は確認できる．

軽度であった[2]．また，この症状は ROCK 阻害薬の血管拡張作用によるものと考えられている．充血症状の発現時期と持続期間について，Terao らは点眼 5 分後に充血範囲が最も広くなり，15 分後に最も充血スコアが高かったが，その後，充血は時間とともに漸減し，2 時間程度経過すると症状はかなり軽減すると報告している[3]．❹に示す自験例でも点眼 30 分後に充血が最も強く現れている．

（庄司拓平）

〔文献〕
1) 日本緑内障学会緑内障診療ガイドライン作成委員会：緑内障診療ガイドライン（第 4 版）．日本眼科学会雑誌 2018；122：5-53．
2) Tanihara H, et al：One-year clinical evaluation of 0.4% ripasudil (K-115) in patients with open-angle glaucoma and ocular hypertension. Acta Ophthalmol 2016；94：e26-34.
3) Terao E, et al：Time Course of Conjunctival Hyperemia Induced by a Rho-kinase Inhibitor Anti-glaucoma Eye Drop：Ripasudil 0.4. Curr Eye Res 2017；42：738-742.

長期点眼治療での注意点／瞼の赤い腫れ
緑内障点眼治療中に眼瞼腫脹を訴えた症例

症例 46歳，女性．京都大学医学部附属病院眼科での右眼緑内障に対する点眼加療中に，右眼瞼腫脹が出現した．

既往歴 以前からアトピー性皮膚炎・結膜炎もあり，抗アレルギー薬点眼やフルオロメトロン点眼で加療されていた．眼瞼に対しては他院形成外科で眼瞼けいれんを疑われ，ボトックス®眼瞼注射を数回施行されていた．

治療，経過 以前から両眼をタプロス®点眼で加療されていたが，2014年9月に右眼にアゾルガ®点眼を開始し，2015年12月から右眼にグラナテック®点眼を追加したところ，2016年3月頃から右眼瞼の発赤が出現した．他院形成外科受診時にタリビッド®眼軟膏，リンデロンA®軟膏を処方されたが十分には改善しなかった．同年4月頃の当科再診時に，グラナテック®によるアレルギー性眼瞼炎を疑われ，グラナテック®点眼を中止したところ眼瞼炎は軽快した．

2016年8月にグラナテック®を中止した代わりにアイファガン®点眼を右眼に開始したところ，2016年9月頃に右眼痛・眼瞼腫脹が再燃した．近医眼科を受診し，眼瞼ヘルペスを疑われゾビラックス®軟膏を処方されたが改善しなかった．当科再々診時には右眼瞼の痂皮化（❶）のほか，濾胞性の結膜炎を認めた．点眼アレルギーによる眼瞼炎・結膜炎を疑い，アゾルガ®とアイファガン®点眼を中止したところ，右眼の眼瞼腫脹と眼瞼の痂皮化は改善した．同年12月にアゾルガ®とアイファガン®点眼を再開したところ翌朝には右眼瞼腫脹が再燃したため，緑内障治療薬点眼をコソプト®ミニのみに

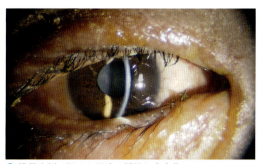

❶ 提示症例で認めた眼瞼の腫脹と痂皮化

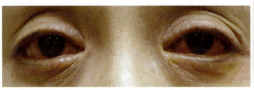 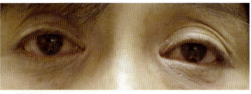

a. 治療前　　　　　　　　　　　　　　　b. 治療後

❷ アイファガン® 点眼開始後の眼瞼発赤・腫脹（55 歳，女性）．アイファガン® 点眼を開始して 4 か月後に症状が出現．アイファガン® 点眼の休薬とソフトサンティア® 点眼のみで腫脹・発赤は 1 か月で軽快した．

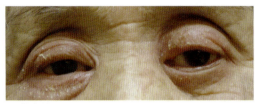 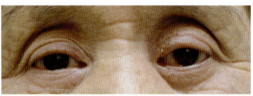

a. 治療前　　　　　　　　　　　　　　　b. 治療後

❸ グラナテック® 点眼開始後の眼瞼腫脹・発赤・痂皮化（80 歳，女性）．グラナテック® 点眼を開始後 3 か月で症状出現．グラナテック® 点眼を中止，リンデロン A® 軟膏の眼瞼塗布にて 1 か月で軽快．

切り替えてリンデロン A® 軟膏を処方した．それにもかかわらず眼瞼腫脹は増悪したため，2017 年 1 月初旬に近医眼科を受診した．β 遮断薬に対するアレルギーを疑われコソプト® ミニを中止，タリムス® 点眼とタリビッド® 眼軟膏を処方されたところ眼瞼腫脹は改善した．その後，エイゾプト® 点眼を試したが，すぐに眼瞼腫脹をきたしたため BAK（benzalkonium chloride；ベンザルコニウム塩化物）アレルギーもあると判断された．その後，眼圧上昇時にコソプト® ミニを再度使ってみたが，やはり眼瞼腫脹をきたしたため，点眼加療継続困難と判断し 2017 年 5 月に右眼流出路再建術を施行した．

解説　**本態はアレルギー性の接触皮膚炎**：緑内障治療薬点眼に伴う眼瞼炎・眼瞼腫脹の原因は，アレルギー性の接触皮膚炎（allergic contact dermatitis）としてとらえられている．緑内障治療薬点眼によるアレルギー性眼瞼炎は，以前は β 遮断薬に起因するものが最も多く，プロスタグランジン関連薬および炭酸脱水酵素阻害薬による眼瞼炎の頻度はきわめて低く，症例報告レベルでしか存在しない．しかし，いわゆるセカンドラインの眼圧下降薬として登場したブリモニジン酒石酸塩（アイファガン®，❷）およびリパスジル塩酸塩水和物（グラナテック®，❸）では，いずれもアレルギー性眼瞼炎が，頻度の高い副作用の第 2 位を占めており，末期緑内障患者で眼瞼炎が発症する頻度が近年上昇していることは間違いない．

アレルギー性の接触皮膚炎の治療の第一は原因の除去であり，緑内障治療薬点眼に起因する場合は原因薬の休薬，中止である．症状

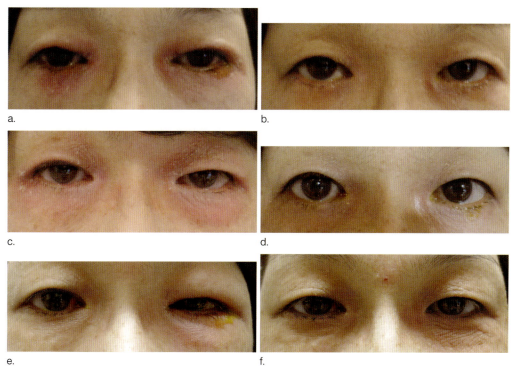

❹ 多種の緑内障治療薬点眼＋防腐剤に対するアレルギー疑いの症例
a. 初回の眼瞼腫脹・発赤．ザラカム®＋アイファガン®点眼からタプロス®＋コソプト®＋アイファガン®に変更後1か月で発症．
b. 初回発症に対する治療後の眼瞼写真．緑内障治療薬点眼をすべて中止，リンデロンA®軟膏の眼瞼塗布にて1週間で軽快．この後，エイゾプト®やトルソプト®点眼を再開したところ眼瞼炎がすぐに再発したため，初回の眼瞼炎はBAKアレルギーによるものと判断された．
c. 眼瞼腫脹・発赤の再発．タプロス®ミニ＋アイファガン®点眼に戻して3か月後に発症．
d. 2回目の発症に対する治療後の眼瞼写真．緑内障治療薬点眼をすべて中止，リンデロンA®軟膏の眼瞼塗布にて1週間で軽快．
e. 3回目の眼瞼腫脹・発赤．左眼にコソプト®ミニを開始して2日後に発症．
f. 3回目の眼瞼腫脹に対する治療後．コソプト®ミニを中止，リンデロンA®軟膏眼瞼塗布により5日間で軽快．

改善までにベタメタゾン（リンデロンA®）軟膏の眼瞼塗布が併用されることが多いが，必要不可欠ではない（❷）．

診断時の注意点：緑内障治療薬点眼によるアレルギー性眼瞼炎を診断するにあたって問題になるのは，接触皮膚炎が基本的にⅣ型（遅発型）アレルギーであるため，原因薬の点眼開始から発症までに3〜4か月を要することが多いことである．そのため，眼瞼腫脹を発症した場合に緑内障治療薬点眼が起因となることに思いが至らない場合がある．加えて，本症例のように他科と併診していたり緑内障担当医以外の医師の診察を受けた場合には，病歴聴取が不十分だったために他疾患と誤診され，不要な治療を受け続けることもある．このため，筆者はブリモニジン酒石酸塩やリパスジル塩酸塩水和物を処方する際には眼瞼腫脹の副作用があることに加え，3〜4か月して

から忘れたころに発症する場合があること，発症した場合は速やかに当院を再診することをあわせて説明するように心がけている．また今後は，一般外来においても緑内障患者の眼瞼腫脹の診断の際には，まずアレルギー性眼瞼炎を鑑別に挙げることが重要と考える．

点眼治療経過での注意点：本症例では，まず始めにリパスジル塩酸塩水和物に対するアレルギー性眼瞼炎を発症したが，その後から，以前は問題なく使用できていたブリモニジン酒石酸塩，チモロールマレイン酸塩，BAK入り製剤に対してもアレルギー反応が出現し，使用不能となった．もともとアトピー性皮膚炎に罹患しており，アレルギー体質があったことが素因として大きいと考えられる．このようなアレルギー素因の症例で眼瞼炎を認めた場合は特に，他剤に対してもアレルギー反応を生じる可能性（❹）を念頭におきながら，慎重に経過観察をしていく必要がある．また，BAKアレルギーに対しては，近年防腐剤フリー点眼薬の有用性が指摘されているため，積極的な使用が推奨される．

　いったんアレルギー性眼瞼炎を発症した場合，原因薬は期間をおいても再使用できなくなる場合が多い．本症例のように緑内障治療薬点眼が継続できなくなった結果，緑内障手術やレーザー手術に至る症例は当院でも近年増加傾向にある．特に若年者の場合，緑内障手術による侵襲を考慮して手術前に点眼を再開できないか試してみることも多いが，すでに感作されているため初発時よりも早期に眼瞼腫脹をきたすことがほとんどである．本症例でも再開翌日には眼瞼腫脹を再燃しているため，もし点眼再開を検討する場合には，すぐに眼瞼腫脹が再燃する可能性を十分に説明しておく必要がある．

（須田謙史，赤木忠道）

（文献）
i) Jappe U, et al：Allergic contact dermatitis due to beta-blockers in eye drops：a retrospective analysis of multicentre surveillance data 1993-2004. Acta Derm Venereol 2006；86：509-514.
ii) Adkins JC, et al：Brimonidine. A review of its pharmacological properties and clinical potential in the management of open-angle glaucoma and ocular hypertension. Drugs Aging 1998；12：225-241.
iii) Tanihara H, et al：One-year clinical evaluation of 0.4％ ripasudil（K-115）in patients with open-angle glaucoma and ocular hypertension. Acta Ophthalmol 2016；94：e26-34.
iv) Uusitalo H, et al：Switching from a preserved to a preservative-free prostaglandin preparation in topical glaucoma medication. Acta Ophthalmol 2010；88：329-336.

長期点眼治療での注意点／目のゴロゴロ感
緑内障点眼により角膜上皮障害が出現した症例

症例1 軽症 76歳，女性．2016年12月に両眼の正常眼圧緑内障のためラタノプロストを両眼単剤点眼中で紹介受診となり，点眼継続にて経過観察中であった．1年後に右眼のゴロゴロ感を訴えた．

主訴 ゴロゴロ感．

既往歴 特記すべきことなし．

所見 視力：RV＝0.9（1.5×S－0.5D）．眼圧：右眼15 mmHg．右眼角膜下方に点状表層角膜症（superficial punctate keratopathy；SPK）を認めた（❶a）．

治療，経過 ラタノプロスト点眼によるSPKを疑い，ラタノプロスト点眼を中止し精製ヒアルロン酸ナトリウム点眼を処方したところSPKは1か月で改善（❶b）．ラタノプロストpreservative-free（PF）点眼へ変更し，その後は角膜障害を認めず，経過は良好である．

症例2 中等症 77歳，女性．2017年7月から左眼の正常眼圧緑内障にて点眼を開始．2か月後に左眼のゴロゴロ感，疼痛を訴えた．

主訴 ゴロゴロ感，眼痛．

既往歴 特記すべきことなし．

所見 視力：LV＝（0.9×S＋2.0D◯C－0.50D Ax120°）．眼圧：左

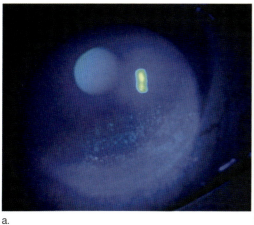 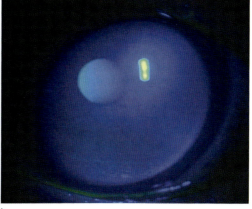

a. b.

❶ 軽症例でのフルオレセイン染色による前眼部写真．症状出現時には角膜下方に点状表層角膜症（SPK）を認めるが（a），治療後には完全にSPKが消失している（b）．

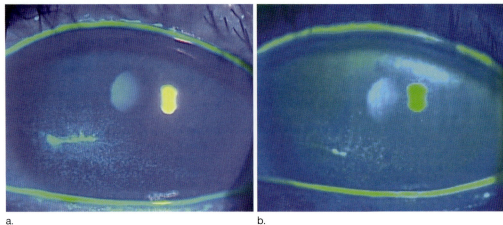

a.　　　　　　　　　　　　　　　　b.

❷ 中等症例でのフルオレセイン染色による前眼部写真．フルオレセイン染色では角膜中央部に epithelial crack line を認め，周囲の角膜上皮に点状表層角膜症（SPK）を認めるが（a），治療後は epithelial crack line がなくなり，角膜上皮の SPK も改善している（b）．

眼 10 mmHg．左眼角膜中央部に epithelial crack line，その周囲の角膜上皮に点状表層角膜症（SPK）を認めた（❷ a）．

[治療，経過]　左眼にはビマトプロスト，シアノコバラミン，精製ヒアルロン酸ナトリウムを使用していた．ビマトプロスト点眼を開始後 3 か月の症状であり，その副作用の可能性が考えられた．ビマトプロスト点眼を中止し，人工涙液点眼を開始したところ，1 か月で症状は軽快したが，SPK は残存していた．シアノコバラミンと精製ヒアルロン酸ナトリウムの点眼を継続していたことが判明し，その影響を考慮して両点眼を中止とし，レバミピド 1 日 4 回と人工涙液 1 日 6 回の点眼を開始した．およそ 2 か月で角膜障害は回復した（❷ b）．その後ラタノプロスト PF 点眼を開始し，以降は角膜障害を認めず，経過は良好である．

[症例 3　重症]　74 歳，男性．2010 年 1 月に両眼の正常眼圧緑内障として紹介受診．他院で緑内障治療薬を 3 剤点眼中であり，点眼を継続して経過観察とした．その後，視野の悪化に伴い手術加療を勧めた．本人が手術を拒否したため，点眼薬を追加した．その後の経過で中等度の SPK が増減を繰り返していたが，そのおよそ 1 年後，右眼のゴロゴロ感とともに眼痛，流涙が出現した．

[主訴]　ゴロゴロ感，眼痛，流涙．

[既往歴]　Sjögren 症候群．

[初診時所見]　視力：RV＝0.03（0.6×S−6.5D ◯C−1.5D Ax90°）．眼圧：右眼 12 mmHg．右眼の充血，角膜中央部から上方にかけて上皮障害を認めた（❸ a）．

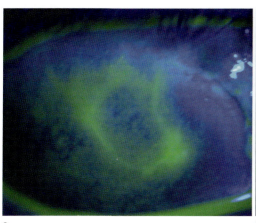 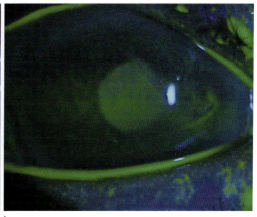

a.   b.

❸ 重症例でのフルオレセイン染色による前眼部写真．症状出現時には重篤な角膜上皮障害を認めるが（a），点眼中止後には角膜上皮の障害が消失している（b）．

[治療，経過] 受診時，右眼にはベタキソロール塩酸塩，ビマトプロスト，ブリモニジン酒石酸塩，ドルゾラミド塩酸塩の4剤の緑内障点眼を使用中であったが，すべての緑内障点眼を中止し，炭酸脱水酵素阻害薬（アセタゾラミド）内服を開始した．およそ1か月で角膜上皮障害は回復し（❸b），線維柱帯切除術＋白内障手術の同時手術を施行した．術後の眼圧経過および角膜の状態は良好である．

[解説] **角膜上皮障害**：本症例のようにゴロゴロ感を訴えて受診した場合は，緑内障治療のための長期緑内障点眼の副作用による角膜上皮障害の可能性を考える必要がある．そのためには，初診時あるいはその症例の自分での初見時の角膜状態を確認し，点状表層角膜症があるか，あれば角膜のどの場所にあるのかを後日比較できるよう記載しておく．可能ならば前眼部写真を撮影しておくことが望ましい．症例のなかには緑内障のみならず，ドライアイ，Sjögren症候群などの膠原病，ヘルペス，眼類天疱瘡などの背景疾患をあわせもつ場合がある．これらの基礎疾患により治療前から角膜上皮障害やBUT（break-up time）の短縮が存在することもしばしばあり，全身疾患の既往について把握しておくことが望ましい．β遮断薬使用下では角膜知覚低下を起こす[1]ため，重症化しても本人は気づきにくく，そのため訴えが「ゴロゴロ」でも，提示した3症例のように軽症から重症までさまざま存在することに注意したい．重症の角膜上皮障害を起こしている場合は原因となる薬剤をすべて中止し，角膜の状態をできるだけリセットしてから防腐剤非含有の点眼を開始していくことが望ましい．

緑内障点眼薬は多剤併用になることが多く，新しく点眼薬を追

加・変更の際には角膜および結膜の状態をその時点で再評価しておく必要がある.

ドライアイによるものか緑内障点眼薬によるものかの鑑別：一般的にドライアイによる点状表層角膜症が角膜下方や結膜に出やすいのに対して，緑内障点眼薬による上皮障害の際には角膜全体に上皮障害が出やすく結膜上皮には障害が出にくい．ゴロゴロ感が生じたときには原因の診断を行うため，緑内障点眼以外の原因がないかを鑑別する必要があり，以下にポイントをまとめる．

1. 角膜上皮障害およびその左右差の有無および程度と，患者の訴えに妥当性があるかどうか，以前の所見と比べて角膜上皮障害が悪化しているかどうか．

2. 角膜上皮障害に変化がなければ，睫毛の角膜接触や乱生により瞬きの際に入り込まないか，マイボーム腺開口部閉塞の有無はどうか．

3. 1，2 が当てはまらなければその他の要因があるか．緑内障点眼薬以外の点眼の影響がないか．

　以上の点を見きわめながら，緑内障点眼薬による副作用かどうかを診断していくことが重要である．

対処法：このように緑内障点眼による副作用としての角膜上皮障害からゴロゴロ感が出ている場合の対処法としては，以下が考えられる．

1. 使用点眼の防腐剤濃度を減らす：

a. 防腐剤の低い濃度の点眼へと変更する，あるいはベンザルコニウム塩化物以外の防腐剤を使用する点眼薬に変更する．参考に防腐剤の種類と濃度の一覧を ❹ に示す[2,3]．

b. 防腐剤なしのミニ製剤（タフルプロスト，ドルゾラミド塩酸塩・チモロールマレイン酸塩配合のミニ），PF 製剤（ラタノプロスト PF，チモロールマレイン酸塩 PF，カルテオロール塩酸塩 PF）へと変更する．

　各緑内障点眼薬の防腐剤の濃度や種類を把握することが副作用を軽減するために役立つと考えられる．また，それぞれの点眼薬のボトルの特性を知っておくことも重要である．ミニ製剤は防腐剤非含有であるが，点眼が上手にできない患者にとっては容量が少なく，1回に 1 本では足りない場合や，指先の細かな作業が難しい患者ではボトルをねじって開封することが困難な場合がある．また PF 製剤は最初に開栓操作が必要であり，その操作ができない患者もいる．

❹ 主な緑内障点眼薬の防腐剤濃度一覧．現在発売されている主な緑内障点眼薬の先発品の防腐剤濃度の一覧を示す.
☐ は防腐剤のない点眼薬を示す．その他の点眼薬はそれぞれの種類のなかで防腐剤濃度の低い順に示す.

	一般名	製品名	防腐剤	濃度（%）
イオンチャネル開口薬プロスタグランジン関連薬	タフルプロスト	タプロス®ミニ	なし	0
		タプロス®	ベンザルコニウム塩化物	0.001
	ビマトプロスト	ルミガン®	ベンザルコニウム塩化物	0.005
	ラタノプロスト	ラタノプロストPF	なし	0
		キサラタン®	ベンザルコニウム塩化物	0.02
	トラボプロスト	トラバタンズ®	ホウ酸，塩化亜鉛，D-ソルビトール（sofZia）	非公開
イオンチャネル開口薬	イソプロピルウノプロストン	レスキュラ®	ベンザルコニウム塩化物	0.003
β遮断薬	持続性製剤チモロールマレイン酸塩（熱応答ゲル基剤）	リズモン®TG	ベンザルコニウム塩化物	0.001
	カルテオロール塩酸塩	ブロキレート®PF	なし	0
		ミケラン®，ミケラン®LA	ベンザルコニウム塩化物	0.002
	ニプラジロール	ハイパジール®	ベンザルコニウム塩化物	0.002
	チモロールマレイン酸塩	チモレート®PF	なし	0
		チモプトール®	ベンザルコニウム塩化物	0.005
	持続性製剤チモロールマレイン酸塩（イオン応答ゲル基剤）	チモプトール®XE	臭化ベンゾドデシニウム	0.012
	レボブノロール塩酸塩	ミロル®	ベンザルコニウム塩化物	非公開
	ベタキソロール塩酸塩（β1選択性）	ベトプティック®	ベンザルコニウム塩化物	非公開
炭酸脱水酵素阻害薬	ドルゾラミド塩酸塩	トルソプト®	ベンザルコニウム塩化物	0.005
	ブリンゾラミド	エイゾプト®	ベンザルコニウム塩化物	非公開
その他	ブナゾシン塩酸塩	デタントール®	ベンザルコニウム塩化物	0.005
	ブリモニジン酒石酸塩	アイファガン®	亜塩素酸Na	非公開
	リパスジル塩酸塩水和物	グラナテック®	ベンザルコニウム塩化物	非公開
	ジピベフリン塩酸塩	ピバレフリン®	ベンザルコニウム塩化物	非公開
配合薬	カルテオロール塩酸塩・ラタノプロスト配合	ミケルナ®	なし	0
	タフルプロスト・チモロールマレイン酸塩配合	タプコム®	ベンザルコニウム塩化物	0.001
	ドルゾラミド塩酸塩・チモロールマレイン酸塩配合	コソプト®ミニ	なし	0
		コソプト®	ベンザルコニウム塩化物	0.005
	ラタノプロスト・チモロールマレイン酸塩配合	ザラカム®	ベンザルコニウム塩化物	0.02
	ブリンゾラミド・チモロールマレイン酸塩配合	アゾルガ®	ベンザルコニウム塩化物	非公開
	トラボプロスト・チモロールマレイン酸塩配合	デュオトラバ®	塩化ポリドロニウム	非公開

2. 点眼本数を減らす：配合薬を使用し，点眼本数および点眼回数を減らすことで角膜への負担を軽減させる．緑内障点眼薬以外の点眼の中止を考慮する．

3. 内服や選択的レーザー線維柱帯形成術（selective laser trabeculoplasty；SLT）[4]も考慮する：原因薬剤が判明している場合にはその薬剤を中止するが，多剤が副作用を起こしている場合もある．複数の薬剤を同時に中止せざるをえない場合や代替薬剤がない場合は，炭酸脱水酵素阻害薬内服やSLTを選択肢に入れる．

好発しやすい患者背景：最後に角膜上皮障害が起こりやすい患者のポイントを ❺ に示す．緑内障点眼薬は多剤併用となることが多く，副作用が出る可能性があるため，点眼開始時には必ず1か月程度で効果および副作用のチェックを行うべきである．真面目な患者ほど症状をがまんして点眼を継続し，副作用が重症化する可能性がある．具合が悪いときには連絡してくるよう患者に伝えておくことが望ましい．

（丸山悠子，池田陽子）

❺ 角膜上皮障害が起こりやすい患者

1. ドライアイやSjögren症候群などの基礎疾患の存在

2. 多剤併用

3. 防腐剤濃度が高い点眼薬を使用

4. 点眼手技に問題（眼に1滴で入らず複数滴点眼，1滴で入っても念のためと2滴入れるなど）

（文献）
1) Weissman SS, et al：Effects of topical timolol（0.5%）and betaxolol（0.5%）on corneal sensitivity. Br J Ophthalmol 1990；74：409-412.
2) 川瀬和秀：緑内障の古典的薬物の新知識．あたらしい眼科 2015；32：789-796.
3) 長井紀章ら：各種保存剤を用いた市販緑内障治療（配合）点眼薬における角膜傷害性のキネティクス解析．あたらしい眼科 2013；30：1023-1028.
4) 新田耕治：選択的レーザー線維柱帯形成術．あたらしい眼科 2015；32：797-803.

長期点眼治療での注意点／点眼指導
処方した点眼薬が妙に減る症例

症例 81歳，女性．10年前より緑内障にて点眼加療されていたが，最近，両眼ともに霧視が増悪したため岡山大学病院眼科を紹介された．

主訴 視力低下，両眼の霧視．

既往歴 高血圧症．

初診時所見 視力：RV＝手動弁（矯正不能），LV＝0.2（矯正不能）．眼圧：右眼14 mmHg，左眼10 mmHg．両眼の視神経乳頭には進行した緑内障性変化を認めた（❶）．視野検査では，右眼の中心視野は消失，耳側周辺視野が残存するのみだった．左眼はHumphrey視野の中心30-2でMD値が−21.61 dBだった（❷）．

治療，経過 前医より，プロスタグランジン関連薬，炭酸脱水酵素阻害薬＋β遮断薬配合薬，$α_2$刺激薬の3剤が処方されていたが，問診により，3剤ともに毎月5本ずつと通常の使用量をはるかに上回る本数が処方されていたことが明らかになった．そこで，患者の日常の点眼操作の確認と，眼圧日内変動を把握するために入院となった．

その結果，中心視野が消失している右眼では，点眼液が眼表面に滴下されることはほとんどなく，多くが眼瞼や頬部へ滴下されてい

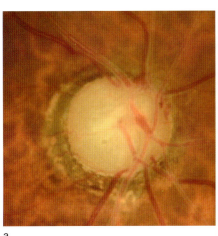 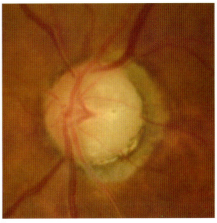

a. b.
❶ 両眼とも視神経乳頭のC/D比は1.0．深い陥凹を認め，リムはほとんど残っていない．

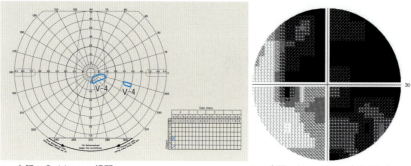

a. 右眼, Goldmann 視野　　　　　　b. 左眼, Humphrey 中心 30-2

❷ 右眼はわずかに視野が残存するのみ，左眼も MD−21.61 dB と進行した視野障害を認める．

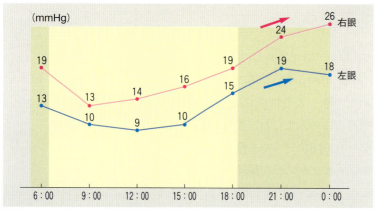

❸ 眼圧日内変動を入院して測定したところ，両眼とも大きく変動し，右眼は 26 mmHg，左眼は 19 mmHg まで上昇した．

た．さらに，中心視野が残存する左眼であっても，点眼液が眼表面に正確に滴下するのに 3〜5 滴を要した．そのような状況で眼圧の日内変動を測定したところ，最高眼圧は右眼 26 mmHg，左眼 19 mmHg だった（❸）．そこで，治療方針としては，優位眼である左眼には濾過手術を行い，右眼については点眼補助具を用いて点眼指導を行うこととした．

解説　当然ではあるが，緑内障点眼薬が眼圧下降効果を発揮するためには，薬液が"正確に眼表面に滴下されること"が大前提となる．しかしこの事実は，緑内障患者の点眼治療を考えるうえで，最も重要な課題でありながら，これまで看過されてきたのではないだろうか．実際に外来で緑内障患者に自己点眼してもらうと，適切な点眼操作が行えている患者は意外にも少ないことに驚かされる．とりわけ視野障害が進行した高齢患者では，手先の細かい作業が苦手であるために点眼操作自体がおぼつかなかったり，中心視野障害のために点眼ノズルが見えなかったりと，1 回の操作で適切に滴下できないことが多い．その結果，点眼液の消費量が多くなる傾向があ

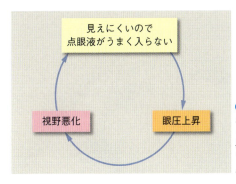

❹ 点眼不成功による負のスパイラル．見えにくいので点眼液がうまく入らない．その結果，眼圧は上昇し，視野が悪化する．すると，ますます見えづらくなって点眼液が入らない．

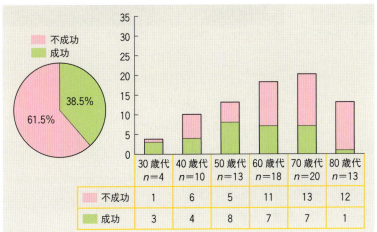

❺ 緑内障患者（78人）の点眼成功率と年代別成功率

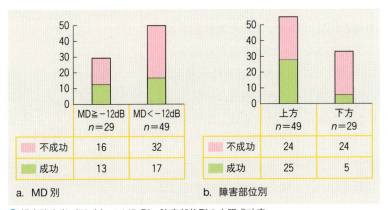

a. MD別　　　　　　　　　　b. 障害部位別

❻ 緑内障患者（78人）のMD別，障害部位別の点眼成功率

る．また，そのような患者は，眼圧コントロールも不安定となることが予想され，さらに視機能が悪化，そして，ますます点眼が困難になるといった負のスパイラルに巻き込まれる可能性すらある（❹）．

そして近年，緑内障患者の点眼操作の困難さについての報告も散見されるようになってきた[1-4]．われわれの報告でも，"最初の1滴

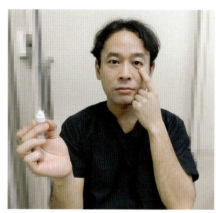
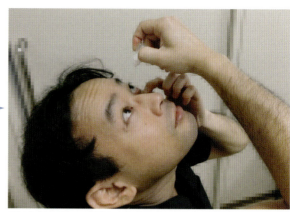

利き手で点眼容器をもち，反対側の人差し指で下眼瞼を下げる．

顔は上向きにし，視線も上方を見るようにして点眼．

❼ 下眼瞼牽引法

で眼表面に滴下できる"場合を点眼成功と定義したとき，緑内障患者では38.5%しか正確に点眼できておらず，高齢になるほど点眼の成功率は低下することが明らかになった（❺）[5]．また，低いMD値・下方視野障害の強い患者では，有意に点眼成功率が低く，進行した患者ほど点眼がうまくできない可能性も示された（❻）．

したがって，妙に点眼薬が減る患者に遭遇した際には，患者の実際の点眼状況を確認することは非常に重要であり，点眼操作が難しい患者に対しては点眼指導を根気よく行うことが求められる．それでも改善が困難と判定される場合には，家族による介助が必要となるので，キーパーソンとなる人に連絡をとって付き添い来院をしてもらい，病気の小冊子なども利用しながら治療の必要性を説明し，点眼指導を一緒に行うなどの対策を講じるべきである．

点眼指導 正しい点眼のしかた：正しい点眼方法は，副作用の予防にもつながる．点眼液の使いかたを正しく理解し，それぞれの患者に最も適した方法を選択できるよう理解する必要がある．

点眼は決められた時間と回数を守り，1滴を正確に点眼することが大切である．結膜嚢中に保持できる点眼薬の量は30μL，点眼液の1滴が30〜50μLであるので，1回に1滴の点眼量で十分であり，点眼量を増やしても薬液は目からあふれるだけで眼圧下降効果は同じである．

自己点眼には，"下眼瞼牽引法"，"げんこつ法"，"点眼補助具による方法"がある．

1. 下眼瞼牽引法（❼）：利き手で点眼容器をもち，反対側の手の人差し指で下眼瞼を下に引っ張る．顔は上向きにし，視線も上方を見

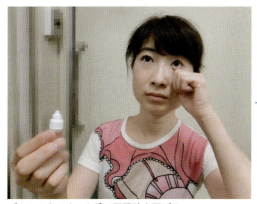
げんこつをつくった手で下眼瞼を下げる．
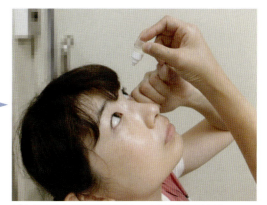
げんこつの上に点眼容器をもった手を乗せて点眼．
❽ げんこつ法

るようにして，点眼する．点眼容器をもった手を，下眼瞼を引っ張っている手の上に乗せて支えると，より安定しやすい．このとき，容器の先端がまつ毛や眼瞼に当たらないように注意する．

2．げんこつ法（❽）：利き手で点眼容器をもつ．反対側の手は握りこぶし（げんこつ）をつくる．げんこつの親指側を点眼するほうの頬に当て，下眼瞼を下げるようにする．顔を上向きにし，げんこつの上に点眼薬をもった利き手を乗せて支え，点眼する．

3．点眼補助具による方法（❾）：市販の点眼補助具や，点眼薬に付随している補助具に点眼容器を差し込むことにより，正しい位置に固定でき，容器のノズルがまつ毛や眼瞼に触れることなく点眼が可能である．

下眼瞼牽引法が最も一般的な点眼方法であるが，指先に力の入らない高齢の患者では，げんこつ法が適している．大切なことは，点眼液がしっかりと眼表面に滴下されることなので，下眼瞼をしっかり下げて眼表面を露出しやすいという点では，点眼補助具による方法よりも下眼瞼牽引法やげんこつ法のほうが優れているが，指先の力がない人でも片手で握って押すだけで点眼できる補助具もあり，それぞれの患者で適した方法をマスターしてもらうのがよいと考える．いずれの方法も，顔を上に向けづらい場合（特に高齢者）では，仰臥位の状態で点眼すると入りやすくなる（❾右下図）．

点眼時のケアと注意点：あふれ出た薬液は，点眼液中の基材や防腐剤成分などで，目のまわりの皮膚炎の原因となるので，清潔なガーゼやティッシュでふきとるよう指導する．点眼液が鼻涙管を通じて鼻のほうへ吸いとられないように，点眼後は，まばたきをしないで数分間，静かに目を閉じて，軽く目頭（涙嚢部）を押さえるように

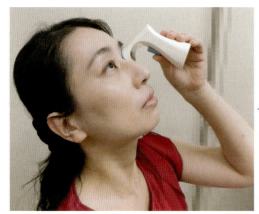
点眼容器を差し込んだ補助具を瞼に当てる.

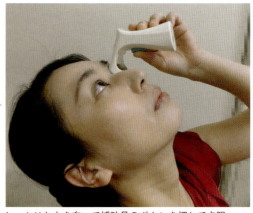
しっかりと上を向いて補助具のボタンを押して点眼.

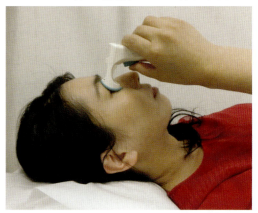
顔を上に向けづらい場合は仰臥位で点眼すると入りやすいこともある.

❾ 点眼補助具による方法

する.交感神経遮断薬のような循環器系,呼吸器系への影響がみられる点眼薬では,涙嚢部を圧迫し,閉眼することにより鼻涙管への流出を減少させ,全身への吸収を抑制し,全身的な副作用を軽減する.

　点眼薬がきちんと目のなかに入ったかどうかわからないときは,点眼薬を冷蔵庫で保存し,冷やしたものを点眼すれば,目に1滴が正しく入ったことがわかりやすい.何種類かの点眼薬を併用する場合は,できれば5分の間隔をおく.間隔をあけないと先にさした目薬が後にさす目薬によって流されてしまい,効果が減弱してしまうからである.点眼順序については,懸濁性点眼液やゲル化点眼液,軟膏を最後に点眼するよう指導する.ゲル製剤や軟膏の油分で,点眼液をはじいてしまい,効果が減弱してしまうからである.もし,決まった時間に点眼するのを忘れた場合には,通常,気がついた時点ですぐに点眼する.ただし,次に点眼する時間が近い場合には,忘れた分は飛ばして次を決まった時間に点眼する(たとえば,1日

1回の点眼薬を忘れた場合，その日のうちであればすぐに1回分を点眼する．翌日に気づいた場合には，前日の分は点眼せず，通常どおり翌日の点眼を1回1滴行う）．

まとめ　今後，緑内障患者の高齢化に伴い自己点眼が困難となる患者の増加が予想される．また度重なる点眼指導によっても点眼操作の改善が見込めず，家族の介助もままならないという理由で，観血的治療に踏み切る症例も増えるかもしれない．このような背景で，特に病初期の点眼困難例については，積極的にレーザー治療や低侵襲緑内障手術（minimally invasive glaucoma surgery；MIGS）を行い，点眼負荷を軽減すべきとの意見もある．

　これからの点眼操作がしやすい容器の開発，さらなる将来は点眼操作そのものを不要とする drug delivery system の登場に期待したい．

（内藤知子）

〔文献〕

1) Tatham AJ, et al：Eye drop instillation technique in patients with glaucoma. Eye (Lond) 2013；27：1293-1298.
2) Stone JL, et al：An objective evaluation of eyedrop instillation in patients with glaucoma. Arch Ophthalmol 2009；127：732-736.
3) Hennessy AL, et al：A video study of drop instillation in both glaucoma and retina patients with visual impairment. Am J Ophthalmol 2011；152：982-988.
4) Hennessy AL, et al：Videotaped evaluation of eyedrop instillation in glaucoma patients with visual impairment or moderate to severe visual field loss. Ophthalmology 2010；117：2345-2352.
5) Naito T, et al：Factors affecting Eye Drop Instillation in Glaucoma Patients with visual field defect. PLoS One 2017；12：e0185874.

長期点眼治療での注意点／アドヒアランスの向上策
検査入院でアドヒアランスを修正した正常眼圧緑内障の症例

症例 62歳，男性．妻と二人暮らし．200X年6月に目のかゆみで前医を受診し，緑内障性視神経乳頭を指摘された．Humphrey静的視野検査で緑内障性視野障害を認めた．矯正視力は両眼とも（1.2），点眼前眼圧はRT＝14mmHg，LT＝13mmHg（Goldmann眼圧計〈GAT〉），正常眼圧緑内障（normal tension glaucoma；NTG）の診断で200X＋1年，ラタノプロスト点眼を両眼に開始し，眼圧は9〜13mmHgに低下．200X＋6年，ブリンゾラミド・チモロールマレイン酸塩点眼を追加．時々，乳頭出血を認めた．200X年＋7年ブリンゾラミド点眼を追加，RT＝10mmHg，LT＝11mmHg．点眼を追加し眼圧数値は10mmHg台前半で経過するも視野障害は進行あり，200X＋11年に新潟大学医歯学総合病院眼科を紹介，初診した．眼圧変動および点眼アドヒアランスの確認を目的に当科に検査入院の方針となった．

主訴 前医主治医に勧められ受診，視野欠損の自覚なし．

既往歴 糖尿病で内服，狭心症で精密検査歴あり．眼手術歴・外傷歴なし．アレルギーなし．

家族歴 母：緑内障（緑内障手術歴あり）．

初診時所見 視力：RV＝0.5（1.2×S−0.75D◯C−0.75D Ax75°），LV＝0.9（1.2×S−0.75D◯C−0.50 Ax105°）．眼圧：RT/LT＝12/12mmHg（GAT）．

検査入院時所見 前眼部：角膜，結膜に特記すべき所見なし，前房は深く炎症所見なし，虹彩に特記すべき所見なし，水晶体は白内障Emery-Little分類Grade 1で落屑物質（−），隅角は開放隅角Shaffer分類Grade 4で周辺虹彩前癒着なし．

網膜視神経：両眼緑内障性視神経乳頭，網膜神経線維層欠損（nerve fiber layer defect；NFLD，❶），入院中右眼に乳頭出血（❷）を認めた．

検査結果 眼圧：前医外来での眼圧RT/LT＝10/10mmHg（GAT）．入院前点眼OFFのベースライン眼圧：RT＝15〜18mmHg，LT＝15〜20mmHg（GAT）．入院後点眼再開下の1日眼圧：RT＝

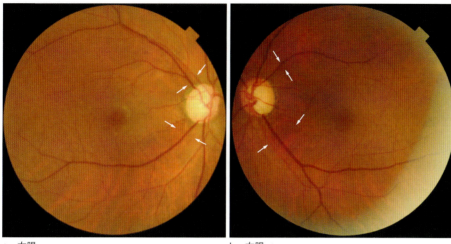

a. 右眼　　　　　　　　　　　　b. 左眼

❶ 眼底写真．両眼にともに高度の視神経乳頭陥凹拡大，上下乳頭から連続する NFLD（網膜神経線維層欠損，矢印）を認めた．

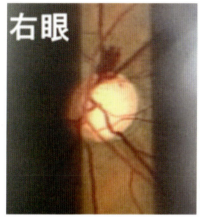

❷ 前置レンズで観察した右眼の視神経乳頭写真（倒像）．入院経過中，右眼の乳頭下方に明瞭な乳頭出血を認めた．

6～10 mmHg，LT＝6～11 mmHg（GAT）．眼軸長：右 24.7 mm，左 24.5 mm．角膜内皮細胞密度：右/左 2,062/1,969（cells/mm^2），中心角膜厚：右/左 451/457（μm）．視野：入院時 Humphrey 視野検査の HFA 30-2 を ❸，HFA 10-2 を ❹ に示す．

点眼状況　点眼内容：ラタノプロスト 1 日 1 回両眼，ブリンゾラミド・チモロールマレイン酸塩 1 日 2 回両眼，ブリモニジン 1 日 2 回両眼．点眼忘れ：朝の点眼忘れなし，夕方・夜間の点眼は 5 回/週程度忘れる．点眼手技：自己点眼，手技は良好．

経過　外来では夕方以降の点眼をほぼしていなかった状態で，アドヒアランス不良であったことが判明した．検査入院後は，外来より明らかに低い眼圧を維持できた．点眼忘れが多いため点眼手技自体は良好であるが，点眼を 1 剤減らして忘れる回数を減らす，特に夕方から夜の点眼のタイミングで家族の声掛け協力を依頼する，生

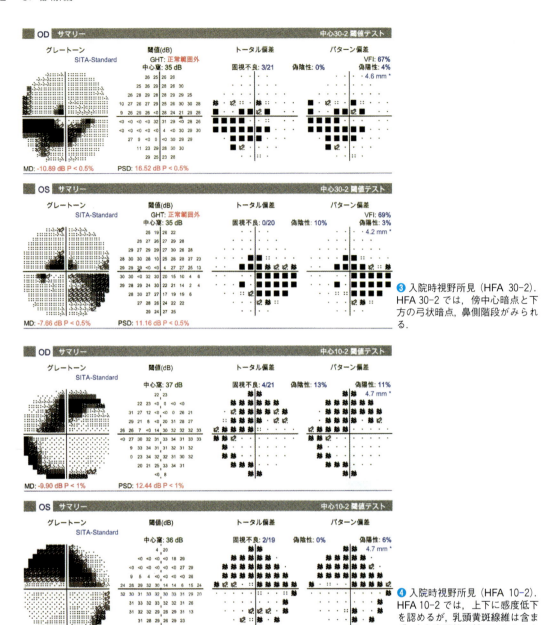

❸ 入院時視野所見（HFA 30-2）. HFA 30-2 では，傍中心暗点と下方の弓状暗点，鼻側階段がみられる.

❹ 入院時視野所見（HFA 10-2）. HFA 10-2 では，上下に感度低下を認めるが，乳頭黄斑線維は含まず，中心窩閾値の低下はみられない.

活様式と組み合わせて忘れないなど，点眼の精度をまずは改善させる必要があると考えられた．現在の視機能は QOV（quality of vision；視覚の質）低下の自覚はなく，検査入院後の1日眼圧は低いものの，繰り返す乳頭出血や家族歴，角膜厚が薄いなどリスクファクターがあるため，アドヒアランス修正後の経過でも視野の進行があれば緑内障手術の適応となるので，今後も慎重に経過観察していく方針である．

解説 コンプライアンスからアドヒアランスへ：緑内障点眼治療

の精度に関して，コンプライアンスからより広い意味でアドヒアランスという用語が用いられるようになった．緑内障は眼科臨床のなかでも，特にアドヒアランスを意識した対応が必要な疾患であり，その一方で良好なアドヒアランスを長期にわたり維持することはきわめて難しい疾患ともいえる．緑内障のアドヒアランス不良患者では視野障害が重症化する危険性が6倍以上となるという報告もある[1]．

点眼状況の正確な把握：本症例においても，前医で点眼追加するも視野の進行を認め当科紹介となったが，検査入院時に詳しい点眼状況を問診すると，夕方の点眼はほぼできていなかったことが判明した．患者の自己申告の多くは，実際の治療状況とは異なり，正確に把握はできない．まず，医療者側が"患者は処方した点眼薬を正確に使用している"という意識を解消することが重要である．本症例も前医紹介状に"本人に確認し点眼をしっかりしていても視野進行を認める"と記載があった．緑内障点眼患者に行ったアンケート調査で点眼忘れの状況を主治医に正確に伝えている患者は1人もいなかったと兵頭らは報告している（❺）[2]．それでも，さまざまなアプローチから点眼治療の状況を推察することは可能である．たとえば，外来での点眼処方数が不適切かどうかであるが，当科で診察した若い患者では一般に点眼処方数が過少，高齢の患者では過剰な場合と，過少な場合に分かれる傾向があることを以前報告した（❻）[3]．過少である場合には点眼忘れ，過剰である場合には点眼薬の過剰点眼や紛失が考えられる．処方されている点眼薬数が明らかに不適切である場合は，点眼状況や点眼手技について改めて確認する．この場合にも「忘れず点眼しているか」といった聞きかたではなく，点眼回数や薬剤名を理解できているか，どのタイミングで点眼しているか具体的に問診してみることが点眼状況の把握に有用である．夕方と眠前に点眼を忘れる患者は就労世代の男性に多い傾向があり，一方で朝の点眼忘れは主婦に多い傾向にある[2]．本症例も該当しており，個人のライフスタイルに合わせた聞きとりや点眼指導が必要であり，診療時のコミュニケーションにおいてもこういったポイントを踏まえた質問が重要である．

患者に望ましい点眼薬の数：本症例では，確実な点眼で眼圧下降を得られることが検査入院により確認できた．しかし，1剤から2剤というように点眼薬を追加するとアドヒアランスは低下することが報告されている[4]．理想の点眼回数をたずねると，ほぼすべての患者が1日1回を選択し，1日3回以上を選択するものはおらず，点

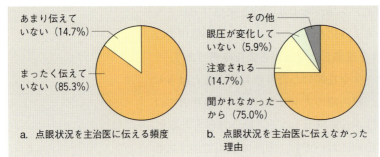
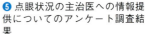

❺ 点眼状況の主治医への情報提供についてのアンケート調査結果
（兵頭涼子ら：緑内障点眼患者のアドヒアランスに影響を及ぼす因子．あたらしい眼科 2012；29：993-997.）

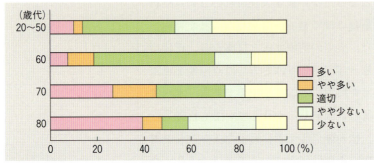

❻ 年齢別の当科緑内障点眼の処方本数．年間の点眼処方本数が多い・少ない群を処方不適切とした場合，20～50歳代41％，60歳代23％，70歳代44％，80歳代以上52％であった．
（末武亜紀ら：Patient-Centered Communication〈PCC〉Toolとしての緑内障点眼治療アンケート．あたらしい眼科 2012；29：969-974.）

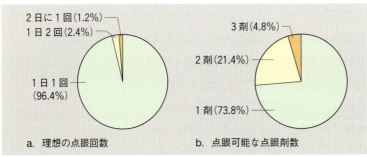

❼ 理想の点眼回数と点眼可能な点眼剤数についてのアンケート調査結果
（兵頭涼子ら：緑内障点眼患者のアドヒアランスに影響を及ぼす因子．あたらしい眼科 2012；29：993-997.）

眼可能な剤数は2剤までで95％を占める結果であった（❼）[2]．本症例では3剤を処方されるも実際ほとんど朝点眼しかできていなかったことを考えると，退院後3剤での点眼治療継続はハードルが高いと思われ，アドヒアランス向上のために1剤減らし，2剤の確実な点眼を目標とし患者と共有した．

正しい点眼手技の習得：本症例は50歳で点眼治療が始まり点眼手技自体は良好であった．しかし，点眼治療自体はとてもシンプルに感じても"正しく確実な"点眼はとても難しい．長期の治療歴を有する患者でも自己流で長年続けているケースが多く，ときには点眼手技の再確認と修正が必要である．当科では外来での点眼指導，入院時の点眼手技確認や点眼練習にも力を入れている．たとえば，入院時，実際に点眼をしてもらい手技を確認，修正点を指摘し，実演を交えて指導・説明，なぜそうしたらよいかの理由も説明しながら

長期点眼治療での注意点／アドヒアランスの向上策　325

自己点眼指導表

眼科

患者番号：　　　　　　患者氏名：　　　　　　　　　　指示医：

①年齢　　　　歳　　　　　　　指導Ns
②点眼におけるキーパーソン
③来院時の同伴者
④点眼薬の処方内容

⑤点眼開始時期　　　年　月　日
⑥入院経験　　　なし ・ あり（　　年　月　日～　　年　月　日）
　　　　　　　　　＊直近の入院期間
⑦点眼手技のチェック項目　＊それぞれの項目に〇をつける

開眼方法	マニュアル	ゲンコツ	らくらく点眼器（赤 緑）	臥位・座位・フリーハンド
正しく開眼出来るか	できる	できない		
点眼時の点眼瓶の高さ	良好	近い	眼周囲に触れる	
滴下数	1～2滴	3滴以上		
点眼後涙点を圧迫する	する	しない		
点眼薬の種類がわかる	わかる	わからない		
点眼薬の順番がわかる	わかる	わからない		
点眼回数がわかる	わかる	わからない		
点眼薬が2種類以上の時5分以上間隔をあける	できる	できない		

⑧指導内容：確認項目に沿って具体的に記入する
　〔確認項目〕
　・手洗いの必要性
　・爪の手入れ
　・点眼薬の保存方法(冷所・遮光等)
　・点眼瓶、蓋の取り扱い
　・点眼手技
　・点眼時間
　・眼周囲の清拭
　・その他
⑨薬剤師の点眼指導の有無・内容
　指導日（　　　年　月　日）

⑩改善点・その他（患者自身が点眼について困っていること、また、指導上で困っていること等）

⑪判定（＊直接A・B・Cに〇をつける）

A：解決（次回指導不要）
B：継続（経過観察）
C：中止・変更

⑫当院次回受診日
　・診察日　　　年　月　日
　・検査日　　　年　月　日
　・点眼指導日　　　年　月　日

❽ 当科で使用している自己点眼指導表．点眼手技が安定するまで判定（解決・継続・中止・変更）を繰り返し手技習得を目指す形式．

点眼指導経過記録票

眼科

患者番号：　　　　　　患者氏名：　　　　　　　　　　指示医：

手技目標
1. 点眼方法は鏡わず，上手に点入できる
2. ボタオチならできる
3. つっこみならできる
4. 他者から点眼してもらうことができる

知識目標
a. 番を理解しており正しく点せる
b. 番を理解していないが、番を見ながら点せる
c. 自分で選択できないため、他者のサポートが必要

開眼方法　マニュアル　げんこつ　フリーハンド
体　位：　座位　臥位
補助具：　緑らくてん　らくてんⅢ

手技目標				
知識目標	サイン	サイン	サイン	サイン
継続事項				

日付	①開眼状況	②高さ	③滴数(1～2滴)	④圧迫or開瞼	⑤種類	⑥順番	⑦回数	自由記載	改善の見込	サイン
／									□あり □なし	
／									□あり □なし	

❾ 当科で使用している点眼指導経過記録票

理解を深めていく．また，高齢の患者には初回から積極的に家族同伴での点眼指導を行い，状況に応じて点眼補助具の使用や点眼者の交代などアドバイスをし，再来時に必ず再確認しアドヒアランスが向上しているかを繰り返し確認している．また，その結果を主治医が確認できるシステムとなっている（**8 9**）．

医療チームによるアドヒアランス不良因子の把握：たとえ同じ点眼内容の治療だとしても，良好なアドヒアランスで長期にわたり継続することは実際難しい．家族の介護や仕事などで家庭環境が変わる，視機能悪化で難しい，他疾患や高齢になり手技が難しい，あるいは認知症で自己点眼や管理が難しいなど長期経過中にもさまざまな転帰が考えられる．ただし，主治医が外来診察中のみで患者個々のアドヒアランス不良因子を認識することは困難かつ非効率的である．医師・薬剤師・看護師・視能訓練士，さまざまなスタッフでチームを構築し，チーム内で協力・分担・コミュニケーションを進めながら診療にあたることが重要と考えられる．問診においても質問者が医師かあるいは看護師か視能訓練士かによって結果にバイアスは生じる．チーム内での情報共有も非常に重要である．

まとめ：本症例では，検査入院時の問診で点眼忘れが実に半分以上あることが判明した．10 年を超える治療歴があっても点眼治療が正確にできていなかったが，当科に入院したことがアドヒアランスを大きく改善させる絶好の機会となったととらえることもできる．緑内障点眼治療の重要性と難しさを十分に説明し，まず緑内障点眼を 3 剤から 2 剤に減らすことで点眼の治療精度を向上させる方針となった．長期治療の継続と正確な点眼治療のためには良好なアドヒアランスが不可欠である．そのため，治療経過中に繰り返しアドヒアランスの把握と場合によっては治療の修正，再検討が重要である．

（末武亜紀，福地健郎）

（文献）
1) Sleath B, et al：The relationship between glaucoma medication adherence, eye drop technique, and visual field defect severity. Ophthalmology 2011；118：2398-2402.
2) 兵頭涼子ら：緑内障点眼患者のアドヒアランスに影響を及ぼす因子．あたらしい眼科 2012；29：993-997.
3) 末武亜紀ら：Patient-Centered Communication (PCC) Tool としての緑内障点眼治療アンケート．あたらしい眼科 2012；29：969-974.
4) Robin AL, et al：Does adjunctive glaucoma therapy affect adherence to the initial primary therapy? Ophthalmology 2005；112：863-868.

手術治療を必要としたステロイド緑内障の症例

症例 15歳，男性．近医にてアレルギー性結膜炎，春季カタル（❶）と診断され，アレジオン®点眼と0.1%フルメトロン®点眼を使用していた．最近は3か月に1度の定期検診で症状著変なく，視力検査や眼圧検査も毎回行われていなかった．アトピー性皮膚炎に対し皮膚科でアルメタ®軟膏を処方され，体幹，腕および首に塗布している（顔面と眼周囲にはネオメドロール®EE軟膏）．2週間前から左眼視力低下を自覚し近医を受診したところ，両眼高眼圧（右36 mmHg，左40 mmHg）を指摘された．点眼および眼周囲へのステロイド中止と2%ミケラン®LA点眼を処方され，三重大病院眼科を紹介受診となった．

主訴 左眼視力低下．

既往歴 喘息．

初診時所見 視力：RV＝0.5（1.0×S－1.75D◯C－1.50D Ax180°），LV＝0.06（n.c.）．眼圧：右25 mmHg，左48 mmHgと高眼圧を認めた．

治療，経過 眼周囲を含めた頭部へのステロイド中止にても眼圧上昇が持続したため，抗緑内障点眼を最大投与量とした．さらに皮膚科医に全身ステロイドの治療中止を依頼したが十分な眼圧下降が得られなかったため，初診から約2週間後に両眼の線維柱帯切開術

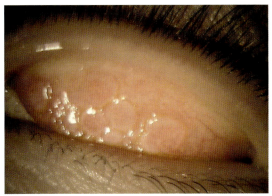

❶ 前医受診時の左眼前眼部写真．眼瞼結膜の巨大乳頭を認め，ステロイドおよび抗アレルギー薬が投与されていた．

を行った．術後眼圧は両眼 14 mmHg（緑内障点眼薬の使用なし）と下降したが，視機能障害が残った．

解説　ステロイド緑内障は日常診療にて比較的多く経験する続発開放隅角緑内障であり，誤って原発開放隅角緑内障と診断しないよう注意が必要である．問診にてステロイドを含めた薬物使用歴を必ず聴取しておく．ステロイドの投与は，ぶどう膜炎，黄斑浮腫，眼表面疾患，全身疾患など多彩な疾患で行われる．眼局所投与のほうが全身投与に比べ眼圧上昇をきたしやすいが，眼周囲や頭部以外の皮膚塗布例でも眼圧上昇は起こりうる．また，ステロイド投与を患者自身が自覚していないこともある．筆者は皮膚科で処方されていた自家製軟膏のなかに極微量のステロイドが含有されていたものの，患者がそれを知らされていなかった例を経験した．一般に，ステロイドの抗炎症作用が強いほど，また投与期間が長いほど眼圧上昇作用は強いが，極少量のステロイド投与でも短期間に非常に高度の眼圧上昇がみられるハイレスポンダー例が存在するため，細心の注意が必要である．治療方針としては，① 可能な場合はステロイド薬の中止，② 眼圧下降薬の使用，③ 手術治療となる[1]．手術治療としては濾過手術，流出路再建術ともに適応であるが，ステロイド緑内障の病態は線維柱帯細胞の細胞外マトリックス増加による房水流出抵抗増加と考えられており，特に流出路再建術が有用とされる[2]．

（生杉謙吾）

（文献）
1) 日本緑内障学会緑内障診療ガイドライン作成委員会：緑内障診療ガイドライン(第4版)．日本眼科学会雑誌 2018；122：5-53．
2) Iwao K, et al：Success rates of trabeculotomy for steroid-induced glaucoma: a comparative, multicenter, retrospective cohort study. Am J Ophthalmol 2011；151：1047-1056．

長期点眼治療での注意点／落屑物質の出現
線維柱帯切除術中に水晶体亜脱臼をきたした症例

症例 77歳，女性．10年前に近医にて右眼の緑内障を指摘され，点眼開始．プロスタグランジン関連薬，交感神経β受容体遮断薬，交感神経$α_2$受容体刺激薬，炭酸脱水酵素阻害薬を併用下で右眼圧が13〜31 mmHgと変動が大きく，コントロール不安定となったため，熊本大学医学部附属病院眼科に紹介となった．

主訴 視力・視野障害（右眼）．

既往歴 2年前に左眼の翼状片切除術．

初診時所見 視力：RV＝0.4（0.8×S－1.00D○C－0.50D Ax120°），LV＝0.5（1.2×S＋1.00D）．眼圧：右眼35 mmHg，左眼16 mmHg．両眼に落屑物質，中等度の白内障，翼状片を認めた．水晶体動揺は

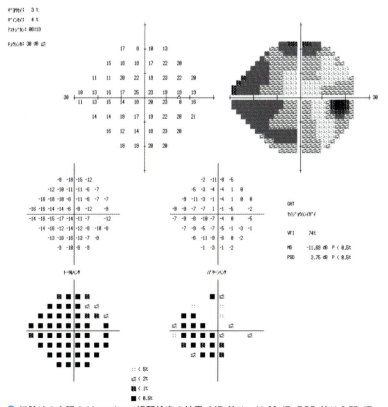

❶ 初診時の右眼のHumphrey視野検査の結果．MD値は－11.69 dB，PSD値は3.75 dB．

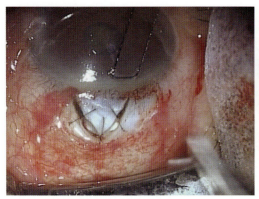 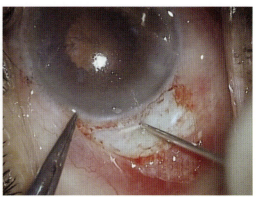

❷ 右眼の線維柱帯切除術の術中写真. 10-0 ナイロンで強膜フラップを3糸縫合し, 前房形成を試みた後, 強膜フラップを押し上げて透明な液化硝子体様の脱出物と虹彩色素を認めた.

❸ 右眼白内障手術の術中写真. 8時の輪部から2mmの位置に25GのV-ランスで支持部固定用の創を作製しているところ.

認めなかった. 右眼隅角にSampaolesi線を認めたが, PAS(peripheral anterior synechia；周辺虹彩前癒着)は認めなかった. 陥凹乳頭径比は右眼0.8, 左眼0.6であった. Humphrey視野検査にて, MD値は右眼－11.69dB(❶), 左眼＋0.17dBであった.

[治療, 経過] 右眼の線維柱帯切除術(trabeculectomy)を施行した. 虹彩切除を通常通り行い, 10-0ナイロンで強膜フラップを3糸縫合した時点で, 前房形成を試みたが, 下方しか前房形成できず, 眼圧高値となっていた. まもなく強膜フラップを押し上げて透明な液化硝子体様の脱出物(❷)と虹彩小断片を認めたため, 駆逐性出血を疑い, 強膜フラップを8-0ナイロンで3糸縫合した. 耳側フラップ縁に少量の脱出硝子体を認めたため, 剪刀で切除した. 術翌日より濾過胞形成不良で, 毛様小帯断裂による水晶体の前方移動を認め, 上方が浅前房となっていた. 術後眼圧は10〜12mmHgと安定していたが, 術後12日目に右眼矯正視力が0.08と低下し, 水晶体の皮質混濁の進行を認めたため, 術後29日目に右眼の水晶体再建術を行った. 虹彩剪刀にて瞳孔を拡大し, 耳側強角膜創より超音波乳化吸引で核処理を行った. 残存皮質を囊ごと除去し, 前部硝子体切除を施行した. 2時と8時の輪部から2mmの位置に25GのV-ランスで支持部固定用の創を作製した(❸). 耳側強角膜創より眼内レンズを挿入し, 2本の25G硝子体鉗子を用い, 支持部を強膜内に固定した. 術後の眼内レンズ固定は良好(❹)で, 濾過胞は維持されており(❺), 特記すべき合併症は認めなかった. 術後1年が経過し, 矯正視力は(1.0)で, 眼圧は10mmHg台前半を維持している.

[解説] 『緑内障診療ガイドライン(第4版)』によると, 落屑緑内

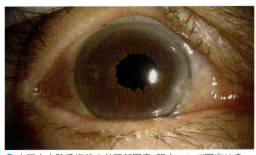
❹ 右眼白内障手術後の前眼部写真．眼内レンズ固定は良好．

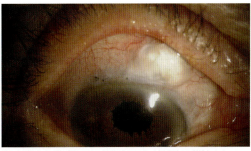
❺ 右眼白内障手術後の前眼部写真．濾過胞は維持されている．

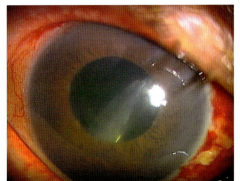
❻ 落屑緑内障に対する線維柱帯切除術後の眼内レンズの偏位症例の前眼部写真．

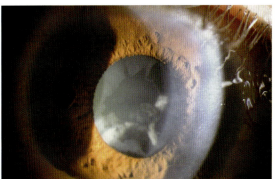
❼ 落屑症候群の1例．瞳孔縁には落屑物質は目立たないが，水晶体囊に顕著．

障においては，高齢者が多く，眼圧変動幅が大きいため，緑内障性視神経症の進行が原発開放隅角緑内障に比べて速いことが報告されており，積極的に眼圧下降を行うことが推奨される，とされている．本症例も77歳と高齢で，眼圧変動幅も13～35 mmHgと非常に大きい．視野障害も進行していたため，目標眼圧を10 mmHg台前半とし，患者と相談のうえで線維柱帯切除術を選択したが，希望によってはレーザー線維柱帯形成術や流出路再建術の選択もありうる．

　落屑緑内障に対する線維柱帯切除術は広く行われており，一般的な合併症に遭遇する機会はまれではないと考えられる．また，落屑症候群では毛様小帯が脆弱であることはよく知られている．しかしながら，線維柱帯切除術の術中に水晶体もしくは眼内レンズの偏位をきたす症例は比較的まれで，落屑緑内障に対する線維柱帯切除術を年間70例を超えて施行する当施設でも，過去9年間でほかに1例しか経験がなく，こちらは眼内レンズの偏位であった（❻）．水晶体や眼内レンズの偏位は視機能の低下につながる可能性が高く，場合によっては硝子体の嵌頓によって濾過量の低下および眼圧上昇の原因となりうる．

　落屑緑内障に対する手術のリスクを術前に正しく把握するために

は，正しい診断が必要で，細隙灯顕微鏡において落屑物質を見逃さないことが重要である．水晶体嚢や瞳孔縁に落屑物質を認めるが，水晶体嚢のみに認める場合もあり（**❼**），散瞳後に必ず確認する必要がある．また，初診時には認めなくても，10年，20年と経過する間に徐々に落屑物質が顕在化してくることもあるため，注意が必要である．浅前房や水晶体動揺を認めればそのリスクを見誤ることはないが，本症例のように，それらを認めない場合でも水晶体偏位の合併症は生じうる．なお，水晶体動揺は未散瞳で確認することが肝要である．

　原発開放隅角緑内障と比較して，落屑緑内障の手術リスクは大きいと考えて術前説明を行い，対応可能な準備をする必要があるため，落屑物質の見落としがないように注意する必要がある．

（井上俊洋）

長期点眼治療での注意点／血管新生の出現
糖尿病に併発した開放隅角期の血管新生緑内障例

症例 65歳，男性．2型糖尿病の診断を受けて長らく内科を受診していたが，右眼の眼痛と視力低下を覚え，眼科を受診．前回の眼科受診は3年前で，それ以降はドライアイの点眼薬を内科から処方されていたが，眼科は受診していなかった．

主訴 右眼眼痛，充血，視力低下．

既往歴 糖尿病，5年前に両眼白内障手術．

初診時所見 視力：RV＝0.3（矯正不能），LV＝0.9（1.2×－0.5D）．眼圧：右眼48mmHg，左眼15mmHg．細隙灯顕微鏡所見：右眼に角膜浮腫，虹彩に新生血管を認める．隅角鏡検査：右眼は開放隅角であるが，隅角に新生血管（❶）．

検査 散瞳検査にて網膜出血，多数の白斑がみられ，蛍光眼底造影検査では広範な網膜無血管野を認めた．

診断 右眼の糖尿病網膜症に伴う血管新生緑内障（開放隅角期）．

治療，経過 腎機能を含めて禁忌はなかったため，D-マンニトールを点滴し，眼圧下降を図るとともにアバスチン® 0.05mLを硝子体内注射．さらに，ダイアモックス®内服および抗緑内障点眼で眼圧を下げつつ，可及的速やかに汎網膜光凝固（panretinal photocoagulation；PRP）を完成．2週間後の眼圧は，右眼15mmHg，隅角の癒着形成は軽度で，新生血管は消退した．

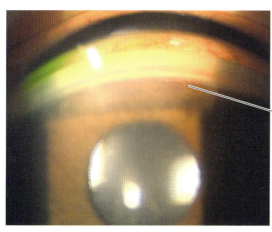

新生血管が線維柱帯を覆い，線維柱帯が赤くみえる．

❶ 開放隅角緑内障期（第2期）の症例．新生血管が線維柱帯を覆っているが，癒着閉塞はなく，開放隅角である．眼圧は48mmHgで，角膜浮腫を伴っている．

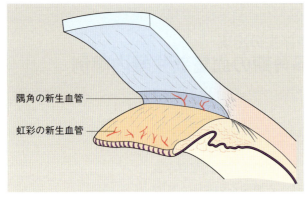

❷ 血管新生緑内障の病期（第1期）：前緑内障期＝血管新生期
虹彩や隅角に新生血管（＋）．
周辺虹彩前癒着（－）．
眼圧上昇（－）．

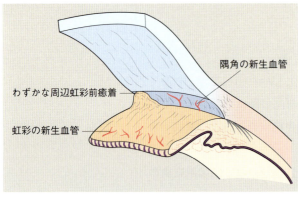

❸ 血管新生緑内障の病期（第2期）：開放隅角緑内障期．新生血管膜が線維柱帯を覆い，房水流出路を閉塞する．
虹彩や隅角に新生血管（＋）．
周辺虹彩前癒着（－あるいはわずか）．
眼圧上昇（＋）．

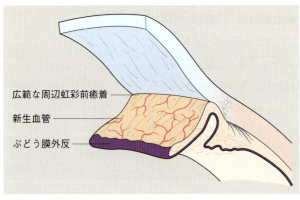

❹ 血管新生緑内障の病期（第3期）：閉塞隅角緑内障期．新生血管膜の収縮により周辺虹彩前癒着が生じ，隅角が閉塞する．
虹彩や隅角に新生血管（＋）．
広範な周辺虹彩前癒着．
眼圧上昇（＋）．

解説 血管新生緑内障（neovascular glaucoma；NVG）は，眼内虚血に起因して発症する難治性緑内障であり，糖尿病網膜症や網膜血管閉塞症，慢性の網膜剝離，炎症性疾患や腫瘍などで生じうる．一般に難治性であるが，抗VEGF薬の使用により予後が改善しつつある．以下に，特に多い糖尿病に合併するNVGの治療について解説する．

血管新生緑内障の病態：糖尿病網膜症による眼内虚血が進行し低酸素状態になると，網膜内の細胞から血管新生刺激因子が産生される．血管新生刺激因子のうち特に重要な因子が，血管内皮増殖因子（vas-

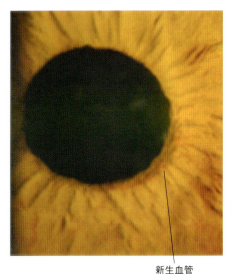

❺ 前緑内障期（第1期）症例の虹彩．瞳孔領に新生血管を認めるが，眼圧は 14 mmHg．隅角は開放しており，軽度の新生血管を認める．

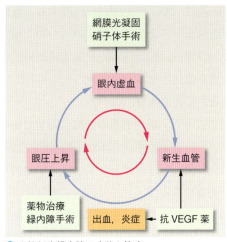

❻ 血管新生緑内障の病態と治療

cular endothelial growth factor；VEGF）であり，血管新生や血管透過性亢進に作用する．NVG の病期は ① 前緑内障期＝血管新生期（❷），② 開放隅角緑内障期（❶❸），③ 閉塞隅角緑内障期（❹）に分類される．第1期の前緑内障期では，前房に拡散した VEGF により虹彩や隅角に新生血管が誘発されるが，周辺虹彩前癒着もなく，眼圧上昇は認めない（❺）．さらに病期が進み第2期に至ると，新生血管膜が広く線維柱帯を覆い，房水流出路を閉塞する（❶）ことや，血管透過性の亢進による房水組成の変化により眼圧が上昇する．さらに進行し，第3期に至ると，新生血管膜の収縮により周辺虹彩前癒着が生じ，隅角が閉塞する．第3期では，通常眼圧は高度に上昇したままとなる．

血管新生緑内障の治療：眼内虚血が進行すると，VEGF が放出され，新生血管が誘発され，眼圧が上昇する．それに伴って眼内虚血が進行し，さらに VEGF が産生されるという悪循環に陥る（❻）．そのため，眼内虚血に対しては網膜光凝固術や硝子体手術を，新生血管に対しては抗 VEGF 薬を，眼圧上昇に対しては眼圧下降薬と緑内障手術を，病期に応じた組み合わせで治療を行う．

1. 抗 VEGF 薬：NVG に対しての抗 VEGF 薬使用は，保険適応外であるため，使用に際しては各施設の倫理委員会の承認が必要である．NVG では一般に，ベバシズマブ 1.25 mg（0.05 mL）を硝子体内に注射する．有水晶体眼では輪部から 4.0 mm，偽水晶体眼では輪部か

ら 3.5 mm の位置に，30G 針を用いて注射する．血栓性塞栓症や肺出血，消化管出血などの全身の合併症のほかに，網膜中心動脈閉塞症を発症したとの報告，また抗 VEGF 薬は網脈絡膜の血流を低下させ，眼虚血症状を悪化させるとする報告もなされているため，使用に際しては注意が必要である．

　抗 VEGF 薬の投与は，新生血管の退縮（完全に血管が消失しているわけではない）には即効性はあるが，一時的な効果しかなく，虚血の根本原因を解消しなければならず，多くの症例ではひきつづき PRP や手術が必要になる．

2. 汎網膜光凝固（PRP）：NVG では，PRP により網膜の相対的酸素不足を軽減させ，VEGF の放出を抑制し，新生血管の発生を抑制させることが必要であり，網膜虚血に対する第一選択の治療法は PRP である．NVG では，急速に病期が進み，閉塞隅角緑内障期に移行するため，早急に，かつ，網膜周辺部まで密に PRP を行う必要がある．抗 VEGF 薬で虹彩新生血管を速く退縮させ，閉塞隅角緑内障期に移行するまでの時間を稼ぎ，この間に素早く病態の根本である虚血を改善させるためにレーザー治療を行い，閉塞隅角緑内障期に移行することを防ぐ．しかし，100％隅角閉塞への進行を回避できるわけではない[1]．

3. 抗 VEGF 薬の投与と線維柱帯切除術との併用：すでに第 3 期である症例や，第 2 期であっても PRP と抗 VEGF 薬の併用および抗緑内障薬で眼圧がコントロールできない場合は，手術が必要となる．手術の 3〜7 日程度前に抗 VEGF 薬を注射しておくことで炎症を軽減し，フィブリン析出や前房出血の発症を軽減させる．また，術前に十分に光凝固をしておくことで手術の成功率が上昇する．

4. 抗 VEGF 薬の投与と緑内障インプラント手術：十分な PRP 後も累々とした新生血管が虹彩上に存在する場合や，線維柱帯切除術が奏効しない症例では，緑内障インプラント手術を行う．インプラント手術においても，術後の出血は有意に減少するため，禁忌例でなければ術前の抗 VEGF 薬使用の利点は得られる．また，アーメド（Ahmed）緑内障バルブ移植後に眼圧コントロール不良な NVG では，前房内の VEGF 濃度が上昇していることが知られており，インプラント後も網膜虚血の管理のため PRP はしっかり行う．

5. 毛様体破壊術：視力の有無と疼痛の有無で治療法が異なる（❼）．すなわち，すでに光覚は消失しているが，高眼圧による重度の疼痛を自覚する症例に対しては，毛様体を破壊し，房水産生を抑

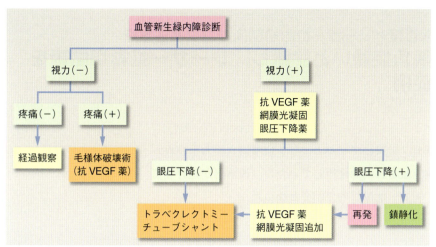

❼ 血管新生緑内障の治療方針

え眼圧を下降させる．NVGでは，毛様体破壊術に伴う低眼圧や眼球癆の合併症発症率が高いことが報告されており[2]，光覚消失例では疼痛がコントロールできる程度まで眼圧を下げればよいのであり，NVGに対する毛様体破壊術施行時のレーザー照射エネルギーはやや低めに設定する．

まとめ　NVGでは，病期に応じた治療が必要で，治療の鍵は十分な網膜光凝固，抗VEGF薬，眼圧下降治療の併用である．

（石田恭子）

〔文献〕
1) Wakabayashi T, et al：Intravitreal bevacizumab to treat iris neovascularization and neovascular glaucoma secondary to ischemic retinal diseases in 41 consecutive cases. Ophthalmology 2008；115：1571-1580.
2) Ishida K：Update on results and complications of cyclophotocoagulation. Curr Opin Ophthalmol 2013；24：102-110.

手術と周術期管理／レーザー虹彩切開術のコツと注意点
原発閉塞隅角症疑いと診断し，レーザー虹彩切開術を施行した症例

症例 74歳，男性．近医にてピロカルピン塩酸塩点眼およびカルテオロール塩酸塩点眼を長期間使用していたが，浅前房が進行しているとのことで，精査・加療目的で紹介となった．

主訴 特になし．

既往歴 なし．

初診時所見 視力：RV＝0.8（1.0×S＋1.25D），LV＝0.5（1.0×S＋2.25D）．眼圧：右眼 14 mmHg，左眼 15 mmHg．前眼部所見は両眼とも van Herick 分類 Grade 2，白内障を軽度認めた（❶）．隅角鏡検査では，両眼ともに線維柱帯色素帯が2象限以上において観察不可で，周辺虹彩前癒着（peripheral anterior synechia；PAS）はなかった（❷）．また，緑内障性視神経症（glaucomatous optic neuropathy；GON）はなく，そのほかにも異常所見は認めなかった．

検査 A-mode scan で前房深度は右眼 1.78 mm，左眼 1.84 mm であった．UBM 検査では両眼ともに上方，下方，耳側，鼻側の4方向において瞳孔ブロックによる閉塞隅角を認めた（❸）．角膜内皮細胞数は右眼 2,331 cells/mm²，左眼 2,198 cells/mm² で，滴状角膜は認めなかった．

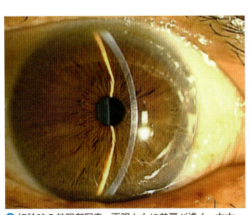

❶ 初診時の前眼部写真．両眼ともに前房が浅く，左右差なし．

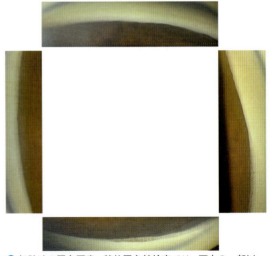

❷ 初診時の隅角写真．静的隅角鏡検査では，下方の一部以外，線維柱帯がみえない．

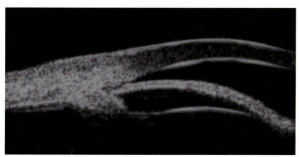

❸ 治療前の UBM. 虹彩は薄く，瞳孔ブロックを認め，隅角は狭い．

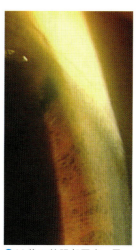

❹ LI 後の前眼部写真．周辺，上方に，切開した虹彩は開放している．

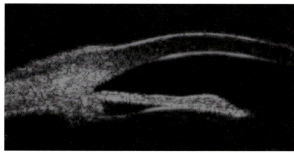

❺ LI 後の UBM. 瞳孔ブロックは消失し，隅角は開大している．

治療，経過　両眼の浅前房があるが，その原因を認めず，隅角鏡検査や眼圧が正常で，GON がないことから，"原発閉塞隅角症疑い（primary angle closure suspect；PACS）"と診断した．瞳孔ブロックが強く，機能的閉塞範囲も広いことから，緑内障発作予防の観点から外科的治療の必要性を説明した．矯正視力が良好で，角膜内皮細胞も正常であることから両眼に対してレーザー周辺虹彩切開術（laser peripheral iridotomy；LI）を施行する方針とした．LI はアルゴングリーンレーザーと Nd-YAG レーザーを併用する 3 段階照射で行った（❹）．治療後は UBM では瞳孔ブロックは消失し，緑内障治療薬点眼中止後も眼圧上昇はなかった（❺）．

解説　閉塞隅角眼の診療では，閉塞隅角の原因の有無，PAS の有無，閉塞機序，GON の有無を確認して，治療方針を立てることが重要である．水晶体脱臼や前房内炎症などの原因があれば続発閉塞隅角緑内障（secondary angle closure glaucoma；SACG）を疑う．明らかに原因疾患がない場合は，原発閉塞隅角緑内障（primary angle closure glaucoma；PACG）や原発閉塞隅角症（primary angle closure；PAC），PACS の診断となる．

隅角の閉塞機序が瞳孔ブロックである疾患は，原発性の閉塞隅角眼（PAC 眼）および，SACG である．『緑内障診療ガイドライン（第

4 版）』に準じた診断後には，LI や水晶体摘出術を考慮する．

治療の適応と説明のポイント：本症例のような PACS 眼の瞳孔ブロックに対しては，侵襲が比較的少なく，外来で短時間に施行可能なことから LI を選択することが多い．ただし，必ずしも PACG を発症するとは限らず，予防治療の是非は意見が分かれ，慎重に行われるべきである．

　臨床の場においては治療に対する患者の理解，同意が得られないことも多い．次のような内容を説明し，起こりうる経過，および治療のメリット・デメリットの理解が得られるよう工夫が必要である．

1. PACS の自然経過：3〜5 年の経過で約 30% が PACS → PAC，PAC → PACG へ進行．
2. 閉塞隅角に対する治療：外科治療が根本治療で，薬物での長期的な眼圧コントロールは不良．
3. 急性閉塞隅角症（acute primary angle closure；APAC）の発症とその予後：PACS では約 3 年で約 6% が APAC を発症．短期間での失明の危険性があり，眼圧コントロール不良になる可能性もある．
4. PACG の失明率：緑内障のなかでも PACG は原発開放隅角緑内障（primary open angle glaucoma；POAG）の 4〜5 倍と高い．
5. LI の合併症：複瞳孔による複視，白内障の進行，水疱性角膜症の発症．

　治療目的が将来的な視機能維持であることを理解してもらうことが重要となる．図や画像検査結果を提示し，必要に応じて家族にも同席してもらうことも有用と思われる．治療を望まない場合でも，2% サンピロ®点眼薬やダイアモックス®内服を処方しておき，APAC 発症時には頻回点眼と内服を行い，救急でも眼科の受診を指示する．

LI の実際：

1. 施行前：先述したが，LI 後の水疱性角膜症は APAC 眼，滴状角膜，角膜内皮細胞密度が 2,000 cells/mm² 以下など内皮細胞層の異常を有する場合には要注意と考えられる．角膜内皮細胞の確認と患者への説明は必須である．
2. 術前処置：照射の 1 時間前から 2% サンピロ®を 15 分おきに 3〜4 回点眼，術 1 時間前に 1% アイオピジン®UD を 1 回点眼する．
3. 照射方法：虹彩切開用コンタクトレンズである Abraham イリデ

❻ アルゴングリーンレーザー＋Nd-YAG レーザー併用による設定

	第1段階	第2段階	第3段階
レーザーの種類	アルゴングリーンレーザー		Nd-YAG レーザー
スポットサイズ（μm）	200	50	―
照射時間（秒）	0.2	0.02	―
出力（mW，Nd-YAG では mJ）	100〜200	600〜1,000	20〜50
照射数（数）	5〜6	20〜30	1〜5

クトミー YAG レーザーレンズを用いる．使用するレーザーは，アルゴングリーンレーザー単独では総照射量が多く，Nd-YAG レーザー単独は角膜内皮細胞への影響は少ないが虹彩出血しやすいことから，アルゴングリーンレーザーと Nd-YAG レーザーを併用する3段階照射が主流となっている（❻）．

4. 照射部位：照射時に気泡を発生させると照射継続が困難となり，照射後の複瞳孔を回避するために，耳上側や鼻上側を選択する．虹彩窩では虹彩厚が薄くなっており，角膜内皮からの距離も得られることから，その部位でレーザー照射すると比較的安全に，また効率的に貫通することが可能である．

5. 照射ステップ：総エネルギー量を抑えるために，照射ごとに焦点を合わせることが重要である．

   第1段階：穿孔部位周辺の虹彩を平坦化し，その部位の前房を深くする．また穿孔時の出血を予防する．

   第2段階：穿孔部位を深く破砕する．

   第3段階：照射部位の一番深いところに焦点を合わせ，虹彩を穿孔する．切開孔の大きさは直径 150〜200 μm が望ましい．

   APAC や SACG での急性隅角閉塞の解除で穿孔が得られない場合には，術後の炎症が PAS 形成につながることもあるため，観血的な手術を考慮する．

6. 術後処置：レーザー照射直後にアイオピジン® UD を1回点眼し，消炎のためにステロイド点眼を処方する．

7. LI 後のフォロー：閉塞隅角眼では多くの場合において，瞳孔ブロックのみでなく，プラトー虹彩，水晶体，毛様体因子の閉塞機序が複合的に関与する．そのため，LI で瞳孔ブロックが解除された後も PAS 形成や再閉塞で眼圧が上昇することがある．また

加齢に伴い，緑内障性視神経症が発生することもあるため，通院を中断させないよう注意が必要と考える.

本症例は瞳孔ブロックによる閉塞隅角で PACS の診断であった. 視力も良好であったが，その必要性を説明し LI を施行した. 治療後は瞳孔ブロックが消失し，隅角は開大した.

（新垣淑邦）

(参考文献)
i) 日本緑内障学会緑内障診療ガイドライン作成委員会：緑内障診療ガイドライン（第4版）. 日本眼科学会雑誌 2018；122：5-53.
ii) Wilensky JT, et al：Follow-up of angle-closure glaucoma suspects. Am J Ophthalmol 1993；115：338-346.
iii) Sawaguchi S, et al：Prevalence of primary angle closure and primary angle closure glaucoma in a southwestern rural population of Japan. Ophthalmology 2012；119：1134-1142.
iv) Nakamura Y, et al：Prevalence and causes of low vision and blindness in a rural southwest island of Japan. Ophthalmology 2010；117：2315-2321.
v) Lee RL, et al：Association between baseline iris thickness and prophylactic laser peripheral iridotomy outcomes in primary angle-closure suspects. Ophthalmology 2014；121：1194-1202.

手術と周術期管理／流出路再建術の術式と適応
白内障による視力低下を伴う高齢者の開放隅角緑内障

症例 84歳，女性．3年前に左眼の見えづらさに気がつき，A眼科受診．眼圧：右27mmHg，左25mmHg．両眼の開放隅角緑内障の診断で，緑内障点眼治療を開始した．白内障の進行による両眼の視力低下を訴えるため紹介受診．現在，眼圧下降薬3剤4成分使用で20mmHg前後の眼圧コントロール．

主訴 左眼視力低下．

既往歴 高血圧，脂質異常症，糖尿病で通院治療中（いずれもコントロールは悪くない）．薬剤アレルギーなし，喘息なし，心疾患なし．独居．

初診時所見 視力：右0.3（1.0p×S+1.50D◯C−1.50D Ax110°），左0.2（0.7×S+1.00D◯C−1.50D Ax100°）．眼圧：右17mmHg，左18mmHg．角膜：両眼に点状角膜びらんあり．前房（❶）：深く清明，左眼に偽落屑物質の瞳孔縁と水晶体前面への付着あり，左眼散瞳不良．水晶体：Emery-Little分類で右眼Grade 2，左眼Grade 3の核白内障．隅角：開大度Shaffer分類で両眼Grade 3，色素沈着Scheie分類で右眼下方GradeⅡ，左眼下方GradeⅢ．眼底（❷）：C/D比（垂直×水平）右眼0.9×0.8，左眼0.9×0.8，両黄斑疾患なし．

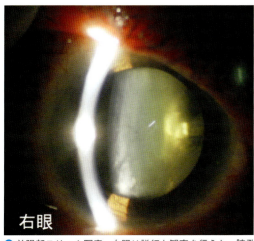 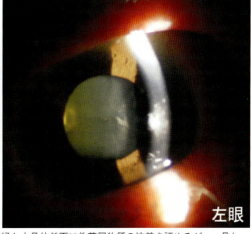

❶ 前眼部スリット写真．左眼は詳細な観察を行うと，瞳孔縁と水晶体前面に偽落屑物質の沈着を認めるが，一見わかりづらい．散瞳時の瞳孔径の左右差は片眼の偽落屑物質沈着を発見するきっかけとなる．

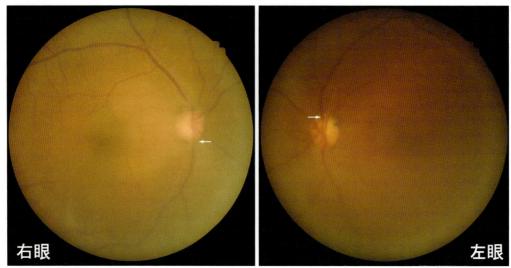

❷ 眼底所見．右眼の下耳側と左眼の上耳側にリム消失と神経線維束欠損を認める（矢印）．

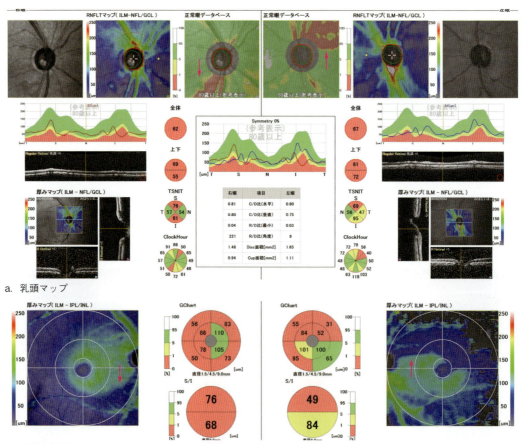

a．乳頭マップ

b．黄斑内層厚マップ

❸ OCT所見（RS-3000，ニデック）．眼底写真に一致して，右眼の下耳側と左眼の上耳側の乳頭周囲神経線維層厚と黄斑内層厚の低下を認める（矢印）．80歳以上は正常眼データベースの範囲外であるが，臨床診断上，十分参考になる．乳頭黄斑線維束は両眼ともまだ残存している．

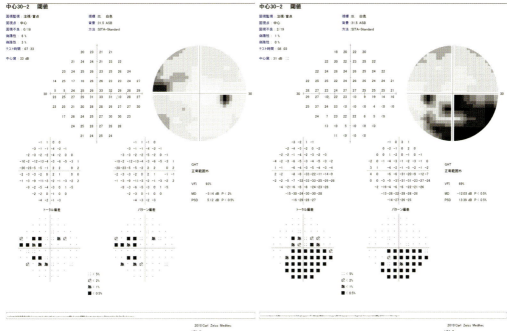

a. 右眼　　　　　　　　　　　　　　　　b. 左眼

❹ 視野検査結果．眼底所見に一致した視野欠損を認める．左眼は，中心10°以内（Humphrey 中心 30-2 プログラムでは中心の 4 点）に絶対暗点を認める．

検査　OCT（❸）：乳頭周囲神経線維層厚マップ，黄斑内層厚（ILM–IPL/INL）マップで，視野異常に一致する神経線維層の菲薄化を認める．視野（❹）：Humphrey 静的視野中心 30-2 プログラムの mean deviation（MD）右眼−3.14 dB，左眼−12.03 dB．中心角膜厚：右眼 506 μm，左眼 516 μm．角膜内皮細胞密度：右眼 2,564 cells/mm^2，左眼 2,780 cells/mm^2．

診断　左眼落屑緑内障，右眼開放隅角緑内障，両眼核白内障．

経過　左眼の白内障・マイクロフック *ab interno* トラベクロトミー（μLOT）同時手術を施行した．術後 5 か月目，左眼の視力 0.7（1.2× S−0.50D ◯ C−0.75D Ax180°），眼圧 7 mmHg（眼圧下降薬 1 剤 2 成分使用中）となった．右眼の白内障・iStent® トラベキュラーマイクロバイパスステントシステム（iStent®）同時手術を予定した．

解説　本症例での術式選択のポイント：本症例の治療を考える際のポイントとして，①高齢女性，②両眼の開放隅角緑内障，③偽落屑物質の付着（視野障害進行のリスク因子），④左眼中期〜後期，右眼初期の緑内障性視野欠損，⑤多剤（3 剤 4 成分）併用治療で 20 mmHg 前後の眼圧コントロール，⑥両眼の白内障，左眼の緑内障による視力低下，⑦両眼角膜びらん（薬剤の影響が疑われる），⑧

独居，といった点が挙げられる.

　落屑緑内障は続発緑内障であるが，その治療は原発開放隅角緑内障に準じて行う. 具体的には，眼圧・視野などのベースラインデータを把握したうえで，病期・未治療時眼圧・年齢などに応じた目標眼圧を設定し，多くの場合，まずは薬物による眼圧下降治療を行う[1]. 本症例が有する緑内障進行のリスク因子として，偽落屑物質の付着，比較的高いベースライン眼圧，高齢であることが挙げられる. 視野に明らかな異常がある緑内障では，10 mmHg 台後半の眼圧で十分な治療効果を得ることは難しく，本症例でも，さらなる眼圧下降が望ましい.

　眼圧下降薬で十分な眼圧下降が得られない場合や，眼圧下降を得るために副作用が懸念されるほどの多剤が必要な場合に，手術による眼圧下降を考慮する. また，現時点だけではなく将来にわたる治療の持続可能性や治療そのものによる QOL への影響も考慮する. 薬剤による角膜障害の存在や独居であることは，3 剤 4 成分による治療の持続可能性に影響する因子である.

　本症例の主訴は白内障による視力低下であるため，① 白内障単独手術，② 流出路再建術（トラベクロトミーとその関連手術）・白内障同時手術，③ 濾過手術（トラベクレクトミー・エクスプレスシャントなど）・白内障同時手術，といった術式が候補となる.

白内障単独手術：白内障単独手術の落屑緑内障に対する眼圧下降効果は，原発開放隅角緑内障と原発閉塞隅角緑内障の中間程度である[2]. 手術に対する安全性や手術に要する治療期間の短さを優先する場合に利点がある. 特に，明らかな Zinn 小帯脆弱を伴っている場合は，まずは白内障手術を優先するべきである.

濾過手術：眼圧下降効果に優れており，薬剤の併用なしで目標眼圧を達成できる可能性もある. 副作用やその他の要因で薬物治療を行うことが困難となった場合には本術式が候補となる. 一方で，高齢の患者では，入院が長くなることによる身体機能への影響，術後処置のための通院回数が多くなることや濾過胞感染などの晩期合併症発症時の来院が可能かどうか，といった点を術前に評価する必要がある.

流出路再建術：濾過手術と比較して眼圧下降効果が劣るものの，術後処置が少なく，低眼圧や晩期の合併症がまれで安全性に優れ，眼圧下降薬を減らすことも可能である. 白内障手術の併用により眼圧下降効果が阻害されないか相加効果が期待できるため，特に高齢者

の開放隅角緑内障と相性がよい．本症例でも，左眼はμLOTと白内障の同時手術を行うことで，まだ術後早期ではあるが，視力回復，眼圧下降，薬剤数の減少を得ることができた．

流出路再建術の代表的な術式として従来行われてきたトラベクロトミー（*ab externo*法）は，強膜フラップ下に，Schlemm管内に挿

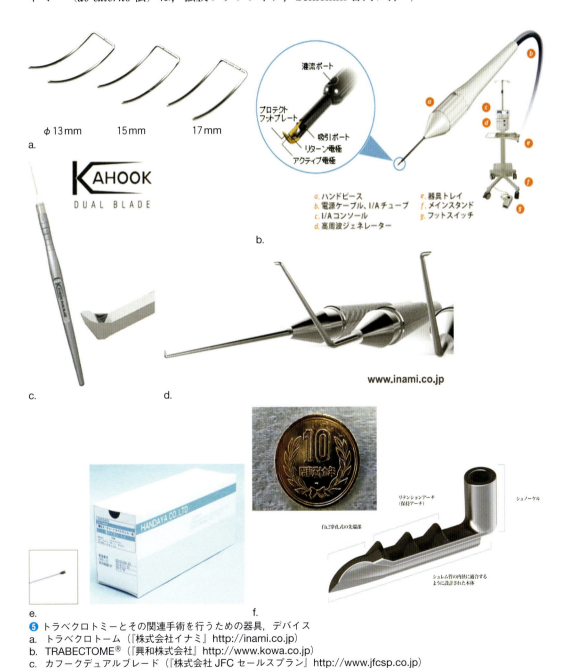

❺ トラベクロトミーとその関連手術を行うための器具，デバイス
a. トラベクロトーム（『株式会社イナミ』http://inami.co.jp）
b. TRABECTOME®（『興和株式会社』http://www.kowa.co.jp）
c. カフークデュアルブレード（『株式会社JFCセールスプラン』http://www.jfcsp.co.jp）
d. 谷戸氏 *ab interno* トラベクロトミーマイクロフック（『株式会社イナミ』http://inami.co.jp）
e. 陳氏スーチャートラベクロトミー糸（『株式会社はんだや』http://www.handaya.co.jp）
f. iStent®トラベキュラーマイクロバイパスステントシステム（写真提供：グラウコス・ジャパン合同会社）

入した金属製プローブ（❺a）を前房側に回転させることで線維柱帯を切開する術式である．近年，角膜サイドポートからアプローチすること（*ab interno* 法）で，線維柱帯組織を切除（TRABECTOME®，カフークデュアルブレード）/切開（μLOT，360°スーチャートラベクロトミー）あるいは微細なチューブによりバイパス（iStent®）するトラベクロトミーの関連手術が複数報告され，急速に臨床に広がっている（❺b～f）．*ab interno* 法による流出路再建術は，眼表面への侵襲の少なさ（❻）や，視力回復の早さ，重篤な晩期合併症の少なさから，minimally invasive glaucoma surgery（MIGS）と呼ばれるようになっている．

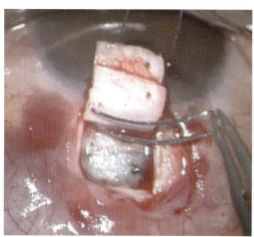
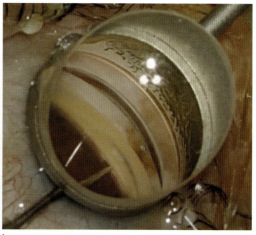

a.　　　　　　　　　　　　　　　　　　　b.

❻ 術中所見
a. 従来のトラベクロトミー（*ab externo* 法）では，強膜フラップ下に Schlemm 管にアプローチする．
b. マイクロフック *ab interno* トラベクロトミーなどの MIGS 術式では，角膜サイドポートから隅角にアプローチする．

❼ 従来のトラベクロトミーと各種流出路再建手術の比較

術式	従来トラベクロトミー	ゴニオトミー	TRABEC-TOME®	カフークデュアルブレード	マイクロフックトラベクロトミー	360°スーチャートラベクロトミー眼内法	iStent®
線維柱帯切開範囲	1/4周程度	1/4周程度	1/4周程度	1/4周程度	半周～2/3周	～1周	ステント内腔 120μm
眼表面侵襲	大	小	小	小	小	小	小
手技の難度	難	難	易	やや難	易～やや難	難	易～やや難
注意点	Schlemm 管の同定が難しい	切開の深さコントロールが難しい		先端が大きい，意図した通りの帯状切除は難しい	耳鼻両側の切開を行う場合は，左手での操作が必要	全周通糸が難しい	術中デバイスの偏位・脱落に対する慣れが必要
手術材料・機器のコスト	低	低	高	やや高	低	低	高

❽ 流出路再建術の適応

よい適応
初期～中期の原発開放隅角緑内障，落屑緑内障，ステロイド緑内障
小児緑内障
白内障による視力低下を伴う緑内障（白内障同時手術）
原発閉塞隅角緑内障（白内障同時手術）
高齢者の緑内障（術後通院の困難さ，余命）

適応外
炎症眼
血管新生緑内障
前房内硝子体脱出，無水晶体眼
進行した緑内障
中心視野が術後眼圧スパイクに耐えられない緑内障（OCTの黄斑マップで乳頭黄斑線維束菲薄化の程度を確認する）

❾ 白内障手術併用眼内ドレーン使用要件等基準

選択基準（下記条件をすべて満たしていること）

A	白内障を合併した軽度から中等度の開放隅角緑内障（原発開放隅角緑内障，落屑緑内障）．軽度から中等度の開放隅角緑内障とは，緑内障性視野異常を有しており，静的視野計にて，mean deviation（MD）値が－12dBよりもよく，固視点近傍10°以内に絶対暗点のない症例と定義
B	20歳以上の成人
C	レーザー治療を除く内眼手術の既往歴がないこと
D	隅角鏡で観察し，Shaffer分類Grade 3以上の開放隅角で，周辺虹彩前癒着を認めない
E	緑内障点眼薬を1成分以上点眼している．正常眼圧緑内障の症例に関しては，上記A, B, C, Dの選択基準に加えて，緑内障点眼薬を2成分以上併用して，眼圧が15mmHg以上の症例のみとする．

除外基準（1～5いずれかに該当する症例）

1	重度の緑内障患者 　静的視野計にてMD値が－12dBかそれよりも悪い 　または固視点近傍10°以内に絶対暗点がある 　または緑内障点眼薬を併用しても眼圧が25mmHg以上 と定義する．
2	水晶体動揺またはZinn小帯断裂を合併している症例 水晶体再建術で後囊が破損する可能性が高い症例
3	認知症などにより，術後の隅角検査の協力を得るのが困難な症例
4	小児（治験のエビデンスが存在しない，水晶体再建術との同時手術を選択しないため）
5	角膜内皮細胞数が1,500cells/mm² 未満の症例（海外の治験では角膜内皮細胞への影響が検証されていないため）

実施施設基準，実施医基準

実施施設基準	特殊な手術装置などを必要としないことから，実施施設としては特段の基準を設けない
実施医基準	① 水晶体再建術に習熟し，かつ ② 本品の適応に関連する十分な知識・経験を有する医師が， ③ 製造販売業者などが日本眼科学会の指導のもとで実施する講習会を受講し，本品を用いた治療に関する技能や手技に伴う合併症に関する知識を得たうえで， ④ 適応を遵守して使用すること
	① について具体的には "水晶体再建術を100件以上" かつ "観血的緑内障手術を10件以上経験のある医師"

　トラベクロトミーに関連した術式それぞれに特徴がある（❼）が，術式間の優劣は十分に検討されていない．いずれの術式も眼圧上昇の主座が線維柱帯～傍Schlemm管結合織に存在する病型のみが適応となる（❽）．また，iStent® は，白内障同時手術のみが保険適応となっていること，術前眼圧のレベルや視野障害の程度，実施医の

基準などの要件が提示されていることに注意が必要である（**❾**）[3].
本症例の左眼は視野中心 10° 以内に絶対暗点があるため基準からは
ずれるが，右眼は要件に合致しているため，iStent® が考慮されても
よい.

（谷戸正樹）

（文献）
1）日本緑内障学会緑内障診療ガイドライン作成委員会：緑内障診療ガイドライン（第
 4 版）．日本眼科学会雑誌 2018；122：5-53.
2）Chen PP, et al：The Effect of Phacoemulsification on Intraocular Pressure in Glau-
 coma Patients：A Report by the American Academy of Ophthalmology. Ophthal-
 mology 2015；122：1294-1307.
3）白内障手術併用眼内ドレーン会議：白内障手術併用眼内ドレーン使用要件等基準.
 日本眼科学会雑誌 2016；120：494-497.

手術と周術期管理／濾過胞漏出
線維柱帯切除術後5年で房水漏出をきたし，低眼圧黄斑症により視力が低下したため濾過胞再建術を行った症例

症例 45歳，男性．右眼の原発開放隅角緑内障に対して5年前にマイトマイシンC併用線維柱帯切除術が施行され，術後白内障が進行したため，2年前に白内障手術も施行されている症例．その後，眼圧は9〜12mmHgで推移していたが，2か月前から流涙を自覚し，1か月前からは視力も低下してきたため来院した．

主訴 右眼の流涙，視力低下．

既往歴 特記すべきことなし．

所見 視力：右(0.3×S−2.50○C−2.00D Ax165°)，左(1.2×S−4.50○C−1.00D Ax90°)．眼圧：右2mmHg，左12mmHg．前房深度：右はやや浅化．前房内に炎症細胞なし．

濾過胞には無血管領域を認め，その周囲は血管侵入が目立ち，濾過胞の限局化がみられた（❶）．また，Seidel試験では菲薄化した濾過胞壁からleakageを認めた（❷）．さらに，右の眼底には後極に網膜の皺襞がみられた．

以上の所見から，本症例は晩期房水漏出に伴い低眼圧黄斑症を生じていると診断した．

治療，経過 まず，炭酸脱水酵素阻害薬の内服と自己血清の点眼を行った．しかし，眼圧は1〜3mmHgと変わらず，視力も改善しなかったため，1か月目に濾過胞再建術を行った（❸）．術後，房水漏出は解消し，眼圧は11〜13mmHgと上昇，視力は(1.0)に改善した．

解説 **緑内障濾過手術後の房水漏出**：緑内障濾過手術後の合併症

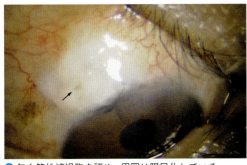

❶ 無血管性濾過胞を認め，周囲は限局化している．一部半透明な部位から房水漏出を認める（矢印）．

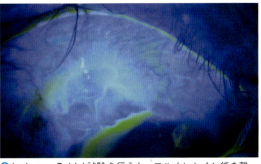

❷ leakage．Seidel試験を行うと，フルオレセイン紙を離した直後から房水が漏出する．

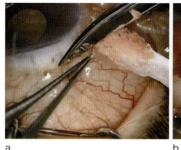 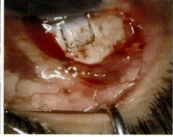 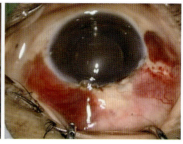

❸ 濾過胞再建術の術中所見
a. 漏出部を含む濾過胞無血管領域を切除する．
b. 無血管領域切除後．
c. 強膜露出部に上方結膜を有茎弁移植した．

である房水漏出は，浅前房や低眼圧を引き起こし，それぞれ角膜内皮障害や白内障の発生，低眼圧黄斑症や脈絡膜剝離といった視機能低下の原因となりうる．また，房水漏出は濾過胞炎や眼内炎などの濾過胞関連感染症を引き起こす可能性もあり，早期発見と適切な対応が必要となる．

　房水漏出は，周術期にみられるものと，術後数か月以降に生じるものに大別される．術直後に生じるもののほとんどは，切開創縫合不全部や離開部あるいは結膜損傷部からの房水漏出であり，対処方法は縫合，閉鎖となる．一方，術後数か月以降に生じる房水漏出の病態は多彩であり，対応に苦慮することも多い．

　わが国の報告では，マイトマイシンCあるいは5-フルオロウラシル併用線維柱帯切除術後3か月以上経過した連続403眼の横断研究で，房水漏出が認められた症例は1割強であったとされている[1]．また，多施設共同研究の結果では，マイトマイシンC併用緑内障濾過手術後の濾過胞関連感染症の累積発症率は5年で2.2％であり，房水漏出がある眼は，漏出のない眼に比べ，その確率が約5倍になると報告されている[2]．

　術後中長期に生じる房水漏出は，濾過胞周囲の組織が瘢痕化し，濾過胞内圧が上昇して濾過胞壁が菲薄化し，無血管性濾過胞となって脆弱な結膜が破綻するという機序で起こる（❹）．また，代謝拮抗薬の併用も要因となる．

房水漏出の診断：房水漏出を詳細に観察するにはSeidel試験が必須である．点眼麻酔を行い，湿らせたフルオレセイン紙を直接，濾過胞表面に塗布する．本症例でみられたような，フルオレセイン紙を離した直後からみられる房水漏出はleakageと呼ばれ，濾過胞壁のバリア機能が完全に破綻し，瘻孔が形成されていることを意味する．

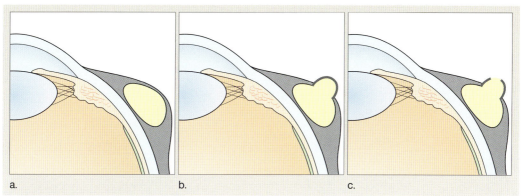

❹ 術後中長期に生じる房水漏出の発生機序
a. 濾過胞周囲の組織が瘢痕化する.
b. 濾過胞内圧が上昇して濾過胞壁が菲薄化し，無血管性濾過胞となる.
c. 脆弱な結膜が破綻して房水漏出が生じる.

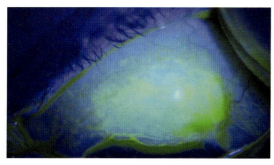

❺ oozing. Seidel 試験を行うと，フルオレセイン紙を離してから十数秒後に点状に多数の滲み出しがみられる.

一方，フルオレセイン紙を離してから 10〜20 秒後に，濾過胞壁から房水が点状に多数滲み出てくる所見は oozing と呼ばれる（❺）. ここで注意すべきは低眼圧を合併している症例では所見に乏しいことがあることで，特に流涙の自覚がある場合には，適宜眼球を軽く圧迫しながら 30 秒程度かけて念入りに観察することが重要である.

房水漏出の治療：まず，房水産生抑制を目的とした β 遮断薬や炭酸脱水酵素阻害薬の投与や，結膜脆弱部の修復を目的とした血清点眼の投与，漏出部の補強を目的とした治療用コンタクトレンズ装用，圧迫眼帯などが行われる. 本症例では，視力低下と低眼圧黄斑症を認め，早期に濾過胞再建術を選択したが，保存的療法が無効な場合には以下のような処置が検討されることもある.

1. 自己血注入：経結膜的に濾過胞内へ自己血を注入し，線維化を促進して漏出の改善を図る方法である. 多くは前房内に血液が到達するまで自己血を注入する必要があり，視力低下や眼圧上昇に留意しながら行う.

2. 経結膜的強膜縫合（❻）. 漏出部付近に 10-0 ナイロン丸針で結膜上から強膜に至る通糸を行い，漏出点にかかる圧力を減少させる

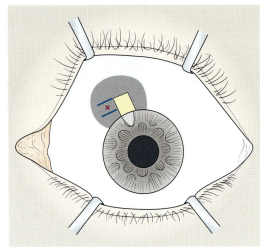
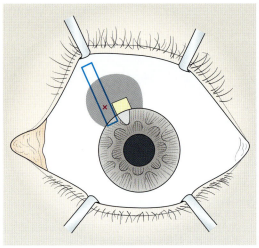

❻ 経結膜的強膜縫合．漏出部付近に 10-0 ナイロン丸針（──）で結膜上から強膜に至る通糸を行い，漏出点（✕）にかかる圧力を減少させる．

❼ 圧迫縫合．濾過胞周辺の強膜円蓋部側と角膜輪部に 10-0 ナイロン（──）を通糸し，漏出点（✕）を囲むように縫合して漏出部にかかる圧力を減少させる．

方法である．もとは過剰濾過に対する処置として報告された手技であるが[3]，漏出部の減圧目的で本手技を応用することが可能である[4]．10-0 ナイロン丸針を用いれば，極端な結膜菲薄例を除いて結膜損傷を生じることは少なく，処置後眼圧が上昇した場合には抜糸による眼圧調整が可能である．

3．圧迫縫合（❼）：濾過胞周辺の強膜円蓋部側と角膜輪部に 10-0 ナイロンを通糸し，漏出点を囲むように縫合して漏出部にかかる圧力を減少させる方法である[5]．

4．ニードリング：濾過胞内の容積を拡大して漏出部にかかる内圧を減らす目的で行う．経結膜的強膜弁縫合や圧迫縫合との併用が効果的である[4]．

5．濾過胞再建術：本術式に羊膜移植を併用した方法も報告されている[6]．

〈小竹　修，丸山勝彦〉

〈文献〉

1) Matsuo H, et al：Late-onset transconjunctival oozing and point leak of aqueous humor from filtering bleb after trabeculectomy. Am J Ophthalmol 2002；133：456-462.
2) Yamamoto T, et al：The 5-year incidence of bleb-related infection and its risk factors after filtering surgeries with adjunctive mitomycin C: collaborative bleb-related infection incidence and treatment study 2. Ophthalmology 2014；121：1001-1006.
3) Shirato S, et al：Resuturing the scleral flap through conjunctiva for treatment of excess filtration. Am J Ophthalmol 2004；137：173-174.
4) 有本　剛ら：線維柱帯切除術後の晩期房水漏出に対する経結膜的強膜縫合の成績．あたらしい眼科 2013；30：107-111.
5) 平井南海子ら：緑内障術中・術後における Compression Suture の有用性．眼科手術 2005；18：387-390.
6) Nagai-Kusuhara A, et al：Long-term results of amniotic membrane transplantation-assisted bleb revision for leaking blebs. Graefes Arch Clin Exp Ophthalmol 2008；246：567-571.

手術と周術期管理／濾過胞感染症
偽水晶体眼の線維柱帯切除術後にみられた濾過胞感染症の症例

症例　63歳，女性．2013年3月，近医より右眼の落屑緑内障のため当院に紹介受診した．右眼圧高値（31 mmHg）であり，右眼に緑内障点眼治療を開始した．点眼治療にて右眼圧が22〜25 mmHgで推移し，視野欠損の進行を認めたため，2015年1月に右眼の線維柱帯切除術を施行した．術後処置としてレーザー切糸を行い，退院後は，緑内障治療薬点眼はせずに経過を観察していた．術後2か月の時点で右眼痛，右結膜充血が出現したため，術後3か月目の再診日を待たずに福井大学医学部附属病院眼科を受診した．

主訴　右眼痛，右結膜充血．

既往歴　両白内障手術後（2013年1月）．

検査　視力：RV＝0.8（n.c.），LV＝0.03（1.0×S−9.00D◯C−1.50D Ax180°）．眼圧：右眼8 mmHg，左眼20 mmHg．病巣擦過物，前房水を塗抹鏡検・培養検査に提出した．前房水の細菌培養検査にて黄色ブドウ球菌が検出された．

所見　右眼に高度な結膜充血を認め，濾過胞は白濁していた（❶a）．

治療，経過　濾過胞感染（Stage I）として，1.5%レボフロキサシン点眼液と0.5%セフメノキシム塩酸塩点眼液を各1時間おきに点眼し，0.3%オフロキサシン眼軟膏を就寝前1日1回点入して，治療を開始した．翌日に，前房内に炎症細胞，前房蓄膿（❶b, c）が出現したため，バンコマイシン塩酸塩・セフタジジムを希釈し，前房内に投与した．治療開始2日目に右眼痛は改善，2週目には結膜充血が改善した．

解説　初期症状と起因菌の同定：濾過胞感染を見逃さないために，濾過手術の術後は常に感染の有無に注意を払う必要がある．濾過胞感染では"white in red"と呼ばれる，高度な結膜充血を伴い，中央に白濁した濾過胞が目立つことが多い．自覚症状として，濾過手術の数か月〜数年後にかけて濾過胞周囲の充血，眼脂，異物感，視力低下などが突然出現する．濾過胞炎の発症初期では視力低下は少ないが，眼内炎では視力低下がみられることが多い．本症例は病

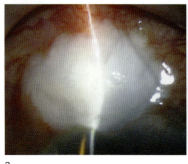 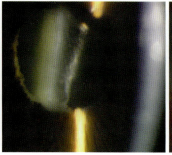 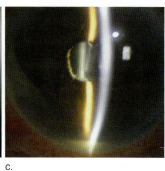

a.　　　　　　　　　　　　　b.　　　　　　　　　　　　　c.

❶ 濾過胞感染症の前眼部所見
a. 白濁した濾過胞と周囲に高度の結膜充血した"white in red"の所見を認める.
b. 前房内に炎症細胞が浮遊している.
c. 前房蓄膿,結膜充血を認める.

巣を擦過して塗抹・培養検査を施行しているが,濾過胞表面の検体採取は,濾過胞壁を損傷して感染を悪化させる危険があることに留意して行う必要がある.濾過胞感染ではレンサ球菌,黄色ブドウ球菌,表皮ブドウ球菌,インフルエンザ菌,緑膿菌などさまざまな細菌が検出されている.前房水や硝子体液の細菌培養陽性率は67〜97%と高いので,採取して培養検査を行う.前房水中の細菌としては特にレンサ球菌,黄色ブドウ球菌または表皮ブドウ球菌が高頻度に検出されている[1]).

抗菌薬による治療：抗菌薬は起因菌を同定し,薬剤感受性に基づいて選択するべきであるが,本症の感染は急速に進行する可能性があるため,薬剤感受性検査結果が得られる前に抗菌薬の局所あるいは全身投与を開始すべきである.❷❸[2]に濾過胞感染の病期分類とその一般的な治療法を示す.今回の症例では炎症は前房内においてのみ観察され,硝子体への波及は目立たずStage Iではあるが,治療開始1日目に前房内の炎症所見が悪化したこと,また偽水晶体眼であることを考慮して,バンコマイシン塩酸塩・セフタジジムの前房内投与を行っている.

リスク因子：わが国における線維柱帯切除術後の濾過胞感染発症率は術後5年間で2.2±0.5%とされている.感染のリスク因子として,房水漏出を合併している場合に感染発症率が7.9±3.1%に上昇する[3].マイトマイシンC併用線維柱帯切除術では壁の薄い無血管濾過胞ができやすいので,濾過胞感染を起こしやすい.また,下方に作製した濾過胞は濾過胞感染の危険因子であり,5-フルオロウラシル併用線維柱帯切除術の術後において濾過胞感染による眼内炎の頻度は,上方濾過胞が3.0%,下方濾過胞が9.4%で,統計学的有意に

❷ 濾過胞感染の病期分類とその所見

病期分類	所見
Stage I	濾過胞の膿性混濁・周囲充血，前房内細胞フレア軽度
Stage II	Stage I の濾過胞所見＋前房内細胞フレア中等度以上＋硝子体内波及なし
Stage III a	Stage II の濾過胞・前房所見＋硝子体内波及（軽度）
Stage III b	Stage II の濾過胞・前房所見＋硝子体内波及（高度）

❸ 濾過胞感染の病期分類とその治療法

病期分類	治療方法
Stage I	レボフロキサシン点眼とセフメノキシム塩酸塩点眼の頻回点眼（1時間ごと）
	オフロキサシン眼軟膏の就寝時塗布
	バンコマイシン塩酸塩＋セフタジジムの結膜下注射
Stage II	レボフロキサシンとセフメノキシム塩酸塩の頻回点眼（1時間ごと）
	オフロキサシン眼軟膏の就寝時塗布
	バンコマイシン塩酸塩＋セフタジジムの前房内注射 効果が不十分なら36時間以上経過後に再度前房内注入を施行してもよい
Stage III a	レボフロキサシンとセフメノキシム塩酸塩の頻回点眼（1時間ごと）
	オフロキサシン眼軟膏の就寝時塗布
	バンコマイシン塩酸塩＋セフタジジムの硝子体内注射
	抗菌薬全身投与
	抗菌薬に対する反応をみてステロイド薬の全身および局所投与
Stage III b	抗菌薬に反応がなければ，あるいは硝子体混濁が高度であれば速やかに硝子体手術（抗菌薬の硝子体内灌流併用）
	抗菌薬の全身および局所投与（薬物選択は医師の判断）
	抗菌薬に対する反応をみてステロイド薬の全身および局所投与

下方に作製した濾過胞が感染しやすいという報告がある[4]．マイトマイシンC併用線維柱帯切除術後でも下方に作製した濾過胞での濾過胞感染の発症頻度は上方と比較して有意に高いとされている[5]．下方に作製した濾過胞に感染が生じやすい原因として，濾過胞が下眼瞼で保護されにくいことや，瞬目時の機械的刺激が上眼瞼と比較して大きいこと，涙液内に存在する細菌に曝露されやすいことが指摘されている．その他のリスク因子としてコンタクトレンズ使用者，糖尿病・悪性腫瘍などで免疫能が低下している患者が挙げられている[6]．

予後での注意点：濾過胞感染後の視力予後に関しては，炎症の主座

と程度，起因菌の種類などが大きく影響するといわれている[7]．濾過胞炎で早期に治療が行われた場合，眼内炎と比較して視機能予後は良好である．起因菌により視機能予後が異なり，レンサ球菌や黄色ブドウ球菌，グラム陰性菌による感染では視力予後不良，表皮ブドウ球菌による感染では良好とされている．また，感染が治癒した後に濾過機能の低下あるいは濾過胞の退縮が起こり，眼圧が再上昇し，追加手術が必要となる場合もある．

まとめ：最後に，本症は早期治療が非常に重要な疾患である．日頃から感染の危険性について患者に十分に説明し，充血・眼脂・眼痛・異物感・視力低下など感染を疑わせる症状がみられた場合には速やかに眼科を受診するように指導しておく必要がある．

（有村尚悟，稲谷　大）

（文献）
1) Waheed S, et al：New patterns of infecting organisms in late bleb-related endophthalmitis：a ten year review. Eye 1998；12：910-915.
2) Yamamoto T, et al：Interim clinical outcomes in the collaborative bleb-related infection incidence and treatment study. Ophthalmology 2011；118：453-458.
3) Yamamoto T, et al：The 5-year incidence of bleb-related infection and its risk factors after filtering surgeries with adjunctive mitomycin C：collaborative bleb-related infection incidence and treatment study 2. Ophthalmology 2014；121：1001-1006.
4) Wolner B, et al：Late bleb-related endophthalmitis after trabeculectomy with adjunctive 5-fluorouracil. Ophthalmology 1991；998：1053-1060.
5) 望月清文ら：マイトマイシン併用手術の濾過胞感染を含む術後合併症．眼科手術 1999；12：1053-1060.
6) Lehmann OJ, et al：Risk factors for development of post-trabeculectomy endophthalmitis. Br J Ophthalmol 2000；84：1349-1353.
7) Yamamoto T, et al：Changes in visual acuity and intraocular pressure following bleb-related infection：the Japan Glaucoma Society Survey of Bleb-related Infection Report 2. Acta Ophthalmol 2013；91：e420-426.

索引

あ行

アーチファクト	202
アーメド緑内障バルブ移植	336
アイオピジン® UD	340, 341
アイケア®	232
アイファガン®	303-305, 311
亜塩素酸 Na	311
悪性高血圧	345
悪性緑内障	44, 156, 184, 185
朝顔症候群	18
アスコルビン酸	32
アセタゾラミド	60, 215, 228, 233, 234, 309
アゾルガ®	303, 311
圧迫眼帯	353
圧迫隅角鏡検査	123
圧迫性視神経症	18, 23, 80, 84, 93
圧迫縫合	354
アデニル酸シクラーゼ	57
アドヒアランス	195, 290, 320
アトピー性皮膚炎	273, 303, 327
アドレナリン	56
アトロピン	182, 187
アバスチン®	182, 333
アプラクロニジン	57
アポトーシス	14
アミロイド P	173
アメジニウム	45
アルコール	41
アルゴングリーンレーザー	341
アルメタ®	327
アレルギー性眼瞼炎	303, 306
アレルギー性結膜炎	327
アレルギー性の接触皮膚炎	304
イソプロピルウノプロストン	311
一過性の眼圧上昇	298
遺伝性視神経症	18, 257
イベント解析	197
インターフェロン網膜症	345
インプラント手術	336
インフルエンザ菌	356
うっ血乳頭	104
うつ病	226
エイゾプト®	60, 182, 193, 217, 304, 311
栄養障害性視神経症	23, 93
エクスプレスシャント	346
エタンブトール塩酸塩	257
エラスチン	173
エルゴタミン	45
塩化亜鉛	311
塩化ポリドロニウム	311
炎症性視神経症	23
エンドセリン-1	14
黄色ブドウ球菌	355, 356

黄斑	9
黄斑上膜	261
黄斑部	9
黄斑浮腫	296, 328
黄斑部網脈絡膜萎縮	294
太田母斑	162
オフロキサシン眼軟膏	355, 357

か行

開瞼困難	298
概日リズム	39
外傷性視神経症	23, 93
外傷性緑内障	188
外側膝状体	12, 96
開大隅角	120
開放隅角	288
開放隅角期	333
開放隅角緑内障	39, 69, 138, 196, 278, 284, 343, 345
開放隅角緑内障期	176, 180-182, 334
下眼瞼牽引法	316
角強膜網	26
核白内障	343, 345
角膜厚	290
角膜裏面沈着物	69
角膜剛性	35
角膜混濁	164, 166
結膜充血	282
角膜上皮障害	307
角膜内皮細胞密度	229, 321, 340, 345
角膜びらん	345
角膜浮腫	163, 178
渦静脈	33
家族歴	262
カフークデュアルブレード	347, 348
カフェイン	41, 45
下方水平視野欠損	93
カルテオロール塩酸塩	57, 58, 194, 310, 311, 338
眼圧下降効果の減弱	286
眼圧下降薬	335
眼圧下降率	134
眼圧季節変動	40
眼圧経過	284
眼圧日内変動	39, 153, 313
陥凹拡大	252, 260
眼窩内視神経	2
眼灌流圧	45, 65, 258, 290
眼球癆	336
眼虚血症候群	177
眼瞼けいれん	69, 163, 303
眼瞼色素沈着	207, 282
眼瞼腫脹	303, 306
眼瞼ヘルペス	303
眼脂	206, 355, 358

眼軸長	237, 292, 295, 321
眼精疲労	69
完全鼻側穿破	108
眼痛	69, 276, 308, 333, 355
眼内虚血	334, 335
眼内視神経	4
顔面血管腫	168
眼類天疱瘡	214, 309
気管支喘息	234
偽眼類天疱瘡	211, 213
キサラタン®	193, 207, 208, 210, 211, 217, 254, 311
偽樹枝状病変	210
偽水晶体眼	355
季節変動	277
機能的隅角閉塞	227, 229
弓状暗点	23, 88, 92, 106-108, 293
弓状欠損	104, 105
弓状視野障害	289
弓状絶対暗点	116
弓状線維	3
弓状線維束	19, 90
求心性欠損	104
求心性視野狭窄	98, 104, 105
急性原発閉塞隅角症	120, 155, 156, 232
急性前部ぶどう膜炎	42
急性閉塞隅角症	185, 340
急性網膜壊死	42
急性緑内障発作	130, 155-157
仰臥位	39, 318
仰臥位測定	41
狭隅角	120, 226
狭窄	105
強度近視	67, 68, 292
強膜	4, 5, 28, 29
強膜屈曲	295
強膜孔	4
強膜岬	25-29, 125, 126
局所的沈下	105
極早期緑内障	114, 141
虚血性視神経症	18, 23, 80, 82, 104
虚血性濾過胞	220
巨大乳頭	76, 84
偽落屑症候群	172, 175
偽落屑物質	343, 345
桐沢型ぶどう膜炎	42
近視眼	66, 68
近視性視神経症	294
隅角	25, 120
隅角開大距離	129
隅角開大度	127, 129
隅角結節	120, 126
隅角色素	273
隅角色素沈着	126
隅角底面積	127
隅角離開	188, 189

屈折暗点	67
屈折矯正手術	273, 276, 290
くも膜下腔	296
クラスタリン	173
グラナテック®	303, 304, 311
グリコサミノグリカン	173
グレースケール	100
グローバルインデックス	100
経 Schlemm 管流出路	33
経結膜的強膜縫合	354
傾斜乳頭	66, 67, 76, 109, 292
経ぶどう膜強膜流出路	33
ケタミン	41
血圧	258
血圧低下	290
血管屈曲点	16
血管腫	168
血管新生	333
血管新生期	334
血管新生緑内障	125, 176, 333, 349
血管内皮増殖因子	176, 334
楔状欠損	105
楔状視野欠損	94, 108
血小板減少性紫斑病	61
楔状半盲	105
結膜充血	206, 207, 211, 212, 300,
	355, 356
ケトアシドーシス	234
限外濾過	32
げんこつ法	317
原発開放隅角緑内障	31, 74, 146,
	152, 202, 217, 278, 332, 340, 351
原発小児緑内障	162－164
原発閉塞隅角眼	125
原発閉塞隅角症	120, 125, 137, 138,
	155, 339
原発閉塞隅角症疑い	120, 137, 155,
	226, 227, 338, 339
原発閉塞隅角緑内障	120, 137, 138,
	144, 155, 160, 185, 217, 226, 230,
	339
抗 VEGF 薬	181, 182, 335, 336
高眼圧	136, 185, 327
高眼圧症	64, 69, 138, 265
抗菌薬	356
高血圧	276, 343, 345
膠原病	309, 345
抗コリン作用	45
虹彩	25, 28
虹彩窩	341
虹彩角膜内皮症候群	126, 184
虹彩虚血	155
虹彩高位付着	164
虹彩後癒着	42
虹彩色素沈着	207, 211, 282
虹彩前癒着（→周辺虹彩前癒着）	176
虹彩突起	126
虹彩分離症	42
虹彩膨隆	226
虹彩捕捉	159
虹彩離断	188

虹彩ルベオーシス	178
虹視	69, 156, 157
虹視症	276
後篩状板部	4
高張浸透圧薬	187, 232, 234
後部線維柱帯	26
後部多形性角膜ジストロフィ	162
後部ぶどう腫	68, 295
硬膜	4, 5
コーヌス	292
湖崎分類	114
コソプト®	60, 182, 193, 305, 311
コソプト® ミニ	303, 311
コラーゲン	38
孤立（性）暗点	92
コリン作動薬	33
コンプライアンス	195, 323

さ行

坐位	39, 41
坐位測定	132
ザラカム®	193, 305, 311
皿状化	16
皿状陥凹	72
サルコイドーシス	42, 126
サンピロ®	340
シアノコバラミン	308
シェッツ眼圧計	145
色素散乱症候群	42
色素沈着	170, 173, 278
視交叉	96
自己血清の点眼	351
自己血注入	353
自己点眼指導表	325
脂質異常症	343
篩状板	4－6, 8, 249
篩状板孔	17, 70, 72
篩状板部	4, 15
視神経線維束障害型欠損	104
視神経低形成	94
視神経乳頭	4, 90
視神経乳頭出血	65
耳側楔状欠損	108
耳側縫線	3, 90, 280
実質浮腫	38
術中虹彩緊張低下症候群	214
自動静的視野検査	255
四半盲（1/4 盲）	105
ジピベフリン塩酸塩	311
視放線	96
若年開放隅角緑内障	162
若年性特発性関節炎関連ぶどう膜炎	
	42
視野検査結果の推移	289
斜走筋	29
視野の島	89
充血	69, 276, 298, 301, 302, 333,
	355, 358
縦走筋	29
周辺角膜厚	122

周辺虹彩切除術	44, 157, 159, 187,
	231
周辺虹彩前癒着	120, 125, 126, 155,
	166, 178, 180, 226, 330, 334,
	338, 349
周辺前房深度	122
終末期緑内障	114
羞明	69, 152, 163
縮瞳薬	234
出血性緑内障	179
春季カタル	327
小窩	296
小角膜症	162
小眼球症	162
上眼瞼溝深化	206, 212, 214
上眼瞼深溝	282
硝酸薬	45
硝子体出血	181
上水平半盲	92
常染色体優性視神経萎縮	80, 83, 257
小乳頭	76, 94
小児緑内障	161, 349
上皮浮腫	38, 157
上方視神経乳頭部分低形成	23, 24,
	69, 81, 94, 263
処方本数	324
徐脈	156, 217
視力低下	69, 333, 351, 355, 358
神経線維腫症	162
神経線維層	10
神経線維層欠損	17, 66
神経線維束欠損	344
神経線維束性欠損	105
腎コロボーマ症候群	81
滲出性網膜剝離	168
腎性網膜症	345
心不全	234
腎不全	234
髄鞘	7
水晶体亜脱臼	329
水晶体厚の増加	233
水晶体因子	44, 228
水晶体起因性緑内障	156
水晶体前囊表面	170
水晶体脱臼	184
水晶体摘出	160
水晶体動揺	329, 332
水晶体偏位	162
水晶体膨隆	157
水晶体融解緑内障	188
垂直 C/D 比	239
垂直方向の陥凹乳頭径比	267
水平欠損半盲	104
水平視野欠損	23
水平半盲	105, 107
水平半盲様視野	108
水疱性角膜症	38, 175, 340
睡眠時無呼吸症候群	276
頭痛	69, 276
ステロイド	169, 210, 234, 357
ステロイド点眼	298

索引　361

ステロイド軟膏	273
ステロイド緑内障	42, 45, 136, 169, 218, 276, 298, 327
ステロイドレスポンダー	169
すりガラス状角膜浮腫	157
正常眼圧緑内症	341
正常眼圧緑内障	15, 92, 99, 109, 137, 138, 144, 146, 153, 196, 202, 207, 217, 246, 249, 287, 307, 308, 320
正常眼圧緑内障の定義	153
星状膠細胞	7
静的隅角鏡検査	123, 227
静的自動視野検査法	100
静的視野測定	97
生理的陥凹拡大	80
生理的乳頭陥凹拡大	77
接触皮膚炎	304
絶対暗点	105, 116
セフタジジム	355, 357
セフメノキシム塩酸塩	355, 357
セリン-スレオニン蛋白リン酸化酵素	33
線維柱帯	25-27, 31, 34, 338
線維柱帯形成術	312
線維柱帯虹彩角	129
線維柱帯-虹彩接触	120
線維柱帯虹彩表面積	129
線維柱帯色素帯	125
線維柱帯切開術	126, 167, 218, 223, 327
線維柱帯切除術	181, 182, 218, 220, 221, 223, 287, 309, 329, 351, 352, 355, 356
線維柱帯毛様体突起間距離	127
穿孔性外傷	188
前篩状板部	4
前視野緑内障	64, 141, 252, 255, 268
扇状視野欠損	94
全身性エリテマトーデス	345
浅前房	184-186, 226, 232, 332, 338, 339
喘息	217, 273, 285, 327
全体的沈下	104, 105
選択的レーザー線維柱帯形成術	312
先天眼形成異常	162
先天性乳頭低形成	262
先天性風疹症候群	162
先天白内障	162
前嚢収縮	172
穿破	104
前部虚血性視神経症	75, 80, 95
前部線維柱帯	26
前房	25
前房出血	188, 189, 223
前房蓄膿	355, 356
前毛様動脈	32
前緑内障期	176, 181, 182, 334
早期緑内障	114
増殖糖尿病網膜症	177
相対的瞳孔ブロック	41, 44, 128, 130, 156, 160, 231, 233

続発開放隅角緑内障	184
続発小児緑内障	162, 164
続発閉塞隅角緑内障	184, 339
続発緑内障	139, 170, 346
ゾビラックス®	303
ソフトサンティア®	304

た行

ダイアモックス®	60, 182, 333, 340
大虹彩動脈輪	29, 32
代謝拮抗薬	352
ダウン症	162
楕円乳頭	67
脱髄性疾患	80
谷戸氏 ab interno トラベクロトミーマイクロフック	347
多発性硬化症	80
タプコム®	311
タフルプロスト	53, 54, 298, 300, 310, 311
タプロス®	193, 211, 217, 303, 305, 311
タプロス®ミニ	311
タリビッド®	303, 304
タリムス®	304
短後毛様動脈	8
炭酸脱水酵素	32
炭酸脱水酵素阻害薬	59, 187, 215, 234, 286, 300, 304, 309, 311, 313, 329, 351, 353
チマバック®	210
チモプトール®	58, 193, 311
チモプトール®XE	311
チモレート®PF	311
チモロールマレイン酸塩	57, 58, 194, 210, 215, 234, 298, 310, 311, 320
チモロールマレイン酸塩/ドルゾラミド塩酸塩配合薬	233
中期緑内障	114
中心暗点	23, 104, 257
中心窩	9, 11, 90
中心角膜厚	65, 136, 137, 258, 267, 278, 285, 290, 292, 345
中心角膜厚測定	35
中心小窩	9
中毒性視神経症	18, 23, 93, 257
中毒性表皮壊死症	61, 214
超音波生体顕微鏡	127, 233
長後毛様動脈	32
治療用コンタクトレンズ	353
沈下	105
陳氏スーチャートラベクロトミー糸	347
低眼圧	336
低眼圧黄斑症	351
低血圧	276
低侵襲緑内障手術	218, 319
デキサメタゾン	169
滴状角膜	338
デタントール®	311

デュオトラバ®	311
点眼指導	313
点眼指導経過記録票	325
点眼成功率	315
点眼の処方本数	324
点眼不成功による負のスパイラル	315
点眼補助具	314, 318
点状角膜びらん	343
点状表層角膜症	206, 208, 307
同感眼圧反応	58
瞳孔外反	180
瞳孔径の左右差	343
瞳孔反応の異常	69
瞳孔ブロック	42, 44, 122, 127, 128, 155-159, 184, 188, 228, 338, 339
動的隅角鏡検査	123, 227
動的視野検査	98, 264
動的視野測定	97
糖尿病	180, 210, 276, 333, 343
糖尿病網膜症	176, 333, 345
トータル偏差	100
ドライアイ	309, 310, 312
トラバタンズ®	193, 207, 217, 311
トラベクレクトミー	346
トラベクロトーム	347
トラベクロトミー	346, 347
トラボプロスト	53, 54, 207, 215, 300, 311
トリクロロエチレン	41
トルソプト®	60, 193, 217, 311
ドルゾラミド塩酸塩	60, 194, 214, 215, 309-311
トレンド解析	197
トロポエラスチン	173
鈍的外傷	188

な行

内頸動脈海綿静脈洞瘻	136
内網状層	10, 253, 280
軟性白斑	345
ニードリング	354
日内変動	290
ニトログリセリン	45
ニプラジロール	57, 58, 208
乳頭黄斑距離/乳頭径比	239
乳頭黄斑神経線維束	3, 19, 90, 93, 107, 295
乳頭黄斑線維	23, 256
乳頭陥凹	4, 17, 18, 262
乳頭陥凹拡大	229, 236, 264, 265, 269, 271, 273, 278, 285, 287, 288
乳頭血管の屈曲点	72
乳頭コロボーマ	80, 81
乳頭周囲脈絡網膜萎縮	16, 74, 142, 277
乳頭周囲網膜神経線維層	268, 278
乳頭周囲網膜神経線維層厚	253
乳頭出血	17, 20, 74, 75, 203, 246, 273, 277, 320

乳頭小窩	80, 84
乳頭線状出血	92
乳頭低形成	94, 263
乳頭ドルーゼン	104
乳頭ピット	296
乳頭面積	237, 340
ネオメドロール® EE	327
能動輸送	32
ノッチング	66, 72, 288
ノルアドレナリン	56

は行

配合薬	62, 233, 284, 287, 311, 313
梅毒性視神経症	95
ハイパジール®	58, 208, 311
ハイレスポンダー	328
白内障	169, 232, 246, 260, 261, 320, 338, 343, 351
白内障手術	299, 330, 331, 333, 351, 355
白内障手術併用眼内ドレーン使用要件等基準	349
白内障術後の緑内障	162
麦粒腫	292
パターン標準偏差	246
パターン偏差	100
白血病	345
発症の危険因子	64, 65
原田病	42
半弓状線維	256
晩期緑内障	114
バンコマイシン塩酸塩	357
半盲性暗点	105
半盲性欠損	96, 105
汎網膜光凝固	181, 182, 333, 336
ヒアルロン酸	173, 308
ヒアルロン酸ナトリウム	307
比較暗点	105, 116
皮質白内障	261
ビジュアリン®	169
ヒステリー	105
非穿孔性外傷	188
鼻側階段	23, 104, 106-108, 246, 249, 293
鼻側穿破	107, 108, 116
鼻側偏位	73
鼻側放射状線維	3
ピット黄斑症候群	296
ビトロネクチン	173
ピバレフリン®	311
皮膚粘膜眼症候群	214
ビマトプロスト	53, 54, 212, 215, 284, 300, 301, 308, 309, 311
病型	136
表在性神経線維層	4
病的近視	292
表皮ブドウ球菌	356
豹紋様眼底	67
ピロカルピン塩酸塩	160, 230, 232, 234, 338

貧血	345
フィブリリン1	173
フィブリリン2	173
フィブロネクチン	173
フェニレフリン	56
不完全鼻側穿破	108
複視	340
複瞳孔	340, 341
不整脈	285
ぶどう膜炎	126, 328
ぶどう膜外反	162, 182
ぶどう膜網	26
ブナゾシン塩酸塩	57, 311
プラトー虹彩	44, 127, 128, 130, 155, 158-160, 228, 229, 231, 233, 341
ブリモニジン酒石酸塩	215, 304, 305, 309, 311, 321
ブリンゾラミド	60, 194, 215, 284, 311, 320
フルオレセイン	352
フルオロメトロン	169, 303
フルメトロン®	169, 182
プレドニン®	299
ブロキレート® PF	311
プロスタグランジン	209, 246
プロスタグランジン関連薬	53, 212, 270, 280, 285, 287, 298, 300, 311, 313, 329, 344
プロテオグリカン	173
分子シャペロン	173
平均偏差	246
閉塞隅角	120
閉塞隅角緑内障前期	176, 180-182, 334
ベースライン眼圧	273, 277, 284, 341, 346
ベタキソロール塩酸塩	57, 58, 215, 309, 311
ベタメタゾン	169, 211, 233, 234
ベトプティック®	311
ベトプティックエス®	58
ベバシズマブ	335
ベバシズマブ硝子体内投与	183
ヘルペス	309
ヘルペス性角膜炎	169
ヘルペス性虹彩毛様体炎	42
片眼トライアル	135, 282
ベンザルコニウム塩化物	209, 304, 310, 311
片頭痛	276
傍 Schlemm 管結合組織	26
ホウ酸	311
放射状線維束	19, 90
放射線	188
房水の化学的組成	32
房水漏出	351, 353
傍中心暗点	104, 107, 108, 147
膨隆虹彩	42
膨隆水晶体	184
ホスホリパーゼ C	56
ボトックス®	303

ホモシスチン尿症	162

ま行

マイクロシスト	220
マイクロフィブリル	173
マイクロフック ab interno トラベクロトミー	345
マイトマイシン C	287, 351, 352, 356
マイボーム腺開口部閉塞	310
末期緑内障	152
睫毛増生	206, 212
マルファン症候群	162
マンニットール®	182
マンニトール	228
ミケラン®	58, 311
ミケラン® LA	193, 210, 311, 327
ミケルナ®	311
未熟児網膜症	184
脈拍低下	217
脈絡膜血管腫	168
脈絡膜剝離	184, 189
ミロル®	58, 311
無血管性濾過胞	352
無虹彩症	162
ムコ多糖（症）	38, 162
霧視	69, 156, 273, 276, 313
めまい	217
メラノプシン	12, 39
盲（点）中心暗点	23, 93, 104, 105
網膜	4
網膜色素変性	105
網膜静脈分枝閉塞症	2
網膜神経節細胞	12, 256
網膜神経節細胞層	10, 253, 256, 280
網膜神経節細胞複合体	10, 254, 273
網膜神経節細胞密度	11
網膜神経線維層	229, 253, 260, 280
網膜神経線維層欠損	16, 22, 85, 153, 246, 247, 252, 255, 260, 273, 288, 292, 320, 341
網膜中心静脈閉塞症	83, 176
網膜中心動脈	8
網膜中心動脈閉塞症	336
網膜剝離	182
網膜浮腫	296
網膜無血管野	333
網脈絡膜萎縮	292, 294
毛様充血	157
毛様小帯	29
毛様体	28, 29
毛様体解離	188
毛様体色素上皮	28
毛様体帯	25-27
毛様体突起	25, 28, 29, 185
毛様体破壊術	181, 336
毛様体光凝固	181, 182
毛様体ひだ部	170
毛様体ブロック	187, 188
毛様体ブロック緑内障	185
毛様体脈絡膜剝離	184, 233

毛様体無色素上皮 28
毛様体無色素上皮細胞 59
目標眼圧 133
問診 276
紋理変化 292

や行

薬剤性角膜上皮障害 172, 206
薬剤毒性 206
有髄神経 4
翼状片 329

ら行

落屑症候群 170, 277
落屑物質 329
落屑緑内障 42, 125, 136, 170, 290, 330, 345, 349, 355
らせん状視野 98
ラタノプロスト 53, 54, 194, 208, 215, 217, 265, 300, 307, 310, 311, 320
ラミニン 173
リズモン® 182
リズモン® TG 193, 311
リパスジル塩酸塩水和物 301, 302, 304, 305, 311
リム乳頭径比 70
リムの切痕部 248
リムの菲薄 285
流出路再建術 328, 343, 346, 349
流涙 69, 163, 308, 351
両耳側半盲 96
緑内障インプラント手術 336
緑内障疑い 236, 246
緑内障性視神経萎縮 164
緑内障性視神経症 14, 137, 338, 341
緑内障点眼薬の防腐剤濃度一覧 311
緑内障半視野テスト 100, 101, 145, 281
緑膿菌 356
輪状暗点 104
輪状筋 29
リンデロン® 169
リンデロン A® 303-305
涙点プラグ 207
ルミガン® 193, 217, 311
レーザー隅角形成術 160, 231
レーザー虹彩切開術 44, 128, 158, 160, 226, 227, 231, 338
レーザー周辺虹彩切開術 339
レーザー線維柱帯形成術後 126
レーザー毛様体光凝固 30
レスキュラ® 217, 311
レバミピド 308
レボドパ製剤 45
レボブノロール塩酸塩 57, 58, 311
レボフロキサシン 357
レンサ球菌 356

濾過手術 346
濾過胞 218-221, 289, 330, 351
濾過胞炎 218
濾過胞感染（症）218, 346, 355-357
濾過胞再建術 351, 352, 354
濾過胞漏出 222, 351
露出血管 17, 70, 73

数字

2 型糖尿病 277
5-フルオロウラシル 352, 356
6 セクタ 91

ギリシャ文字

α_1 遮断薬 300
α_2 刺激薬 246, 286, 287, 313, 329
α アドレナリン受容体 56
β アドレナリン受容体 56
β 遮断薬 56, 187, 234, 246, 285, 311, 313, 329, 353
μLOT 345, 348

A

ab externo 法 347
ab interno 法 348
Abraham イリデクトミー YAG レンズ 340
absolute scotoma 105
acute primary angle closure 340
acute primary angle closure glaucoma 120
adherence 195
AION 75
allergic contact dermatitis 304
Anderson 基準 145, 146
Anderson 分類 117
Anderson and Patella 基準 255
angle opening distance 127, 129
angle recess area 127, 129
angle recession 188, 189
anterior ischemic optic neuropathy 75
AOD 127, 129
APAC 120, 340
APACG 120
appositional angle closure 227
aqueous misdirection syndrome 185
ARA 127, 129
Aulhorn 分類 115, 116
Axenfeld-Rieger 異常 162

B

BAK 209, 304
bared vessel 17, 70
bayoneting 74
benzalkonium chloride 304
Bjerrum 暗点 88, 90, 104
Bjerrum 領域 104, 153, 246, 249

black ball 188
blepharospasm 163
Blue-on-Yellow 検査 257
Blue-on-Yellow 視野 20
break up time 309
Brücke 筋 29
BUT 309

C

Caplioli の分類 146
CCT 36, 290
C/D 比 161, 238, 239, 277, 313, 340, 343
central corneal thickness 36, 290
central pallor 84
central retinal vein occlusion 177
ciliary band 26
circumlinear vessel 73
circumpapillary retinal nerve fiber layer 68
Cluster トレンド解析 154
compliance 195
concentric constriction 105
consensual ophthalmotonic reaction 58
constriction 105
cpRNFL 68, 253, 268, 278
CRVO 177
cul-de-sac 31
cup-to-disc ratio 71, 76, 239
cyclodialysis 188

D

D-ソルビトール 311
D-マンニトール 228, 232, 234, 333
deepening of upper eyelid sulcus 206, 212, 214
de Morsier 症候群 80
depression 105
Descemet 膜 27, 166
Descemet 膜皺襞 232
DH 17, 20, 246
dipping 290
disc area 237
disc hemorrhage 16, 20, 246
disc-to-macula distance/disc diameter ratio 239
DM/DD 比 84, 340
DOA 257
dominant optic atrophy 257
double ring sign 80, 81
DUES 206, 212
Dynamic Contour Tonometer 35

E

ECCE 157
eight ball hemorrhage 188
ellipsoid zone 10, 293
encapsulated 濾過胞 222

epimacular membrane	261
epiphora	163
epithelial crack line	210, 308
event analysis	197
exfoliation glaucoma	170
exfoliation syndrome	170
extracapsular cataract extraction	157

F

fovea	9
foveola	9
Fuchs 虹彩異色性虹彩毛様体炎	42

G

G 蛋白質	57
ganglion cell complex	10, 68, 246, 248, 254, 265, 273, 341
ganglion cell layer	253, 256, 280
Gaze-Tracking 法	101
GCC	10, 68, 254, 265, 273, 341
GCL	10, 253, 256
general depression	105
GHT	100, 101, 145, 262, 281
Glaucoma Hemifield Test	101, 145, 262, 281
glaucoma suspects	256
glaucomatous optic neuropathy	16, 137, 338, 341
Goldmann 視野計	88, 97, 98
GON	16, 137, 338, 341
Greve 変法	116

H

Haab 線（Haab striae）	161, 164, 165
Habitual IOP	41
Heijl-Krakau 法	101
Humphrey 視野計	88, 97, 100

I

ICE 症候群	42, 184
IFIS	214
inner plexiform layer	253, 280
intraocular optic nerve	4
intraoperative floppy iris syndrome	214
IPL	10, 253
iridocorneal endothelial syndrome	42, 184
iridodialysis	188
irido donesis	69
iridotrabecular contact	120
iris bombé	42
iris capture	159
ISNT の法則	17, 71
iStent®	246, 348, 349
iStent® トラベキュラーマイクロバイパスステントシステム	345, 347
ITC	120

J

JOAG	162
juvenile open angle glaucoma	162

K

K 細胞系	12
Klippel-Trenaunay-Weber 症候群	162

L

lamina cribrosa	4
laminar dot sign	16, 17, 70, 72, 236, 237
laminar portion	4
laser iridotomy	44, 158, 227, 339
LASIK	290
leakage	351, 352
Leber 遺伝性視神経症	23, 80, 82, 104, 257
lens-iris diaphram	185
LI	158, 227, 339
LI の合併症	340
linear cup/disc ratio	237
local depression	105
long term drift	286
Lowe 症候群	162
low-tension glaucoma	145
LOXL1	173, 175
LTBP-1	173
LTBP-2	173
LTG	145

M

M 細胞系	12
macula	9
macular area	9
MAGP-1	173
malignant glaucoma	185
Mariotte 盲点	88, 89, 94, 98, 147, 289
Matrix 視野計	269
MD	246, 287, 345, 349
MD slope	285, 287
mean deviation	246, 287, 345, 349
micro-invasive glaucoma surgery	218
midget cells	12
MIGS	218, 319, 348
minimally invasive glaucoma surgery	27, 218, 319, 348
MMC	287
monocular trial	135
morning glory disc	80
Müller 筋	29
Müller 細胞	10

N

Nd-YAG レーザー	341

needling revision	221
neovascular glaucoma	176, 334
nerve fiber layer	253
nerve fiber layer defect	16, 20, 66, 74, 92, 153, 246, 260, 292, 320, 341
NFL	10, 253
NFLD	16, 17, 20, 66, 74, 92, 153, 246, 255, 260, 292, 320, 341
normal tension glaucoma	137, 144, 217, 246, 320
notching	66, 72, 288
NTG	137, 144, 146, 153, 217, 246, 320
NTG 疑い	147
NVG	176, 334

O

OAG	69, 278
OCT	259, 268
Octopus 視野計	88, 97
ocular hypertension	64, 69
OH	69
oozing	353
open angle glaucoma	39, 69, 278
optic disc	4
optic disc hemorrhage	74
optic disc pit	80
optic nerve head	4
optic papilla	4
over-dipping	290

P

P 細胞系	12
PAC	137, 155, 339
PACG	137, 144, 155, 217, 230, 339
PACS	120, 137, 155, 227, 339
pallor	16
panretinal photocoagulation	181, 333
PAP	53
parapapillary atrophy	16, 66, 70, 74, 142, 277
parasol cells	12
PAS（→周辺虹彩前癒着）	120, 126, 155, 166, 178, 226, 330, 338
pattern standard deviation	246
PAX2 遺伝子	81
PCG	162
PDR	177
peripheral anterior synechia（→周辺虹彩前癒着）	120, 155, 166, 226, 330, 338
peripheral iridectomy	44
Peters 異常	162, 166
PEX	175
PEX 関連角膜内皮障害	175
PG associated perioorbitopathy	53
photophobia	163
pit-macular syndrome	296

索引 | 365

plateau iris	44
PLC	56
POAG	74, 144, 146, 152, 217, 340
Polar トレンド解析	154
Posner-Schlossman 症候群	42, 298
posterior synechia	42
PPA	16, 17, 66, 70, 74, 142, 277
PPG	268
prelaminar portion	4
preperimetric glaucoma	64, 141, 268
pretty eye	163
primary angle closure	120, 137, 155, 339
primary angle closure glaucoma	120, 137, 144, 155, 185, 217, 230, 339
primary angle closure suspect	120, 137, 155, 227, 339
primary congenital glaucoma	162
primary open angle glaucoma	74, 144, 152, 217, 340
proliferative diabetic retinopathy	177
prostaglandin	246
PRP	181, 333
PSD	246, 267
pseudoexfoliation syndrome	175

R

radial peripapillary capillary	250
Raynaud 症状	14
R/D 比	70
R/D ratio	71
relative scotoma	105
retinal ganglion cell	256
retinal nerve fiber layer	16, 147, 253, 260, 280
retinal nerve fiber layer defect	22, 70, 255
retinal nerve fiber layer thickness	142
retrolaminar portion	4
RGC	256
Rho-associated protein kinase	33
rim pallor	84
rim-to-disc ratio	70
RNFL	16, 147, 253, 260
RNFLD	22, 70
RNFLT	142
ROCK	33

ROCK 阻害薬	33, 286, 287, 300
Rönne	106
Rönne 鼻側階段	90
Rubinstein-Taybi 症候群	162

S

SACG	339
Sampaolesi 線	125, 170, 173, 174, 330
SAP	255
saucerization	16, 72
Schiötz 眼圧計	145
Schlemm 管	25, 27−29, 31, 129, 184, 347, 348
Schwalbe 線	26, 27, 125, 170, 173, 174
Schwartz 症候群	42, 184
scleral canal	4
scleral ridge	295
scotoma	105
secondary angle closure glaucoma	339
Seidel 現象	223
Seidel 試験	351
selective laser trabeculoplasty	312
Shaffer 分類	124, 273, 278, 292, 320, 343
Sjögren 症候群	207, 308, 312
SLT	312
small bistratified cells	12
sofZia	311
SPK	206, 208, 307
SSOH	23, 24, 66, 69, 94, 263
Standard automated perimetry	255
Stevens-Johnson 症候群	61, 214
Stickler 症候群	162
Sturge-Weber 症候群	162, 166, 168
superficial nerve fiber layer	4
superficial punctate keratopathy	206, 208, 307
superior segmental optic disc hypoplasia	23, 24, 69, 94
superior segmental optic hypoplasia	66, 263

T

TCPD	127
TEN	61

TIA	129
TISA	129
toxic epidermal necrolysis	61, 214
TRABECTOME®	347, 348
trabecular-ciliary process distance	127
trabecular-iris angle	129
trabecular-iris space area	129
trabecular meshwork	26
trabeculectomy	218, 223, 330
trabeculotomy	218, 223
trend analysis	197
TSNIT グラフ	255

U

UBM	233
ultrasound biomicroscope	233
uniocular trial	135

V

van Herick 分類	338
van Herick 法	121, 227, 232
vascular endothelial growth factor	176, 335
VEGF	176, 335
VFI	100, 281
Visual Field Index	100, 281
Vogt-小柳-原田病	42

W

Weber-Caprioli の基準	146
Weill-Marchesani 症候群	162
WGA	161
white in red	355, 356
White-on-White	257
World Glaucoma Association	161

Z

Zinn 小帯	170, 171
Zinn 小帯脆弱	346
Zinn 小帯断裂	349
Zinn-Haller 動脈輪	8

中山書店の出版物に関する情報は，小社サポートページをご覧ください．
https://www.nakayamashoten.jp/support.html

眼科診療ビジュアルラーニング
3. 緑内障

2018年5月7日　初版第1刷発行ⓒ　　〔検印省略〕

シリーズ総編集　大鹿哲郎
　　　　　　　　大橋裕一
　　　　編集　　相原　一
　　　発行者　　平田　直
　　　発行所　　株式会社中山書店　〒112-0006 東京都文京区小日向4-2-6
　　　　　　　　TEL 03-3813-1100（代表）　振替 00130-5-196565
　　　　　　　　https://www.nakayamashoten.jp/
本文デザイン・装丁　花本浩一／永山浩司（株式会社麒麟三隻館）
　　印刷・製本　　中央印刷株式会社

ISBN978-4-521-74512-1
Published by Nakayama Shoten Co., Ltd. Printed in Japan

落丁・乱丁の場合はお取り替えいたします

・本書の複製権・上映権・譲渡権・公衆送信権（送信可能化権を含む）は株式会社中山書店が保有します．

・JCOPY ＜（社）出版者著作権管理機構 委託出版物＞
本書の無断複写は著作権法上での例外を除き禁じられています．複写される場合は，そのつど事前に，（社）出版者著作権管理機構（電話 03-3513-3813，FAX 03-3513-6979，e-mail: info@jcopy.or.jp）の許諾を得てください．

本書をスキャン・デジタルデータ化するなどの複製を無許諾で行う行為は，著作権法上での限られた例外（「私的使用のための複製」など）を除き著作権法違反となります．なお，大学・病院・企業などにおいて，内部的に業務上使用する目的で上記の行為を行うことは，私的使用には該当せず違法です．
また私的使用のためであっても，代行業者等の第三者に依頼して使用する本人以外の者が上記の行為を行うことは違法です．

学会発表の技術

プレゼン技術のプロが教える，60の技！

全く新しい

驚くほど相手に伝わる わかるデザイン60のテクニック

著●**飯田英明**
（メディアハウスA&S）

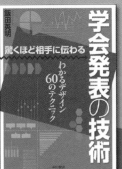

なぜあなたの学会発表は退屈でわかりにくいのか!? 学会などの発表の際のスライドを相手に"伝わる"スライドにするにはどうしたらいいのか？ 大学や企業で，発表用資料を魅力的につくるための技を教え続けているプレゼン技術のプロがスライド作成の基本から，ちょっと気のきいたテクニックまでを豊富な実例で解説．

本書の構成と主な内容

フォーマットと構成

Ⅰ 資料作成の基礎
- シーンから考える文字サイズ
- 書体と文字の大きさ
- 行間隔と視覚的なまとまり など

Ⅱ 資料作成の応用
- スライドとメッセージ
- タイトルの工夫
- 目次で予告
- 紐付けスライド
- 箇条書きをビジュアル化 など

ひと目見てわかるビジュアル表現

Ⅲ 効果的な色の使い方
- 背景の色
- 色の数は増やさない
- 既存デザインを手本に
- 世代別の配色サンプル など

Ⅳ 表とグラフ
- 表は罫線を減らす
- グラフの見た目とメッセージ
- グラフの種類や表現の工夫
- 凡例と注釈をつける など

Ⅴ 写真とチャート
- 引き出し線と使い方
- 写真の色を使う
- チャートの活用と種類
- チャートを生かすテクニック など

学会以外の発表：構成を練る

Ⅵ
- 論文と発表用資料の違い
- 説明の設計図を描く
- 説明の流れと理解の階段 など

資料を仕上げる、発表する

Ⅶ 仕上げる
- 空白を生かした構図
- 統一性を感じさせる
- スライドの表現をチェックする
- 構成をチェックする など

Ⅷ 発表する
- 相手に語りかける
- スライド切り替えの間
- あがり症対策 など

B5判／160頁／4色刷
定価（本体3,000円＋税）
ISBN978-4-521-74094-2

中山書店　〒112-0006 東京都文京区小日向4-2-6　TEL 03-3813-1100　FAX 03-3816-1015
https://www.nakayamashoten.jp/

専門医認定をめざす，専門医の資格を更新する眼科医必携！
変化の速い眼科領域の知見をプラクティカルに解説

専門医のための 眼科診療クオリファイ

シリーズ全30冊完結!!

●シリーズ総編集
大鹿哲郎（筑波大学）
大橋裕一（愛媛大学）

▶ わかりやすく，アトラクティブな誌面は臨床に直結
▶ 練達の臨床家を執筆陣に迎え，洗練された知見を網羅
▶ テーマに関連した専門医試験の過去問題を"カコモン読解"として収載

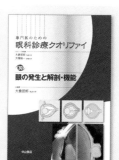

B5判／4色刷／各巻250〜500頁

●全30冊の構成と編集

第Ⅰ期
① 屈折異常と眼鏡矯正　大鹿哲郎　定価（本体14,500円+税）
② 結膜炎オールラウンド　大橋裕一　定価（本体14,000円+税）
③ 緑内障診断ガイド　相原 一　定価（本体14,000円+税）
④ 加齢性黄斑変性：診断と治療の最先端　瓶井資弘　定価（本体13,500円+税）
⑤ 全身疾患と眼　村田敏規　定価（本体13,500円+税）
⑥ コンタクトレンズ自由自在　大橋裕一　定価（本体13,500円+税）
⑦ 視神経疾患のすべて　中馬秀樹　定価（本体13,500円+税）
⑧ 網膜血管障害　白神史雄　定価（本体13,500円+税）
⑨ 子どもの眼と疾患　仁科幸子　定価（本体13,500円+税）
⑩ 眼付属器疾患とその病理　野田実香　定価（本体14,500円+税）

第Ⅱ期
⑪ 緑内障薬物治療ガイド　相原 一　定価（本体14,000円+税）
⑫ 角膜内皮障害 to the Rescue　大橋裕一　定価（本体14,500円+税）
⑬ ぶどう膜炎を斬る！　園田康平　定価（本体14,500円+税）
⑭ 網膜機能検査 A to Z　近藤峰生　定価（本体14,500円+税）
⑮ メディカルオフサルモロジー 眼薬物治療のすべて　村田敏規　定価（本体21,000円+税）
⑯ 糖尿病眼合併症の新展開　白神史雄　定価（本体14,000円+税）
⑰ 裂孔原性網膜剥離—How to treat　瓶井資弘　定価（本体14,500円+税）
⑱ 眼底OCTのすべて　飯田知弘　定価（本体14,000円+税）
⑲ ドライアイースペシャリストへの道　横井則彦　定価（本体14,500円+税）
⑳ 眼内レンズの使いかた　大鹿哲郎　定価（本体14,500円+税）

第Ⅲ期
㉑ 眼救急疾患スクランブル　坂本泰二　定価（本体14,500円+税）
㉒ 弱視・斜視診療のスタンダード　不二門 尚　定価（本体14,000円+税）
㉓ 眼科診療と関連法規　鳥山佑一，村田敏規　定価（本体14,000円+税）
㉔ 前眼部の画像診断　前田直之　定価（本体15,000円+税）
㉕ 角膜混濁のすべて　井上幸次　定価（本体14,000円+税）
㉖ ロービジョンケアの実際　山本修一　定価（本体14,000円+税）
㉗ 視野検査とその評価　松本長太　定価（本体15,000円+税）
㉘ 近視の病態とマネジメント　大野京子　定価（本体15,000円+税）
㉙ 眼形成手術　嘉鳥信忠，渡辺彰英　定価（本体19,500円+税）
㉚ 眼の発生と解剖・機能　大鹿哲郎　定価（本体20,000円+税）

セットでお買い求めいただくとお得です！

（前金制，送料サービス）

	本体合計		
第Ⅰ期（全10冊）	138,000円 → 定価 120,000円+税		**18,000円 OFF!!**
第Ⅱ期（全10冊）	150,000円 → 定価 120,000円+税		**30,000円 OFF!!**
第Ⅲ期（全10冊）	155,000円 → 定価 120,000円+税		**35,000円 OFF!!**

中山書店　〒112-0006 東京都文京区小日向4-2-6　TEL 03-3813-1100　FAX 03-3816-1015
https://nakayamashoten.jp/

起きてからでは間に合わない!
"万一"のための戦略集!

動画DVD付

白内障
術中トラブルと
リカバリーの基本

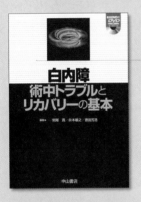

編集●**常岡　寛**（東京慈恵会医科大学眼科学講座）
　　　永本敏之（杏林大学医学部眼科学）
　　　徳田芳浩（井上眼科病院）

白内障手術に関わる医師必携. もしも! が起こる前に必読の一冊. 白内障手術でのトラブルや合併症などのリカバリー法を図, 写真, 動画などで分かりやすく解説. 各項の座談会では, 現場での対応法や手技についての率直な意見も収載.

B5判／並製／200頁／DVD（約130分）／定価12,600円（本体12,000円+税）　ISBN978-4-521-73120-9

CONTENTS

- 疼痛制御でのトラブル
- 切開時のトラブル
- CCC作製時のトラブル
- チン小帯脆弱例でのトラブル
- hydrodissection時のトラブル
- 核処理時のトラブル
- 後嚢のトラブル
- 核落下のトラブル
- IOLのトラブル
- IOL縫着時のトラブル

付属DVD収録項目（74症例より抜粋）

- 一面目の強角膜半層切開で早期穿孔をした場合の対処法
- 虹彩スピンデクトミー
- CCCが周辺に流れてしまったとき
- CTRを挿入しても水晶体偏位がなおせない症例
- インジェクターを使用したCTRの挿入
- 縫着リングによる対処法
- ICCEへのコンバートによる対処法
- CCCに亀裂が発生したとき
- hydrodissectionで後嚢破損が疑われたとき
- 後嚢破損時の破嚢処理
- エピヌクレウス処理中に後嚢破損した症例
- 核片除去後に後嚢破損に気づいた症例
- 皮質吸引中に小さく後嚢破損した症例
- 後嚢上の皮質を除去しているときに小さく後嚢破損した症例
- アクリソフシングルピースのロケット発射で後嚢破損した症例
- 核落下したら─水晶体摘出法

中山書店　〒112-0006 東京都文京区小日向4-2-6　TEL 03-3813-1100　FAX 03-3816-1015
https://www.nakayamashoten.jp/

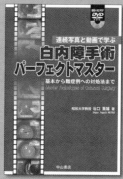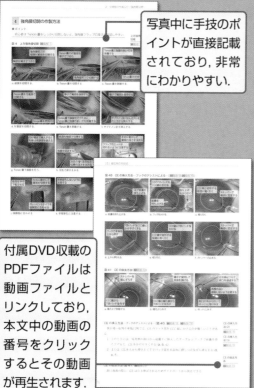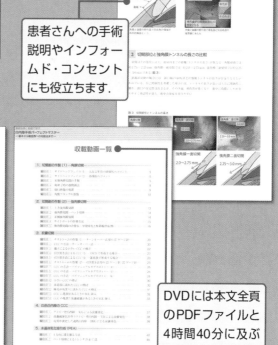

眼科診療ビジュアルラーニング

"ビジュアル"からの刺激で理解する誌面構成!
多忙な眼科医のために基礎から臨床までをサポート

シリーズ総編集 ● 大鹿哲郎(筑波大学), 大橋裕一(愛媛大学)

B5判／並製
4色刷／各巻約250頁
本体予価10,000～12,000円

小社より好評既刊の「専門医のための眼科診療クオリファイ」(全30巻)などを中心に, 写真, イラストをテーマに沿って収集し掲載. "ビジュアル"な誌面構成がシリーズのこだわり.

正常所見, 解剖・生理などの基礎知見から代表的な所見・症状, さらに外来でよく遭遇するコモンな疾患の診療モデルまでを一冊に.

"Chapter1 基礎編", "Chapter2 診断編"では, 編集者による"Editor's note"を随所に付設. 臨床上, 重要な解剖知識, 診断・鑑別でのポイントなど, 〈編集者目線の豆知識〉を開陳.

"Chapter3 診療編"は眼科医がよく診る疾患に絞った診療モデル. 患者を前にした練達の臨床家が, 手と頭をどう使うのかを綴った臨場感あふれるケースレポート.

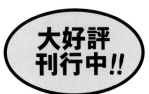

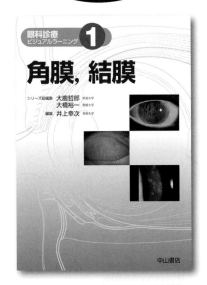

シリーズの構成と各巻の編集

1	角膜, 結膜	井上幸次(鳥取大学)	定価(本体10,000円+税)
2	眼炎症	園田康平(九州大学)	定価(本体10,000円+税)
3	緑内障	相原 一(東京大学)	定価(本体12,000円+税)
4	水晶体と屈折	大鹿哲郎(筑波大学)	予価 10,000円+税 (2019年)
5	網膜, 硝子体	近藤峰生(三重大学)	予価 11,000円+税 (2019年)
6	黄斑部	飯田知弘(東京女子医科大学)	予価 11,000円+税 (2019年)

※配本順, タイトルなど諸事情により変更する場合がございます. ( )は刊行予定.

お得&確実なセット価格のご案内

全6冊予価合計 64,000円+税
▼
セット価格 **57,000円+税**
7,000円お得!
※送料サービス, 前金制

中山書店 〒112-0006 東京都文京区小日向4-2-6 TEL 03-3813-1100 FAX 03-3816-1015
https://www.nakayamashoten.jp